**병원에
가지 말아야 할
81가지 이유**

◇ 당신은 언제나 옳습니다. 그대의 삶을 응원합니다. _ **라의눈출판그룹**

병원에 가지 말아야 할 81가지 이유

초판 1쇄   2012년 9월 3일
초판 11쇄   2013년 10월 31일
개정판 10쇄 2025년 04월 11일

지은이   허현회
펴낸이   설응도
편집주간   안은주
영업책임   민경업

펴낸곳   라의눈

출판등록   2014년 1월 13일(제2019-000228호)
주소   서울시 강남구 테헤란로78길 14-12(대치동) 동영빌딩 4층
전화   02-466-1283
팩스   02-466-1301

문의(e-mail)
편집   editor@eyeofra.co.kr
마케팅   marketing@eyeofra.co.kr
경영지원 management@eyeofra.co.kr

ISBN : 979-11-86039-08-3 13510

이 책의 저작권은 저자와 출판사에 있습니다.
저작권법에 따라 보호를 받는 저작물이므로 무단전재와 복제를 금합니다.
이 책 내용의 일부 또는 전부를 이용하려면 반드시 저작권자와 출판사의 서면 허락을 받아야 합니다.
잘못 만들어진 책은 구입처에서 교환해드립니다.

병원에 가지 말아야 할 81가지 이유

| 허현회 지음 |

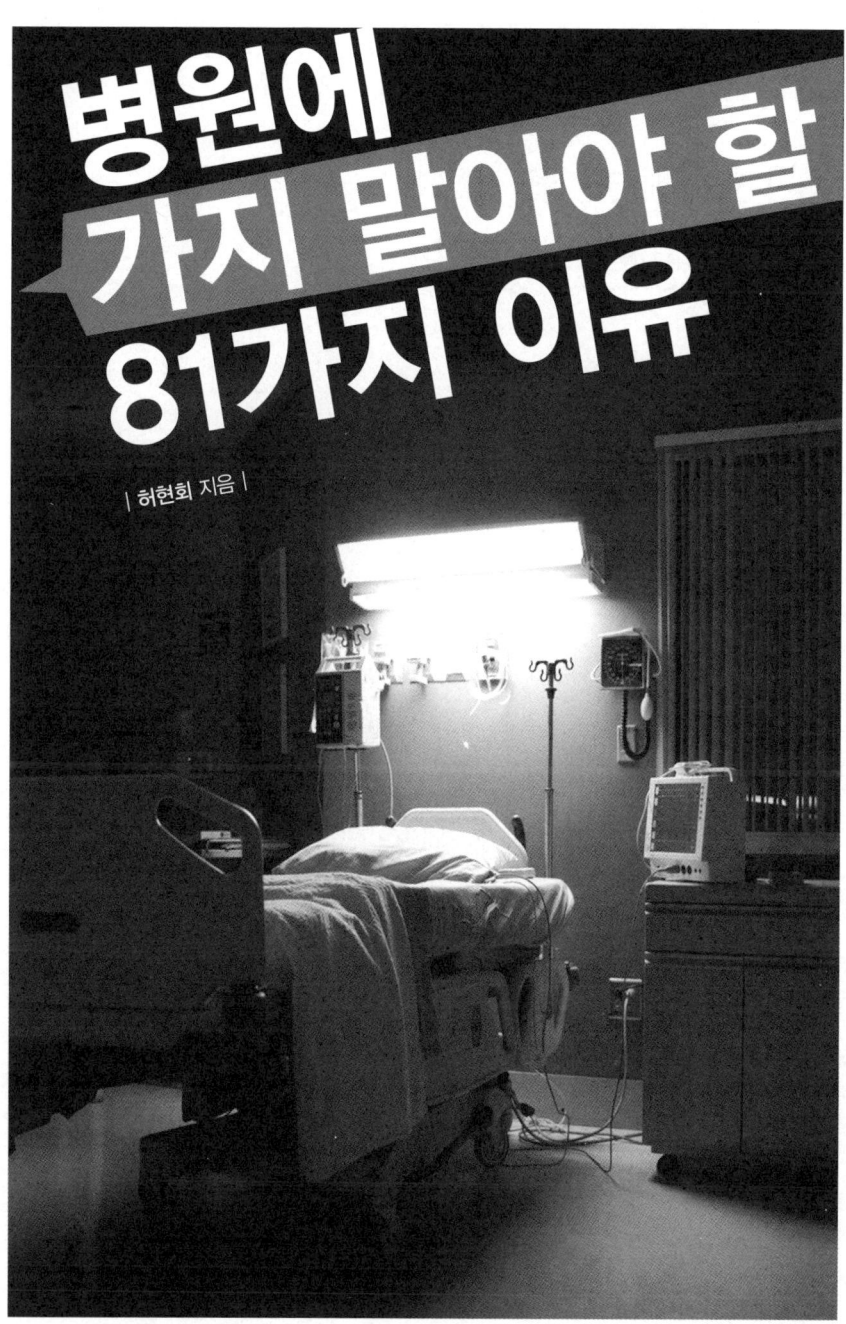

라의눈

◆ 들어가며

나는 이른바
종합병원이었다

나는 열네 살 때 교통사고를 당했다. 당시 의식불명 상태에서 뇌수술을 받고, 음식을 목으로 투여하기 위해 편도선을 절제하고 그 자리에 호스를 집어넣는 수술을 받았다. 이 과정에서 집중 투여 됐던 약의 부작용으로 인해 퇴원 후부터 약의 부작용으로 심한 알레르기 비염 증상이 나타나기 시작했다. 십대 내내 심각한 빈혈 증세가 있었다. 20대 초에는 급성 맹장염을 앓아 충수제거수술을 받았다. 그 즈음에 B형 만성 간염 보균자라는 판정도 받았다. 또한 오십견과 방광염도 나를 고통스럽게 했다.

40대 초에는 다리가 가끔 마비되는 증상이 있어 검진한 결과 중증 당뇨병 환자라는 진단을 받았다. 혈당 수치가 300을 오르내렸다. 평생 당뇨병 치료제에 의지해야 하는 불치병에 걸렸다는 두려움에 싸인 채 약물을 복용하기 시작했다. 그러다가 결국 간 기능이 악화되면서 두 번에 걸쳐 15일간 병원에 입원해 정밀검사를 받았다. 의사들은 간이 크게 망가져 간암 직전이라고 했다. 게다가 이때는 비염으로 인해 일상생활을 제대로 유지할 수 없는 지경이어서 코 수술을 받기도 했다.

이렇듯 나는 소위 '종합병원'이었다. 거의 매일 비염 치료제와 진통제를 달고 살았고 수시로 방광염 치료제를 복용했다. 물론 간 치료제, 당뇨병 치료제 등도 함께 복용했고, 수술 때문에 투여한 약도 엄청났다.

왜 나는 이렇게 많은 질병을 앓아야 했을까? 40대 후반 무렵, 나는 약을 중단했다. 의학 서적과 의학 논문, 의학 관련 기사들을 집중적으로 파고들면서 약과 식품첨가제의 부작용, 현대의학의 실체를 알게 되었고, 내 병을 식이요법으로 해결하기로 마음먹은 것이다. 나는 약과 가공식품을 피하고 채식과 과일 위주의 식사를 하는, 아주 간단한 처방을 선택했다.

결과는 놀라웠다. 대부분의 증상이 빠르게 호전되었다. 오십견, 방광염, 빈혈 등은 모두 사라졌고 혈당 수치도 정상으로 돌아왔다. 물론 비염도 한결 좋아졌고 간 기능도 정상으로 회복됐다. 그동안 내가 앓아 왔던 질병의 원인은 모두 약과 가공식품에 들어 있는 합성화학물질의 부작용이었던 것이다.

요즘도 식후 2시간 후를 기준으로 혈당 수치를 재면 120에서 200 사이를 오르내린다. 어떤 땐 200 이상 나오지만 전혀 신경 쓰지 않는다. '수치'라는 함정은 현대의학이 환자를 대량으로 만들어내기 위한 음모라는 사실을 알기 때문이다. 혈당이나 혈압 수치는 수시로 변한다. 따라서 120~200 정도는 정상이라는 게 내 판단이다. 물론 병원의 수치화된 기준에 의하면 나는 당연히 환자로 분류되어 혈당 강하제를 복용해야 한다. 그러나 나는 현대의학이라는 신흥종교를 믿지 않는다.

이 책은 현대의학이라는 종교의 전도사인 주류 의사들(무지와 탐욕에 젖어 시민을 상대로 마약 장사를 하며 부를 축적해가는 대부분의 의사를 말한다)에게 속아 건강과 재산을 잃어가는 시민들에게 현대의학과 주류 의사들의 실체를 알리기 위해 집필되었다. 미국을 중심으로 한 일그러진 자본주의 국가에서는 술과 담배를 금기시하는 금욕주의와 부를 숭상하는 '청교도 이데올로기'가 팽배하다. 그러나 현대의학은 이데올로기 수준을 뛰어넘어 인류를 파멸로 내모는 새로운 신흥 종교로 굳어지고 있다.

이 책을 쓰는 과정에서 의학 서적을 뒤적이고 자료를 정리하면 할수록 현대의학이라는 무지한 학문과 주류 의사라는 탐욕에 젖은 부류들의 허구를 깊이 알게 되었다. 그리고 절실히 깨달았다. 내 건강은 내가 지켜야 하며, 그러기 위해서는 결코 의사를 믿지 말아야 함을! 사실 의사들이 할 수 있는 일은 교통사고나 뇌졸중, 심장마비 등 응급 상황뿐이다. 응급 상황에서 벗어나는 대로 가능한 빨리 현대의학이라는 신흥종교에서 벗어나 자연의학으로 돌아가야 건강을 지킬 수 있다. 전체 환자의 95퍼센트를 차지하는 각종 암, 고혈압, 당뇨병, 신부전증, 심장병, 관절염, 골다공증 등의 만성 질병에 대해서 의사는 아무것도 할 수 없으면서 우리의 건강과 재산만 강탈해간다. 그들이 컴퓨터에 입력된 대로 처방하는 약은 잠시 통증만 없애주는 합성 마약일 뿐이다. 우리는 그동안 그들에게 속아 얼마나 많은 합성 마약을 복용해왔던가?

그럼에도 이런 잘못된 의학이 오래도록 인류를 기만할 수 있었던 까닭은 현대의학이 하나의 종교로 자리 잡았기 때문이고, 주류 의사들은 부작용이나 오류에 대한 지적을 결코 받아들이지 않기 때문이다. 전문가 집단이라는 두텁고 높은 벽이 그들을 둘러싸고 있다. 현대의학은 왜곡된 유물론을 바탕으로 제약회사라는 대군주의 노예를 자처하며, 약이라는 경전에 미친 악마가 되어 인류를 지배하며 살인극을 펼치고 있다. 그들은 수만 년의 임상실험을 거쳐 안전성과 효능이 입증된 음식과 약초, 침, 뜸 등에 관한 인류의 지혜를 거부하고, 잘못된 의학인 환원주의 지식을 종교적인 집단 사고로 굳히며 백신 접종을 일상화된 종교 행사로 이용한다.

그런데 일반인들이 현대의학의 거짓에 쉽게 세뇌되는 까닭은 주로 텔레비전이나 라디오, 신문 등 주류 언론을 통해 의학에 대한 지식을 습득하기 때문이다. 주류 언론이 알려주는 의학 지식은 거대 광고주인 제약회사의 검열을 거친 내용이기 때문에 결코 신뢰할 수 없는 것들이다. 주류 언론에서 취급하는 내용은 '큰 효능이 있는 약엔 부작용이 있을 수 있지만, 그 부작용은 다른 약을 복용함으로써 쉽게 극복할 수 있는 미미한 정도다. 현대의학의 발전으로 인간의 건강은 개선되고 있고, 수명은 늘고 있다. 의사들은 인류의 건강을 지키기 위해 혼신을 다하고 있다.'는 것들이다. 그러나 인간의 수명이 늘고 있다는 것은 허구이고, 약의 부작용이 미미하다는 것 또한 거짓이며 의사들이 인류의 건강을 지킨다는 것도 터무니없는 주장이다.

이렇듯 주류 의사와 주류 언론의 선전으로 현대의학은 일반 대중에게 '통념'이 되었다. 경제학자 존 K. 갤브레이스의 말대로 통념은 간단하고, 쉽고, 안락하고, 편리한 경우에 만들어지며, 진실일 필요는 없다. 거짓이 통념으로 한번 굳어지면 대중의 힘에 의해 거대한 파도로 나타나기 때문에 진실이 밝혀진다 해도 깨지기 힘들다. 문제는 이러한 통념이 대중의 작은 믿음들이 쌓여 만들어지는 것이 아니라 특정 세력에 의해 조작되고 세뇌되면서 만들어진다는 것이다. 필자는 이 책에서 이러한 현대의학의 무지, 제약회사와 주류 의사들의 탐욕을 파헤쳐 갈 것이다. 일그러진 자본주의 논리에 젖은 그들의 탐욕을!

2012년 6월

허현회

◆ 개정판을 펴내며

양심적인 의사들과
독자들의 격려에 힘입어

지금까지 많은 사람들이 현대의학을 과학으로 알고, 의사들을 인류의 건강을 지키기 위해 혼신을 다하는 '의로운 사람'으로 알아 왔다. 때문에 작은 질병만 생겨도 병원으로 달려갔고, 의사의 처방을 철저히 따랐다. 그러나 이렇게 현대의학을 신뢰하고, 의사의 처방을 철저히 따랐던 사람들은 대부분 오히려 질병이 점점 악화돼 가면서 결국 고통 속에서 죽음으로 내몰리게 됐다. 필자 역시 40년간 현대의학을 신뢰하고, 의사의 처방을 철저히 따른 결과 죽음의 문턱까지 내몰린 경험이 있다. 다행히 죽음의 문턱에서 현대의학이 과학이 아니라 신흥종교이며, 의사들은 거짓 연구를 바탕으로 탐욕을 불태우는 거짓 전문가라는 사실을 알게 되어 일체의 약을 중단하고 건강을 되찾았다.

이런 경험을 바탕으로 현대의학의 허구와 의사들의 탐욕을 깊이 있게 파헤쳐 그들은 어떻게 권력이 되었는가』에 이어 『병원에 가지 말아야 할 81가지 이유』 『의사를 믿지 말아야 할 72가지 이유』 『동물병원이 알려주지 않는 30가지 비밀』을 출간했다. 이 책들은 독자들에게 커다란 반향을 일으키며 의료계에 파란을 일으키고 있다.

출간 1년이 되는 지금도 독자들과 양심적인 의사들의 격려 및 문의 전화와 메일 등은 계속 이어지고 있다. 모 대학 의대 교수는 메일을 통해 "허 작가 글의 모순점을 조목조목 지적하려고 허 작가의 책을 탐독하고, 여러 가지 자료를 수집하다가 허 작가의 지적과 대안이 옳다는 판단이 서게 되어 비판하는 글을 접었다. 용기에 격려를 보낸다."고 했다. 이에 필자는 "다음 책에 이 메일 내용을 밝혀도 되겠느냐?"고 물었지만 그분은 "인용하지 마라. 인용하면 본인은 의료계에서 매도당한다."고 하며 거절했다.

물론 그에 정비례해서 무지와 탐욕에 젖은 주류의사들의 악성댓글들은 신문과 인터넷을 도배하고 있다. 필자에게 적대적인 사람들의 공통점은 저자의 책은 단 한 줄도 읽지 않고 인터넷에 떠돌아다니는 악성댓글을 근거로 얘기한다는 것이다. 때문에 글에 대한 의학적 비평은 전혀 없고 과장, 축소, 왜곡된 내용을 근거로 인격적인 모욕을 가하는 것들뿐이다.

잘못된 과학인 환원주의에 매몰된 채 의학이 아니라 신흥종교인 현대의학을 이용해 탐욕을 불태우려는 주류의사들은 반성의 계기로 삼으려 하지 않고 오히려 "법을 개정해서라도 허현회를 처벌하라."고 외치고 있다. 마치 레이첼 카슨이 『침묵의 봄』을 출간했을 때 신문, 방송을 통해 주류화학자와 주류의사들이 책의 내용에 대한 비평은 전혀 없이 온갖 인격적인 모욕을 쏟아 부었던 역사를 연상케 한다.

그러나 필자는 독자들의 성원과 격려에 힘입어, 그리고 격분하는 주류 의사들의 탐욕과 협박에 맞서 개정판을 출간하기로 했다. 개정판에서는 초판에서 발견된 오류 및 어색한 문장들을 수정하고, 새로운 의학 자료들을 첨가했으며, 특히 초판 이후에 접하게 된 단식 및 효소 등의 의학적 가치를 소개하고 있다.

초판에 성원을 보내주신 독자들에게 깊이 감사드리며, 이 책이 의료계에 일으키고 있는 파문에 다시 불을 이어가는 휘발유가 되기를 바란다.

2014년 1월
허현회

CONTENTS

들어가며 - 나는 이른바 종합병원이었다 _ 004

개정판을 펴며 - 양심적인 의사들과 독자들의 격려에 힘입어 _ 009

1장 현대의학은 어떻게 타락해왔나?

01 의사들이 오히려 죽음을 앞당긴다 _ 018
02 병원에는 보이지 않는 손이 있다 _ 026
03 의사는 병의 진짜 원인을 말해주지 않는다 _ 032
04 감기는 바이러스 때문이 아니다 _ 039
05 의학이 수명을 연장시켜주지 않는다 _ 045
06 100세 장수의 꿈은 거짓이다 _ 049

2장 의사들은 왜 CT부터 찍으라 하나?

07 의사들은 아무것도 책임지지 않는다 _ 054
08 초음파 검사도 자주 받으면 안 된다 _ 057
09 X-선 촬영 500회면 암이 유발된다 _ 062
10 CT 촬영과 MRI 촬영도 위험하다 _ 065

3장 수술을 안 받으면 큰일이 날까?

11 많은 사람들이 필요 없는 수술을 받고 있다 _ 072
12 수술용 마취제는 엄청난 후유증을 남긴다 _ 077
13 관상동맥우회술은 백해무익하다 _ 080
14 디스크수술로 요통이 개선되지 않는다 _ 085
15 함부로 유방을 잘라내면 안 된다 _ 091
16 전립선암 검사는 거짓이다 _ 098
17 전립선수술을 안 받은 사람이 더 오래 산다 _ 103
18 신장이식수술 성공률은 조작되었다 _ 108

4장 제약회사들은 왜 백신을 사랑하나?

- 19 국가 필수 예방접종이라고 안심하지 마라 _ 114
- 20 독감보다 타미플루가 더 위험하다 _ 120
- 21 세상에 믿을 백신은 하나도 없다 _ 129
- 22 천연두가 소멸되었다는 것은 거짓말이다 _ 132
- 23 백신을 맞으나 안 맞으나 감염률은 비슷하다 _ 139
- 24 백신이 자폐증과 알레르기를 유발한다 _ 142
- 25 자연 면역이 진짜 면역이다 _ 149
- 26 자궁경부암 백신은 검증되지 않았다 _ 153

5장 조기 검진 받으면 더 오래 살까?

- 27 조기검진은 조기사망이다 _ 160
- 28 갑상선암은 가짜 암이다 _ 167
- 29 방사선으로 없던 암도 생긴다 _ 173
- 30 유전자 검사와 유전자 치료는 사기다 _ 179

6장 암 치료율은 정말 높아졌을까?

- 31 암은 항암요법으로 치료되지 않는다 _ 186
- 32 항암제의 원료는 독가스이다 _ 192
- 33 암으로 죽는 것이 아니라 항암제의 부작용으로 죽는다 _ 195
- 34 암 치료율은 60년 동안 제자리걸음이다 _ 202
- 35 암 치료는 병원의 돈지갑을 채워줄 뿐이다 _ 206
- 36 5년 생존율의 실상은 처참하다 _ 209

7장 죽지 않는 것이 최선일까?

- 37 말기암 치료는 죽을 권리의 박탈이다 _ 216
- 38 고통 연장은 생명 연장이 아니다 _ 220
- 39 심폐소생술은 극도로 미화되었다 _ 225

8장 당뇨병은 인슐린으로 치료되나?

40 유제품은 당뇨병을 유발한다 _ 230
41 성인병은 치료할수록 합병증이 늘어난다 _ 233
42 당뇨병은 약을 끊으면 치료된다 _ 238
43 당뇨병 치료제가 합병증의 원인이다 _ 244
44 의사들은 합성 인슐린의 부작용을 무시한다 _ 250

9장 고혈압에 소금은 정말 나쁜가?

45 고혈압 수치에 속지 마라 _ 256
46 병원에서 권하는 저염식은 위험하다 _ 259
47 약보다 천일염이 혈압을 더 낮춰준다 _ 267
48 의사들은 소금과 합성 나트륨도 구분 못 한다 _ 271
49 고혈압 약 장기복용은 득보다 실이 많다 _ 277

10장 비만은 약으로 치료될 수 있나?

50 체지방이 많다고 병이 아니다 _ 284
51 병원이 비만 공포를 배후조종하고 있다 _ 288
52 닥터 애트킨스의 황제 다이어트는 거짓이다 _ 293
53 비만 치료제는 대부분 정신질환 치료제다 _ 296
54 비만 유전자란 없다 _ 301
55 의사들은 비만의 진짜 원인을 모른다 _ 305

11장 콜레스테롤은 낮을수록 좋을까?

56 콜레스테롤이 높은 사람이 더 오래 산다 _ 310
57 육식을 하는 마사이족은 병원 없이도 건강하다 _ 314
58 콜레스테롤 저하제는 간을 망가뜨린다 _ 320
59 의사들의 협박은 무시해도 좋다 _ 325

12장 심장질환은 왜 늘어나고 있나?

60 의사들은 심장병의 원인 따위엔 관심 없다 _ 330
61 수치가 정상이 되어도 치료된 것이 아니다 _ 336
62 치과와 치약이 치아 건강을 망친다 _ 340
63 아말감과 임플란트 재료는 발암 물질이다 _ 345

13장 자가면역질환은 불가항력인가?

64 소아당뇨병은 병원에서 치료되지 않는다 _ 352
65 의사들은 다발성 경화증의 원인을 모른다 _ 358
66 스테로이드가 케네디 대통령을 죽였다 _ 362
67 류머티스성 관절염 치료제의 부작용은 치명적이다 _ 367

14장 우울증은 마음의 감기인가?

68 우울증은 의사들이 만든 가짜 질병이다 _ 376
69 병원이 우울증 환자를 만든다 _ 380
70 우울증 치료제의 부작용은 환자 몫이다 _ 384
71 우울증 급증의 원인은 따로 있다 _ 389

15장 골밀도가 떨어지면 골다공증인가?

72 골다공증 공포는 병원이 만들었다 _ 394
73 의사들이 처방하는 칼슘은 오히려 해가 된다 _ 397
74 칼슘 섭취 권장량은 낙농업자가 만들었다 _ 402
75 의사들은 골밀도와 골강도 차이를 모른다 _ 406
76 골밀도 검사는 하지 않아도 된다 _ 410

16장 호르몬 요법은 노화를 막아주나?

77 합성 호르몬이 면역체계를 교란시킨다 _ 414
78 합성 에스트로겐은 환경호르몬이다 _ 417
79 호르몬이 골다공증을 예방해주지 않는다 _ 422
80 피임약은 유방암을 크게 일으킨다 _ 426
81 폐경은 의사들이 만든 병이다 _ 431

마무리하며 - 현대 의학이라는 신흥 종교 _ 436

참고문헌 _ 442

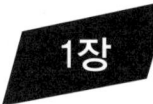

현대의학은
어떻게 **타락**해왔나?

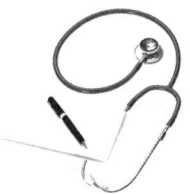

01
의사들이 오히려 죽음을 앞당긴다

정윤미 씨는 70세에 접어들었지만 나이에 비해 활기찬 여성이었다. 뒷산에 자주 오르내리고, 뒷마당의 텃밭을 가꾸며 지금껏 거의 병원을 가지 않을 정도로 건강도 좋았다. 자녀들이 몇 번이나 종합검진을 권했지만 건강한데 종합검진이 왜 필요하냐며 거절해왔다. 그러나 70세에 들어서면서 손자들까지 계속해서 권하는 바람에 서울의 모 대학병원에서 검진을 받았다. 검진 결과 콜레스테롤(255), 혈압(130/90), 혈당 수치(150)가 높다는 결과를 통보받았다. 현대의학이 정한 수치보다 조금 높은 수치였지만 그녀는 건강한 상태였다. 더구나 많은 연구에 의하면 콜레스테롤 수치가 높은 사람이 오히려 건강하고 장수하며, 혈압약과 혈당약을 복용하면 합병증으로 이어진다고 한다. 그럼에도 불구하고 주치의는 리피토와 트로프롤, 리줄린을 처방했다.

약을 복용하기 시작한 지 며칠이 지나 정윤미 씨는 온 몸에 기운이 빠지며 소화불량과 현기증, 두통, 우울증에 시달리게 됐고 호흡도 가빠졌다. 자녀들은 어머니를 다른 병원으로 모시고 가서 다시 검진을 받았다. 그 병원에서는 우울증치료제인 졸로프트를 새로 처방했다. 졸로프트는 향정신성의약품인 합성 마약이다. 집에 돌아와 우울증약을 복용하자마자 정윤미 씨는 구토와 현기증을 일으키며 쓰러졌다. 병원에 입원해 다시 검사를 받은 결과 이번에는 골다공증이라는 결과가 나오고 포사맥스를 처방받았다. 이 약은 뼈를 괴사시키는 것으로 확인된 약이다. 입원 중에 정윤미 씨는 더 많은 약들을 처방받았고, 결국 정윤미 씨는 골반뼈에 합성 티타늄을 이식하는 수술까지 받게 되었다. 이후 수술의 부작용으로 극심한 통증과 빈혈, 위궤양 등을 겪게 되자 의사들은 더욱 강력한 진통제를 처방했다. 결국 건강했던 정윤미 씨는 첫 검사를 받은 지 4개월 만에 약의 부작용으로 고통 받다 결국 죽음을 맞이했다.

2009년 우리나라 통계청의 발표에 따르면 사망 원인 1위는 암, 2위 뇌졸중, 3위 심장병, 4위 자살, 5위 당뇨병, 6위 만성 질환, 7위 교통사고, 8위 간질환, 9위 폐렴, 10위 고혈압이라고 한다. 이 같은 사망 순위는 미국, 일본, 캐나다 등 미국식 생활을 유지하는 나라에서 대부분 비슷한 양상을 보인다. 4위 자살과 7위 교통사고를 뺀 나머지 8가지의 공통적인 특징은 합성화학물질에 의해 유발되는 만성질환이라는 것이다. 조기에 사망하는 사람의 90퍼센트 이상이 만성질환 때문이다. 사실 자살의 경우에도 우울증치료제의 부작용으로 나타나는 금단현상인 경우가 많아, 결국 교통사고를 제외하고는 조기 사망 원인의 거의 95퍼센트가 약의 부작용 때문인 것으로 나타난다.

이러한 만성질병의 가장 중요한 원인은 합성화학물질이고, 우리가 섭취하는 합성화학물질은 주로 의약품, 가공식품, 화장품, 실내 오염 등을 통해 인체에 들어오는 것이 보통이며 그중에서도 의약품을 통해 들어오는 것이 가장 심각하다. 의약품은 100퍼센트 합성화학물질로 만들어지기 때문이다. 질병을 치료하거나 예방하기 위한 의약품이 우리의 생명을 앗아가는 심각한 원인으로 작용하는 까닭은 '합법적으로 처방된 의약품의 부작용' 때문이다.

데이비드 베이츠와 베리 찰스에 의하면 미국에서만 매년 18만 명이 병원에서 의사의 치료 행위로 사망한다고 한다. 이는 매 2일마다 대형 점보여객기 3대가 추락해 전원 사망하는 경우와 비슷하고, 자동차 사고로 인한 사망자 45,000명의 4배에 달하는 숫자이다. 그 중 의사의 실수로 발생하는 사망은 10퍼센트에 불과하고 90퍼센트는 태생적인 약의 위험, 즉 안전성이 검증되지 않은 합성화학물질에 의한 경우이다. 특히 심장 질환의 50퍼센트는 약의 부작용 때문이라고 한다.

또한 매년 12,000명이 필요하지 않은 수술을 시행하다가 기계 오작동에 의해 사망한다며 의사들의 치료 행위 중 80퍼센트는 과학적인 근거 없이 시행된 것이었다고 한다. 이런 피해자는 시간이 흐를수록 급증해 1995년의 미국의 질병관리센터(CDC) 자료에 의하면 약과 수술의 부작용으로 매년 784,000명이 사망하고, 7,840,000명이 고통을 겪다가 10년 내에 사망한다고 한다. 1998년 4월 미국 의학학술지(JAMA)에 의하면 매년 정상적으로 처방받는 약의 부작용으로 인해 200만 명이 심각한 질병에 걸리고, 10만 6천명이 죽음으로 내몰린다고 한다. 영국에서도 2000년 현재 연간 117만 명이 병원에서 약의 부작용과 기계 오작동으로 사망하는 것으로 나타났다. 우리나라에서도 연간 50만 명이 약의 부작용 등으로 고통을 겪고 있고, 이 중 4만 명이 사망한다. 이는 연간 교통사고로 사망하는 사람의 거의 6배에 달하고, 산업재해로 사망하는 사람의 19배에 달하는 숫자다.[1]

존스홉킨스 의대 교수 바바라 스타필드는 2009년 논문에서 "미국에서 매년 225,000명이 사망하는 심장질환과 암에 이어 세 번째 사망 원인이 '약의 부작용과 의사의 과실'이라 생각했는데, 사망자를 은폐하는 것까지 고려하면 제 1의 원인이다."라고 했다. 그녀에 따르면 "미국에서 특히 약의 부작용으로 인한 사망률이 높은 까닭은 미국인들이 흡연과 음주, 폭행을 비도덕이라고 생각하는 반면 약의 부작용에 대해서는 거의 신경을 쓰지 않기 때문이며, 의사들의 무지와 탐욕이 한몫했다."라는 것이다. 또한 미국 다트머스 의대 교수인 엘리엇 피셔가 2003년에 발표한 연구 논문에는 "의료비 지출이 많을수록 건강은 더 나빠진다. 그 이유는 의사들이 과잉진단과 과잉치료를 하면서 의료비를 더 많이 청구했고, 과잉치료로 부작용을 크게 일으키기 때문이다."라는 내용이 나와 있다.[2]

미국 소아과 의사인 로버트 멘델존은 "의사의 위험한 진료 행위로부터 환자가 스스로 몸을 지켜야 한다. 현대의학은 사고에 의한 부상, 급성 맹장염과 같은 긴급한 치료를 요하는 경우 이외의 만성질환에 대해서는 5퍼센트밖에 치료를 할 수 없다."고 한다. 이러한 현상은 오늘만의 경향은 아닌가 보다. 1657년 조지 스타키는 "질병 중 30퍼센트만이 치유되고 치유된 환자들 중 의사들의 의료행위로 치료된 비율은 10퍼센트도 되지 않는다."며 치료의 허구를 밝히고 있다.[3]

치료 방법을 모르는 주류 의사들은 늘 이렇게 말한다. "커피가 좋을 수도 있고 나쁠 수도 있고, 모유가 좋을 수도 있고 우유가 좋을 수도 있고, 소금이 좋을 수도 있고 나쁠 수도 있고……. 그러나 담배는 절대로 나쁘다." 하버드대학 교수 마이어 스탬퍼는 자신의 논문에서 "콜레스테롤은 심장마비의 가장 중요한 원인이다."라고 결론을 내린다. 그러나 그는 다음 문단에서 이렇게 말한다. "그러나 심장마비가 일어난 환자들의 대부분은 콜레스테롤 수치가 정상이었다."[4] 의사들은 질병의 원인도, 치료 방법도 모르기 때문에 대부분 질병의 원인을 담배로 돌리려 한다. 무지를 감추기 위함이다.

현대의학의 허구를 밝히는 지적은 계속된다. 부산에서 활동하고 있는 신경외과 의사 김진목은 "과대평가되고 있는 현대의학의 현실을 똑바로 봐야 한다. 우리가 지금까지 보아온 것은 단지 '첨단 의학'에 대한 환상일 뿐이다."라고 지적한다. 이어 그는 병을 치료하는 의학이 아니라 비뚤어진 자본주의에 젖어 새로운 병을 끊임없이 만들어내고 잘못된 약을 과도하게 처방하는 현대의학의 부작용을 경고한다.[5] 이같이 현대의학과 주류 의사들이 환자의 아픔을 치료하지 못하고 오히려 생명과 돈을 빼앗으려고 달려드는 까닭은 의학엔 과학과 철학이 있을 자리가 없기 때문이다.

2007년 미국 국립 질병통제센터(CDC)와 국립보건원(NIH)에 의하면 미국인의 38퍼센트가 질병 치료를 위해 침술, 천연 약초, 명상 등 부작용이 거의 없는 자연의학에 의지한다고 한다. 이는 2002년의 36퍼센트에서 계속 늘어나는 수치라고 한다. 대체의학의 인기는 전 세계적으로 일반적인 추세다. 오스트레일리아에서는 인구의 57퍼센트, 독일은 46퍼센트, 프랑스는 49퍼센트가 자연의학을 이용한다고 추산된다.

2004년 영국 「더 타임스」의 여론조사에 의하면 영국 국민의 75퍼센트가 자연의학으로 치료받기를 원한다고 한다. 미국의 경우에도 약초 이용률이 1991년~1997년 사이에 380퍼센트나 증가했다. 특히 유럽인들은 암으로 확진을 받는다 해도 수술이나 항암 치료, 방사선 치료를 거부하고 채식과 약초 등에 의한 전통의학을 택하는 경우가 많다. 이와 관련해 중요한 시사점은 아이슬란드, 프랑스, 독일 등 유럽인들의 건강 상태와 기대수명이 세계 최고 수준이라는 것이다. 두통 치료와 관련되어 1966년부터 2007년까지 발표된 31개의 논문을 검토한 연구에서 동양의 침술은 현대의학의 약에 비해 모든 경우에서 우수했다고 결론을 내렸다.[6]

현대의학은 감각으로 확인할 수 있는 현상만 다루기 때문에, 감각으로 확인할 수 없는 인체 면역체계와 재생 능력을 이해하지 못한다. 예컨대 여성이 임신하면 철분 함유량이 줄어든다는 사실을 알고 임신부에게 합성 철분보충제를 처방한다. 그러나 임신부의 혈액에서 철분 함량이 줄어드는 것은, 박테리아가 체내의 철분을 흡수하며 성장하기 때문에 감염을 막기 위해 태아에게 전해주는 혈액에 철분 양을 줄이기 위함이다. 암세포도 철분이 적으면 사라진다. 임신 중 철분 농도가 낮아지는 것은 정상으로, 태아의 면역력을 높여주고 암세포를 사멸시키기 위한 자연치유력의 일환이다. 출산이 끝나면 곧바로 원상태로 돌아오게 되며, 나중에 모유 수유를 통해 아기에게 철분 공급이 가능하므로 걱정하지 않아도 된다.

그런데 임신한 여성이 철분보충제를 복용하면, 고함량의 합성 철분이 섞인 혈액이 아이에게 전달된다. 그 결과 미숙아, 저체중, 면역력 결핍 등의 부작용이 유발될 수 있다. 게다가 철분보충제엔 우리 체내에서 사용하는 천연의 이온화된 철분이 아니고 합성 철분이 들어있다. 이는 석유폐기물에서 추출하는 피로린산 제2철로 주로 건조제로 사용하는 무수린산 또는 질산에 철을 반응시켜 대량생산하는 질산 제1철 등이다. 합성 철분은 혈액을 끈적거리게 만들어 혈류의 흐름을 방해하므로 면역력을 크게 무너뜨린다. 철분보충제를 무분별하게 섭취하면 변비에서부터 심장질환이나 각종 암이 유발될 위험이 커진다.[6] 그러나 야채, 효소, 발효음식, 천일염, 계곡의 물 등에는 천연의 철분이 풍부하게 들어있을 뿐만 아니라 철분 함량을 조절해주는 옥살산도 함께 들어 있어 철분 과잉을 막아준다.

반면 면역체계에 반드시 필요한 아연은 철분과 서로 시소게임을 하기 때문에 철분이 과다하면 아연이 배출돼 우리 몸에 부족한 상태가 된다. 그럴 경우 면역력이 약해지므로 자연적인 비율이 필요하다. 가공식품에 많이 들어 있는 전분, 식이섬유, 우유도 아연의 흡수를 방해한다.[7]

02

병원에는 보이지 않는 손이 있다

　세계보건기구(WHO)나 미국 식품의약국(FDA), 미국보건원(NIH) 등의 운영비의 평균 50퍼센트를 제약회사와 화학회사들이 부담한다. 수익을 얻는 기업이 운영 자금을 부담하는 것이 '수익자 부담의 원칙'에도 맞고 합리적이라는 이유에서다. 제약회사와 화학회사는 새로운 약을 신청할 때 약 30만 달러(2004년 기준)를 지불해야 한다. 이 비용으로 WHO와 FDA가 운영되는 것이다. 또한 신약 심사위원들의 절반 이상이 제약회사의 임원들로 채워져 있다.

　FDA가 약에 대한 안전성을 실제로 심사한다고 생각하면 오산이다. FDA는 제약회사가 서면으로 제출한 보고서만을 검토할 뿐이다. 이렇게 합법을 가장한 밀착으로 인해 거의 효과가 없으면서 부작용이 심해 퇴출된 약들도 이름을 바꿔 쉽게 승인 받기도 한다. 이것이 미국에서 약물 부작용 사건이 흔히 일어나는 주요 원인 중 하나다. 영국 식약청(MHRA)의 경우도 다르지 않아 제약회사가 연간 예산의 100퍼센트를 부담한다.[8] 약의 허구가 철저히 감춰지는 것은 이렇게 근본적으로 왜곡된 시스템 때문이다.

제약 산업은 금융, 제조업, IT 등 어느 분야와 비교해도 상대가 되지 않을 정도로 수익성이 높은 산업이다. 2002년 「포춘」지가 선정한 세계 500대 기업 중 상위 10개사는 모두 제약회사다. 놀랍게도 이 10개 회사의 순이익은 나머지 490개사의 그것을 모두 합한 것보다 컸다. 의약품에 대한 수익률은 상상을 초월해 일반 제조업의 수익률이 약 2퍼센트에 불과한 반면, 제약회사의 수익률은 35퍼센트에 달한다. 그들은 엄청난 수익을 바탕으로 주류 의사와 주류 언론을 매수해 대중을 현혹하는 마케팅을 펼치고, 연구를 조작하고, 심지어 정부와 국회를 좌지우지하고 있다. 우리나라에서도 식약청에서 약이나 화장품, 식품첨가제등의 승인을 맡고 있는 심사위원들의 절반 이상이 제약회사, 화장품회사, 식품회사 등의 임원들이다. 제약회사들이 연간 2,000억 달러라는 거대한 이윤 중 31퍼센트를 광고와 로비에 쓰고, 연구와 개발에는 14퍼센트만 지출한다는 사실은 충격이 아닐 수 없다.[9]

1976년부터 1985년까지 10년 사이에 미국 FDA는 198개의 새로운 약을 승인했지만 그중 52퍼센트의 약에서 간 손상, 심장마비, 당뇨병, 고혈압, 뇌졸중, 우울증 등이 나타난 것으로 확인됐다. 이와 관련해서 1989년 미 의회는 제약회사가 FDA 관리들에게 뇌물을 건네주고 조작된 임상 자료를 근거로 승인해준 사실을 밝혀내고 5개 제약회사와 22명의 FDA 직원을 기소해 유죄판결을 받게 했다.[10]

특히 의료기기에 대한 사전 검사는 더 부족하다. 제세동기, 인슐린펌프, 정맥 내 주입장치, CT촬영기, 수술용 로봇 등의 의료기기들은 아무런 사전, 사후 검사 없이 시판되고 있다. 결국 FDA는 실질적으로 제약회사와 의료 기기회사를 보호하는 기관으로 활동하고 있는 꼴이다. 물론 그 밑바탕에는 거대한 검은 돈이 작용한다. 제약회사 등은 임상 시험 기록에 대해 '기업비밀보호법'에 의해 철저히 보호를 받기 때문에 FDA에는 요약 보고서를 제출하고, 일반에 대해서는 일체 공개를 거부할 수 있다. 2011년에 공개된 자료에 의하면 5년간 테스트 결과 불량으로 판별돼 회수된 의료기기의 비율이 75퍼센트 이상이라고 한다.[11] 이 같은 불량 의료기기로 각종 질병을 진단하니 오진이 속출하고, 건강했던 사람이 환자가 되는 것이다.

지금도 '규제 완화'와 '사적 재산의 절대적 존중'이란 신자유주의의 유령이 희미한 안개가 되어 전 세계를 배회하고 있다. 미국의 청교도사상을 배경으로 한 집단무의식이 만들어낸 이 유령은 인류의 눈을 가리고 있다. '돈을 향한 끝없는 탐욕'은 미국을 세계에서 가장 부유한 국가로 만들었지만 부작용도 그에 못지않게 크게 나타나고 있다. 미국은 각종 질병, 마약 소비량, 자살률, 살인률, 정신병원과

교도소 수감자 비율, 빈부 격차 등에서 세계 최고다. 규제완화를 따르고 있는 우리나라도 마약 소비량, 자살률, 빈부격차 등 대부분의 항목에서 미국과 같은 현상이 나타나고 있다.

WHO의 자료에 의하면 미국은 세계에서 가장 많은 의료비를 지출하며 최첨단 의료 시스템을 자랑하지만 의료 수준에 있어서는 2000년 기준, 191개 국가 중 37위에 머물고 있다.* 전 세계에서 생산되는 약의 40퍼센트 이상이 미국에서 소비된다. 반면 자연의학 비율이 높은 유럽이나 중동, 아시아, 아프리카, 남미 등은 대부분 중위권 이상에 올라 있다. 또한 병원 의존율과 의료비 지출이 가장 높은 미국은 평균 수명에서 49위를 차지하고 있다. 1999년 24위에서, 10년 후인 2009년 49위로 추락한 것이다. 이는 주류 의사의 무지와 탐욕에 의해 시민들이 위험한 약과 수술에 점점 더 의존하기 때문이다.[12]

1928년 인류는 페니실린을 발견하고 1943년부터 인공적으로 대량 합성해내기 시작하면서 의사들은 질병을 정복했다는 행복감에 도취됐다. 그들은 푸른곰팡이에서 채취하는 '천연 페니실린'과 석유폐기물에서 추출한 재료로 대량생산하는 '합성 페니실린'이 분자 구조가 비슷하므로 같은 물질이라고 확신했다. 그러나 시간이 지나면서 페니실린은 심각한 쇼크, 알레르기 등을 일으키며 인류에게 점점 공

---

* 프랑스 1위, 이탈리아 2위, 산마리노 3위, 안도라 4위, 몰타 5위, 싱가포르 6위, 스페인 7위, 오만 8위, 일본 10위, 노르웨이 11위, 네덜란드 17위, 영국 18위, 스위스 20위, 스웨덴 23위, 독일 25위, 사우디아라비아 26위, 이스라엘 28위, 호주 32위, 칠레 33위, 코스타리카 36위, 미국 37위, 뉴질랜드 41위, 대만 47위, 한국 58위, 북한 167위. 2011년 현재도 이 순위는 거의 변화가 없다.

포스러운 존재가 되어가고 있다.

세균은 끈질긴 생명력으로 자체 내성을 만들어, 합성 페니실린은 20년도 되지 않아 무용지물이 됐다. 1960년대 임질균이 나타났을 때 이전보다 50배나 많은 합성 페니실린을 투여해야 했고 1980년대에 이르러서는 인체가 감당할 수 없을 정도로 많은 양을 투여해도 아무런 효과를 발휘하지 못하는 상황에 이르렀다. 마침내 1994년에는 항생물질을 먹고 증식하는 세균이 등장했다.[13]

지금도 현대의학은 인간 유전자 게놈을 해독하고, 초극미립자인 나노기술을 개발하고, 완벽에 가깝다는 수술용 로봇**도 발명했다. 유방암 유전자와 비만 유전자를 찾았다며 '인류는 행복만을 누리게 되었다.'고 환호한다. 그러나 아직도 현대의학은 13,200가지에 이르는 만성질병 중 단 하나도 치료하지 못한다. 아니 주류 의사들에 의한 가설만 난무하고 그에 따른 신약만 개발될 뿐, 치료가 개선되는 경우는 거의 없다.

**2005년 이후 종양 제거 수술부터 심장 수술까지 완벽한 수술 실적을 자랑하며 연일 언론에서 극찬하던 로봇 수술의 결과는 수술 도중 80퍼센트에 달하는 환자들이 오작동으로 사망하는 것으로 밝혀졌다. 다시 말해 로봇 수술의 과장은 현대의학이 정교하게 저지른 사기극이었다. 국내에서 2012년 현재까지 의료보험이 적용되지 않는 고가의 로봇 수술을 시술받은 환자는 3만여 명에 달한다.

■ **퇴출된 약**(전체 금지된 약제 중 1퍼센트에도 미치지 못하는 사례)

약품이름	치료 질병	승인받은 해	퇴출된 해	부작용
탈리도마이드	수면제	1960	1962	기형아 출산
DES	유산방지제	1941	1981	기형아 출산, 사산, 각종 암
조맥스	진통제	1980	1983	심장 마비
리덕스	비만 치료제	1996	1997	폭력, 자살충동
폰디민	비만 치료제	1973	1997	폐고혈압
셀단	알레르기 치료제	1985	1997	심장 마비
포시코르	고혈압 치료제	1997	1998	심장 마비
로타실드	백신	1998	1999	중증 장폐색
두락트	진통제	1997	1999	간 기능 장애
락사	항생제	1997	2000	심장 마비
리줄린	당뇨병 치료제	1997	2000	간 기능 장애
로트로넥스	대장증후군 치료제	1999	2000	대장 괴사
프로풀시드	위궤양 치료제	1993	2000	구토, 위식도 역류
베이콜	콜레스테롤 저하제	1997	2001	항문 근육 파괴
바이옥스	관절염 치료제	1999	2004	심장 마비
에페드라	신경안정제	1927	2004	심장 마비
이레사	폐암 치료제	2003	2004	간부전증
트라시롤	출혈억제제	1990	2008	신부전, 뇌졸중
리덕틸	비만 치료제	1997	2010	자살, 폭력충동
다르본	진통제	1975	2010	심장 마비
다르보셋	진통제	1957	2010	심장 마비
아바스틴	유방암 치료제	2008	2011	심장 마비, 과다 출혈
아반디아	당뇨병 치료제	1999	2011	심장 마비, 뇌졸중

03
의사는 병의 진짜 원인을 말해주지 않는다

현대의학이 질병을 거의 치료하지 못하고 주로 진통제로 증상만을 완화시키는 대증요법으로 치우치게 된 원인은 의사들이 음식과 약초, 단식, 효소, 침, 뜸 등을 통한 자연치료를 무시하기 때문이다. 음식과 약초, 침, 뜸 등은 수만 년의 임상 시험을 거쳐 안전성과 효능이 확인된 가장 효과적인 치료법이다. 인체가 모체로부터 획득하고, 자라는 동안 자연과 어울리면서 쌓아가는 면역력과 수 만 년을 함께 해온 음식, 약초 등을 이용한 치료야말로 가장 완벽하고 부작용이 없는 치료임에도 불구하고 현대의학이 이를 활용하지 않는 까닭은 이와 같은 자연의 치료법은 특허의 대상이 아니어서 수입이 적기 때문이다.

처방약, 가공식품 등을 피하고, 단식으로 몸 안에 축적된 합성화학물질을 배출시키고, 자연식과 천일염을 섭취하고, 햇빛 아래서 운동을 하면서 면역체계를 회복하면 인체는 끊임없이 스스로를 재생시키는 놀라운 능력을 보여준다. 간은 80퍼센트가 손상되어도 8주 정도면 원상태로 회복된다. 30일이면 인체 피부의 전부가 교체된다. 과립구는 3일, 적혈구는 120일이 지나면 새로운 것으로 교체된다. 18개월이면 인체 구성요소의 98퍼센트가 새롭게 교체된다. 파괴된 뼈나 치아도 30개월이면 재생한다. 이것이 바로 면역력을 바탕으로 한 자연치유력의 놀라운 힘이다.

현대의학이 '자연이 조화를 이루면서 만들어내는 거대한 힘'을 믿지 않는 까닭은 분자와 세포, 유전자를 알면 자연과 생명을 이해할 수 있고, 결국 자연과 생명을 정복할 수 있다는 환원주의*의 오만함으로 가득 차 있기 때문이다. 현대의학은 인간의 생명을 전체로 이해하지 않고 부분 부분으로 본다. 부분이 모이면 전체가 된다는 생각이다. 그러나 생명을 품고 있는 자연은 수학과 물리학의 한계 밖에 있다. 부분이 모여 합 이상이 되는 것이 생명이다. 특히 현대의학의 세분화된 '전문의 제도'는 마치 주차장에서 잃어버린 열쇠를 가로등 밑에서 찾으려는 격이다. 단지 가로등 밑이 밝다는 이유 때문에……

---

* 환원주의는 복잡한 체계도 그것을 이루는 가장 단순한 부분 또는 관찰이 가능한 부분의 집합으로 설명이 가능하다고 하는 입장이다. 유기체는 그 유기체를 이루는 유전자들에 의해, 사회는 그 사회를 이루는 구성원들에 의해 완전하게 설명될 수 있다는 사고로, 나무를 보고 숲을 판단하려는 입장이다. 록펠러 대학교에서 발전시킨 분자생물학은 환원주의에 바탕을 둔 학문이며 그 연구 대상이 세포와 유전자다. 반면 자연과학, 인문과학, 사회과학을 통합하여 이를 전체로 이해하려는 입장이 '통섭'이다.

우리가 앓고 있는 각종 암, 심장질환, 당뇨병, 고혈압, 신부전증, 비만, 자가면역질환 등 모든 만성질환은 약과 가공식품, 화장품 등에 들어 있는 합성화학물질로 인해 면역력이 무너지고, DNA가 변형됐기 때문이다. 식품을 가공하는 과정에서 기업은 이윤을 극대화하기 위해 방부제, 착색제, 향미제, 접착제, 보존제 등 평균 200여 가지 이상의 합성화학물질을 첨가한다. 게다가 처방약은 100퍼센트 합성화학물질이다. 처방약, 유전자 치료, 의학기술 등이 비약적으로 발전한다고 하지만 이는 주류 의사들이 선전용으로 그냥 해보는 말이다. 발전하는 것은 치료의학이 아니라 환자를 대량으로 만들어내는 진단의학뿐이다.

현대의학으로는 병원 환자의 95퍼센트를 차지하고 있는 만성질병 중 단 하나의 질병도 치료하지 못한다. 그러나 합성화학물질을 피하고 유기농으로 재배된 건강한 식단을 유지하고 천일염, 햇빛 등을 이용하며 단식, 침, 뜸 등 자연의학의 도움을 받으면 대부분의 만성질병은 쉽게 치유된다. 이런 사실이 감춰지는 까닭은 주류 의사들의 '끝없는 돈에 대한 탐욕' 때문이다.

의사이자 저술가인 마이클 머레이에 의하면 의사에 의해 관리되는 의료적 절차, 외과적 수술, 약물 처방과 관련하여 병원 진료의 36퍼센트, 외과적 처치의 56퍼센트, 외래 환자 진료의 15퍼센트가 과잉치료이며, 만성적으로 두통을 겪거나 위경련을 겪는 환자들의 70퍼센트는 약물중독에 의한 것이라고 한다. 특히 값비싼 관상동맥성형술과 관상동맥우회술의 80퍼센트 이상이 필요하지 않은 수술이며 단지 의사들의 수입을 올리기 위한 경제행위에 불과하다고 한다.[14]

반면 데트레트 간텐 등 주류 의사들은 암의 주요 원인이 합성화학물질이라는 사실을 철저히 부인한다. 그들은 "암으로 인한 사망 가운데 기껏해야 5퍼센트만이 환경오염 때문이다. 우리가 섭취하는 식품첨가제의 99.9퍼센트는 천연성분이다. 우리가 1년간 섭취하는 농약 잔류물은 커피 한 잔에 들어 있는 발암 물질 정도밖에 되지 않는다. 사실 지금까지 음식이나 환경에서 심각하게 영향을 미치는 발암 원인은 흡연 외에는 발견된 적이 없다."고 한다.[15] 식품첨가제의 99.9퍼센트는 합성화학물질이고, 흡연이 암의 원인이라는 것은 과학적으로 입증되지 않은 가설일 뿐인데도…….

주류 의사들은 합성화학물질에 대한 대중의 관심을 '담배, 술, 에이즈' 등으로 돌리면서 연구를 조작해 초점 흐리기를 시도한다. 예컨대 폐암의 주범**인 석면과 벤젠 등의 위험성을 숨기기 위해 '폐암의 원인은 담배'라고 주장했던 옥스퍼드 대학의 리처드 돌이나, 아스파탐의 위험성을 숨기기 위해 '고혈압의 원인은 소금'이라고 주장했던 FDA 청장 아서 헐 헤이즈 등이 그 예다. 또한 심장질환 치료제의 부작용을 숨기고, 마가린 산업을 보호하기 위해 '심장질환

** 폐암의 주원인은 담배가 아니라 시멘트에서 나오는 방사성 라돈, 건축자재인 방음재나 보온재에서 나오는 석면, 아말감과 LPG가스 등에서 나오는 수은, 휘발유나 향수 등에서 나오는 벤젠, 도로의 아스팔트, 전자제품에서 나오는 오존, 자외선차단제에서 나오는 이산화티타늄 등 합성화학물질인 것으로 밝혀지고 있다.

의 원인은 동물성 지방에 들어 있는 콜레스테롤'이라고 거짓 연구를 자행했던 미국심장협회 회장 안셀 키즈도 같은 부류의 의사다. 그들은 개인의 부를 위해 인류를 엄청난 고통으로 몰아넣은 사람들이다.

오늘날 의술은 돈을 버는 기술로 전락했다. 그러나 양심적인 비주류 의사들과 대중들은 대안치료의 효능을 인정하고, 빠른 속도로 전통의학으로 귀의하고 있다. 현재 유럽, 일본, 캐나다, 호주, 중동, 인도, 중국, 미국 등에서 전통의학이 합법적으로 인정받고 있다. 우리나라만 그렇지 못하다. 미국에서는 의과대학의 61퍼센트에서 전통의학을 가르치고 있다.[16] 캐나다 생리학자인 노먼 카스팅은 현대의학이 가장 경멸하는 유럽 자연의학의 일종인 방혈을 집중 연구했다. 결국 그는 방혈을 하게 되면 바소프레신이라는 호르몬이 분비되어 면역체계가 강화된다는 사실을 확인했다. 많은 주류 의사들도 이제는 방혈이 고혈압, 당뇨병, 폐수종, 심장질환뿐만 아니라 각종 암을 치료하는 효능이 있음을 인정한다.[17] 방혈은 고대 그리스 의학뿐만 아니라 동양의 전통의학에서도 어혈을 빼기 위해 사용해온 자연치료법이다.

미국 여성 레이첼 스타인은 베트남의 고아 쉬라를 입양했다. 그녀가 2001년 7월, 부푼 가슴을 안고 베트남에서 아기를 데리고 오던 중 비행기에서 아기에게 가벼운 탈수 증상이 나타났다. 그녀는 미국에 도착하자마자 곧바로 병원으로 차를 몰았다. 병원에서 X-선 촬영을 하고 부비동염이라며 항생제를 처방했다. 그러나 그 후에도 아기는 분유를 제대로 먹지 못하고 계속 울어댔다. 입에는 거품도 생기기 시작했다.

다시 병원 응급실로 달려갔고, 그곳에서 혈액검사와 X-선 촬영을 했다. 이번에는 탈수증이 확실하다며 입에 진균이 가득한 이유가 면역 결핍 때문이라고 했다. 그리고 정맥 주사를 투여했다. 그러나 주사를 투여하자 곧바로 반점이 생기고 혈압이 떨어지기 시작했다. 폐렴 증상이 생기며 의사는 더 강력한 항생제와 항진균제, 그리고 갓난아기의 코를 통해 직접 산소 호스를 폐로 연결하는 인공호흡기를 장착했다. 인위적인 산소 공급은 폐포에 영구적인 손상을 일으키거나 폐가 파열되는 위험과 치명적인 감염의 위험이 있었지만 그녀는 선택의 여지가 없었다. 빠른 시간에 폐가 회복되지 않으면 아기는 기계에 매달린 채 차가워질 것이다.

이런 처치에도 아기는 점점 악화되어갔고 마침내 의료진은 에이즈 환자들이 복용하는 강력 항생제 박트림을 투여했다. 에이즈 검사에서 음성반응이 나왔는데도……. 의료진은 현대의학으로 어쩔 수 없는 각종 바이러스가 5종이나 아기의 체내에서 발견됐다며 에이즈의 일종인 '중증 합병성 면역결핍장애(SCID)' 진단을 내렸다. 의사는 골수이식을 권했다. 다만 몇 개월이라도 생명을 유지시킬 수 있다며……. 하늘은 깜깜했고, 손은 떨렸다. 불가능의 절망 속에 그녀는 신에게 호소하며 눈물로 시간을 보냈다. 그러나 그녀는 모든 임상에는 불확실성이 존재한다는 사실을 깨닫고 스스로 도서관을 찾아가 의학 서적을 뒤지기 시작했다.

한 달이 지난 후, 골수이식을 기다리던 중 가끔씩 호전되는 때를 이용해 그녀는 인공호흡기를 빼달라고 요청하고 아기에게 분유를 아주 조금씩 먹이기 시작했다. 며칠이 지나면서 아기는 살도 오르고 핏기가 돌기 시작했다. 그녀는 희망을 놓지 않고 직장도 쉬면서 아기 곁을 지켰다. 2001년 9월 11일, 골수이식을 하러 의료진이 도착했을 때 무언가가 그녀 머리를 스쳐갔다. 그녀는 "혹시 영양 결핍이 아닐까요?" "재검사를 해주세요."라고 말했다. 결국 다른 병원에서 재검사가 실시됐고 기적이 일어났다. 아기는 모든 것이 정상이었다. 면역 T세포도, B세포도 다 정상이었다. 아무런 바이러스도 검출되지 않았다. 단지 영양 결핍이었을 뿐이었다. 아기는 영양 결핍 상태에서 오랜 시간 비행기를 타서 잠시 몸의 조화가 흔들렸을 뿐이다. SCID 증세는 전혀 없었다. 마침내 병원에서 45일간 죽음의 문턱을 헤매던 아기는 일반 병동으로 옮겨져 건강을 되찾고 집으로 돌아왔다.

기계와 수치에 의존하는 의사들이 불러온 치명적인 오진이었다. 이것이 현대의학의 실체다. 영양 결핍이 생기면 면역체계가 제대로 기능을 하지 못하기 때문에 여러 가지 면역 결핍 증상이 일어날 수 있다. 사실 아프리카의 에이즈도 HIV 바이러스 때문이 아니고 영양 결핍 때문에 생기는 것이다. HIV 바이러스는 그 실체가 의학계에 단 한 번도 보고된 적이 없는 가설일 뿐이다. 수십 가지 비타민 중 한 종류만 부족해도 면역 기능이 손상된다. 폐쇄적일 수밖에 없는 의사들은 비슷한 증상만 나타나도 그쪽으로 방향을 잡고, 한 번 방향을 잡은 후에는 모든 것을 그 방향으로 해석한다. 그들에게는 결코 다양성이나 예외가 인정되지 않는다. 오리처럼 생기고, 오리처럼 걷고, 오리처럼 우는 것은 무얼까? 물론 답은 오리다. 그러나 오리가 아닌 경우도 있다. 이것이 다양성이다. 생명의 특징인 다양성![18)

04
감기는 바이러스 때문이 아니다

제약회사는 더러운 돈으로 주류 의사들을 끌어들여 독감의 위험을 과장하면서 약장사에 혈안이 되어 있다. 주류 의사들은 제1차 세계대전이 한창이던 1918~1919년 사이에 '스페인독감'으로 2,000만 명의 병사들이 전장에서 죽어갔다는 거짓 연구를 발표하며 독감의 공포를 증폭시키고 있다. 2000년대 초에는 '돼지독감' 사건을 조작하여 백신과 타미플루로 수백조 원의 돈을 벌어들였다.

그러나 전장에서 죽어간 병사들은 수개월에 걸친 지루한 참호전을 겪으며 추위와 기아, 고독, 공포 등으로 면역력이 무너졌기 때문이다. 특히 무한대로 살포됐던 독가스의 원인도 무시할 수 없다. 스페인독감은 전쟁이 끝나면서 동시에 사라졌다. 돼지독감 당시에도 전 세계에서 죽어간 대부분의 사람들은 백신과 타미플루의 부작용과 다른 원인 탓이다. 그러나 주류 의사들은 통계를 조작해 이 당시에 일어났던 죽음의 원인을 모두 독감으로 돌리고 있다. 10년간 세계를 공포로 몰아넣었던 돼지독감도 양심적인 의사들에 의해 진실이 밝혀지면서 소리 없이 사라졌다.

　현대의학은 감기나 독감을 바이러스가 전염시킨다는 가설을 내세우며 각종 치명적인 독극물인 항바이러스제나 항생제를 처방하고 있다. 현대의학은 황열바이러스, 리노바이러스, 아데노바이러스, 노로바이러스, 폴리오바이러스 등 400종이 넘는 감기 바이러스의 존재를 발표했지만 모두 거짓으로 밝혀지고 있다. 황열바이러스나 리노바이러스는 감기 증상이 있는 사람, 건강한 사람 모두에게서 같은 비율로 발견된다. 아데노바이러스나 노로바이러스도 마찬가지이다. 애초에 독감 바이러스로 발표되었던 폴리오바이러스는 곧 소아마비를 일으키는 바이러스로 다시 발표되었지만, 이 역시 거짓으로 밝혀졌다. 폴리오바이러스도 누구에게나 발견된다.

　감기나 독감은 면역력을 회복시켜주면 저절로 사라진다. 일반적으로 감기나 독감으로 사망하는 비율은 환자 1만 명 당 1명꼴이다. 그것도 면역력이 크게 무너져 신장병, 심장병, 뇌졸중, 각종 암 등 다른 심각한 질병을 앓고 있는 환자만이 독감으로 사망한다. 사실 이 경우도 투병 중이었던 심각한 질병이 사망의 원인일 것이다. 생명체는 45억 년의 진화과정을 거쳐 스스로 면역물질인 인터페론을 생성했고, 지구상에 존재하는 모든 박테리아나 바이러스에 대해 면역력을 획득했다. 따라서 면역력이 정상적으로 작동하는 사람에게는 박테리아나 바이러스가 질병을 일으키지 못한다.

　미국에서 15세부터 34세의 건강한 해병 범죄자 62명에게 형을 감형해준다는 조건으로 1918년에 창궐했던 스페인독감에 감염시키는 실험을 실시했다. 암, 심장질환, 신부전증 등 심각한 질병을 앓고 있는 환자 중 독감에 감염되어 죽어가는 환자로부터 채취한 타액과 혈액을 해병들에게 투여하고 환자들과 함께 생활하게 했다. 그러나 이 실험으로 현대의학이 100년간 주장했던 '독감은 바이러스에 의해 전염된다'는 교리는 전혀 근거가 없는 거짓 가설이었음이 밝혀졌다. 62명의 건강한 해병 범죄자 중 단 한 명도 독감에 감염되지 않았기 때문이다. 그 후 샌프란시스코에서 똑같은 방법으로 실시한 실험에서도 실험 대상자였던 해병 범죄자 50명 모두 독감에 걸리지 않았다.[19]

　현대의학이 감기를 치료하지 못하는 까닭은 그 원인을 이해하지 못하고 독극물인 항바이러스제나 항생제를 투여하거나, 단지 눈에 보이는 증상을 완화시키는 진통제, 소염제, 해열제 등을 처방하기 때문이다. 항바이러스제나 항생제, 진통제 등은 석유폐기물인 벤젠이나 콜타르에서 추출한 합성물질로 자연에 존재하지 않는 물질이어서 면역력을 크게 파괴시키고 간 기능을 빠르게 무너뜨린다. 특히 면역력이 약한 아기에게 처방하는 소염진통제나 해열진통제는 소아암과 백혈병의 주요 원인으로 밝혀지고 있다.

　사실 감기나 독감은 바이러스에 의한 것이 아니다. 감기는 면역력이 약해지면서 몸이 균형을 잃게 되었다는 사실을 알려주는 신호에 불과하다. 다시 말해 약이나 방사선, 가공식품, 화장품 등 각종 합성물질이나 염분부족, 햇빛부족, 영양부족, 운동부족 등으로 인해 자연치유력이 약해졌음을 경고하기 위한 신호인 셈이다. 즉 질병이 아닌 증상에 불과하다. 이 때문에 감기는 면역력이 약해져 아토피, 관절염, 신장질환, 심장질환, 각종 암 등 만성질병을 앓고 있는 환자들에게 자주 나타난다. 감기 환자에게 나타나는 기침, 콧물, 재채기, 가래, 두통, 열 등은 몸에서 만들어지는 면역물질인 인터페론에 의해 면역력이 회복되면서 나타나는 호전반응이다. 기침은 편도선이, 콧물은 코 점막이, 가래는 폐가 회복되는 과정에서 독소를 몸 밖으로 배출시키기 위함이다. 이때 증상을 완화시키겠다고 타이레놀이나 아스피린 같은 합성 진통제를 복용하면 회복되던 면역력은 다시 무너지게 되어 다른 치명적인 질병으로 발전할 수 있는 위험에 놓이게 된다.[20] 타이레놀이나 아스피린은 전 세계에서 매년 수백만 명을 죽음으로 몰고가는 위험한 약이다.

수십 년간 미국, 일본, 우리나라 등에서 판매되던 페놀프리판올아민(PPA) 성분의 감기약이 뇌졸중을 유발한다는 사실이 밝혀졌다. 미국에서는 2000년 11월에, 일본에서는 2003년 8월에, 우리나라에서는 2004년 8월에 퇴출되었다. 그런데 이 약은 1990년대 초부터 뇌졸중의 부작용이 보고되면서 양심적인 의사들과 시민단체가 퇴출을 요구해 왔지만 제약회사는 탐욕에 젖은 주류 의사들의 거짓 연구를 근거로 이를 묵살해 왔다. 우리나라 식약청은 2004년이 되어서야 콘택600, 코리투살, 지미코정 등 PPA를 주성분으로 하는 167종의 감기약을 시판 중지시켰다. 미국에서 금지된 지 4년이 지나서야![21)] 수많은 사람들이 '안전하다'는 주류 의사들의 거짓 선전에 속아 이를 십여 년간 복용했다. 그 결과 뇌졸중, 심장질환 등을 일으켜 평생 땀 흘려 모은 재산을 의사들에게 다 빼앗기고, 심각한 고통 속에 죽음으로 내몰린 것이다. 현재 탐욕에 젖은 주류 의사들이 무슨 짓을 하고 있는지 아는가. PPA 성분에 '구토 유발'이라는 부작용이 있다는 점을 이용해 이제는 비만치료제로 처방하고 있다.

감기는 꿀을 탄 생강차나 무즙, 쌍화차, 적당한 양의 천일염과 수분, 적절한 운동과 영양 공급, 충분한 휴식을 통해 혈액순환을 좋게 하면 쉽게 회복된다. 비타민C 등 영양소도 면역력을 회복시켜 감기 증상을 빨리 완화시키는데 유용하다. 그러나 합성 비타민C(아스코르브산)는 약과 비슷한 독극물이므로 피해야 한다. 야채나 과일, 효소, 계곡의 물, 천일염 등에서 천연 비타민을 섭취해야 한다. 감기에 걸렸을 때 병원 약을 먹으면 면역력이 무너지면서 7일이 지나야 회복되지만, 생강차를 마시면 면역력이 살아나면서 3일이면 회복된다. 감기를 앓고 나면 이전보다 더욱 몸이 가벼워지는데 이는 면역력이 회복됐기 때문이다. 그러나 여기서 주의할 것이 있다. 아스코르브산(합성 비타민C)은 다른 합성 첨가제와 같이 석유폐기물의 탄화수소를 변화시켜 만드는 합성화학물질로 자연에 존재하지 않는 물질이다. 화장품, 부동액, 왁스 등 생활 전반에서 일상적으로 사용되는 아스코르브산은 치명적인 발암물질로, 전 세계가 철저히 사용량을 제한하고 있다. 한마디로 아스코르브산은 비타민C가 아니라 주로 방부제로 쓰이는 합성화학물질이다. 천연의 비타민C는 천연의 아스코르브산 이외에도 천연의 루틴, 바이오플라보노이드, 티로시나아제, 그리고 여러 가지 천연의 미네랄이 복합된 상태로 존재한다.

2000년대 초 감기 증상이 나타날 때 미리 복용하라고 선전했던 합성 비타민제 '에어본'은 미국과 우리나라에서 선풍적인 인기를 끌었다. 그러나 2006년 에어본의 임상 시험이 제약회사에서 작성한 소설이었음이 밝혀지면서, 이를 복용하고 각종 질병에 시달리던 환자들이 집단소송을 제기했다. 결국 360억 원의 배상금을 지급하는 조건으로 소송은 종결됐다.[22]

감기에는 충분한 물과 습도가 필요하지만 이것 역시 주의해야 한다. 최근 우리나라 가정에서 흔히 사용하는 가습기로 인해 신생아와 산모, 노인 수천 명이 사망하거나 각종 폐질환으로 고통을 겪고 있다는 사실이 확인되면서 실내 살균제에 대한 경각심이 퍼지고 있다. 여기에는 방부제나 살균제의 원료로 사용되는 합성화학물질(PHMG 또는 PGH, MIT)이 포함되어 있어 피부나 호흡기를 통해 인체에 흡수되면 심혈관을 파괴하고, 피부세포를 노화 시키며, 배아에 염증을 유발하는 것으로 확인됐다. 원래 이 합성물질은 독성이 강해 가습기를 세척하는 용도로만 사용되어 온 것인데 실내에 직접 살포하는 살균제로 상품화된 것이다. 문제는 이러한 살균제가 아직도 샴푸, 물티슈, 살균용 스프레이 등에 사용되고 있다는 것이다. 또한 가습기 살균제는 소아암, 백혈병, 폐암 등의 주요 원인으로 밝혀지고 있다.[23]

05
의학이 수명을 연장시켜주지 않는다

1900년 인류의 기대수명은 45세였지만 2000년에는 기대수명이 75세로 30년 늘어났다고 한다. 대한의사협회는 '조선 시대의 평균수명은 25세, 2007년 현재는 79.6세'라고 밝혔다. 분명한 사실은 평균수명은 연장되었을지 모르지만, 건강수명은 과거보다 크게 나빠졌다는 것이다. 현대의학은 어떤 형태로든 살아만 있으면 수명 연장으로 평가한다. 삶의 질은 전혀 고려하지 않는다! 게다가 이렇게 늘어난 평균수명을 의사들은 자신들의 공으로 돌린다. 그러나 사실 평균수명의 연장은 전쟁의 감소, 상하수도의 발전 등 공중위생과 영양의 개선 덕분이지 의사들의 공적은 거의 없다.

페니실린이 개발되기 직전인 1942년에 이미 평균수명은 23년 증가해 있었다. 이후 60년간 엄청난 인력과 자금을 투입했지만 현대의학은 평균수명을 고작 7년 연장하는 데 그쳤다. 사실 그 7년도 모두 의학의 공이라 할 수 없다. 영국 요크 대학의 데이비드 우튼은 "우리들 가운데 의학에 생명을 빚지고 있는 사람은 아무도 없다."고 선언한다. 버밍엄 대학의 토머스 맥케온도 결핵의 감소를 예로 들면서 "의사들이 새로운 질병의 궁전에 약과 기술을 들여놓고 자랑스럽게 느낄지 모르지만, 그들은 태아와 산모의 사망률을 줄이는 데 8퍼센트밖에 기여하지 못했다. 92퍼센트는 영양 개선, 위생과 주거 환경 개선 덕분이다. 현대의학은 잘못된 길을 가고 있다."고 지적한다.[24]

그러나 평균수명에 관한 수치도 조작일 가능성이 높다. 주류 의사들은 지금부터 1800년 전까지는 30살 이상을 넘긴 사람이 거의 없다고 한다. 1000년 전까지는 50살 이상을 넘기지 못했다고 한다. 고대 그리스인의 평균수명이 19세, 로마 시대 28세, 16세기 유럽인 21세, 1900년 미국인 47세, 조선 시대 왕들은 47세라는 것이다.

하지만 이것은 아무런 근거 없는 말일 뿐이다. 지금부터 4000년 전에 만들어진 기독교의 구약 성경 시편 90편에서 다윗은 "우리의 연수가 칠십이요, 강건하면 팔십이라."라고 노래하고 있다. 과학자들은 4000년 전의 바빌로니아 유골을 분석해보고, 200살 가까이 살았다고 결론을 내렸고, 허준의 동의보감에는 '사람의 수명은 120세'라고 기록되어 있다. '중국의학명인지'에 기록된 의사 148명의 평균 나이는 81세고, 최고령자는 103세다. 박희진 경북대 교수가 몇 개의 족보를 분석한 결과 20세기 전반부까지 우리나라 남성의 평균수명은 59세였다. 「역사인물초상화대사전」에 수록된 초상화를 분석한 한 연구에서도 우리 조상들의 평균수명이 60세를 훨씬 넘는다고 한다.[25]

미국 국립보건원(NIH)의 리처드 커틀러 연구원은 19세기 초 인류학자들이 수렵·채집인들의 생활에 대해 남겨놓은 기록과 사진, 유물 등을 조사했다. 구석기인들의 유골 분석과 아마존, 아프리카 등지에서 지금까지도 구석기 시대의 생활을 영위하고 있는 부족들을 연구한 결과 1만 5천 년 전 호모사피엔스의 기대수명은 2012년 현재의 평균수명보다 13년이 긴 94세라고 추정했다. 그들은 현대인과 달리 아무런 질병도 없고 온전한 영양 상태를 유지하고 있었다고 한다.[26]

소크라테스는 90세 생일 직전 사형을 당했고, 미켈란젤로는 89세에 피렌체성당의 피에타를 조각했으며, 미국 인디언 레드 클라우드는 105세까지 살았다. 로마 장군 안토니우스는 111세에 사망했고 우리나라 실학자인 정약용도 75세까지 살았다. 조선시대 왕들은 정신적 스트레스와 과식, 운동 부족 등으로 병약할 수밖에 없는 환경임에도 불구하고 평균수명이 47세였다. 그중 암살당했거나 선천적으로 병약한 왕들을 제외하면 평균 61세를 훌쩍 넘는다. 조선왕조실록에 실려 있는 양반 1,408명의 수명을 분석한 연구에 의하면 평균 수명은 64.7세다. 조선 후기 실학자인 이익의 「성호사설」에 의하면 '제주에서 노인잔치를 벌였는데 가장 나이 많은 사람이 140세였고, 100세 이상의 노인이 많았다."고 기록되어 있다.[27] 높았던 영아 사망률과 잦은 전쟁으로 인해 비록 평균수명은 낮았지만 대부분 질병 없이 건강한 삶을 유지했음을 알 수 있는 자료들이다.

기네스북은 "의학으로 수명이 연장되었다는 것만큼 큰 사기는 없다."고 조롱하며 1960년대부터 1980년대까지 20여 년간 '통계를 이용해 인류를 속인 최대의 사기'라고 했다. 사실 현대인은 전염성 질병으로부터는 벗어났지만 암, 심장병, 관절염, 뇌졸중 등 생활습관병에 대해서는 속수무책이어서 평생 장애를 안고 생명만 이어가는 경우가 많다. 영아사망률이 1,000명당 100명이던 1920년엔 평균수명이 50세였다. 최근 영아사망률은 1,000명당 10.9명이고 평균수명은 80세다. 이를 놓고 평균수명이 30년 늘어났다고는 절대 말할 수 없다. 그것은 통계의 허구일 뿐이며 기대수명과 평균수명은 전혀 다른 개념이다. 케임브리지 백과사전에 의하면 사망률이 극히 높은 영아기 이후의 평균수명은 1100년대에 64세, 1400년대에 69세, 1500년대에 71세였다고 한다.[28]

현대의학과 합성화학물질이 존재하지 않았던 시절엔 자연과 조화를 이루는 삶을 살며 면역력으로 대부분의 질병을 이겨내고 노년기까지 건강한 삶을 유지했다. 암, 심장병, 뇌졸중, 신부전증, 관절염 등 대부분의 만성질환은 1900년대 초부터 만연하기 시작했다. 우리나라는 근대화가 시작되는 1960년대 부터 합성화학물질이 대량으로 사용되었던 것이다. 2012년 현재 우리나라 사람의 평균수명은 80.7세지만 건강수명은 72.6세다. 다시 말해 사망 직전 8년간을 뇌졸중, 심장질환, 각종 암 등으로 고통을 겪는다는 것이다. 2002년 현재 미국의 경우, 평균수명이 76.8세이고 건강수명은 47.5세다. 우리나라와 미국의 공통점은 평균수명은 느는데 건강수명은 꾸준히 줄고 있는 것이다. 삶의 마지막 20여 년을 현대의학에 속아 각종 질병에 시달리며 고통 속에 죽어가고 있다는 말이다.[29]

06
100세 장수의 꿈은 거짓이다

현대의학은 수명을 150세까지 연장해주는 신약을 개발하는 데 몰두하고 있다. 주류 의사와 주류 언론을 동원해 '노화도 약으로 치료해야 할 질병'이라는 끔찍한 사고를 대중에게 주입시키고 있다. 인체는 자연치유력에 의해 계속해서 세포분열을 하며 이전의 낡은 세포를 버리고 새로운 세포로 교체된다. 인간의 세포는 평생 90회 정도의 세포분열을 하는데, 이 같은 분열 횟수의 한계를 '헤이플릭 한계'라고 한다.

세포분열을 할 때마다 염색체 양쪽 끝에 있는 염색소립인 '텔로미어'의 길이가 짧아진다. 90회 정도 분열하면 더 이상 짧아질 수 없을 정도가 되므로 분열이 정지되고 세포는 사망한다. 이것이 노화다. 그런데 텔로머라아제라는 효소의 도움으로 세포분열의 한계를 이겨낸 것이 암세포다. 다시 말해 암세포는 망가진 숙주가 존재하는 한 영원히 죽지 않는다. 이 때문에 암은 제거 수술을 해도 반드시 재발한다.

1960년대 텔로미어의 손실을 막아주는 것으로 알려진 '텔로머라아제'가 발견된 이후, 많은 제약회사는 텔로머라아제를 인공적으로 합성해 특허를 따내기 위해 치열한 경쟁을 하고 있다.[30] 그러나 여기에 결정적인 한계가 있다. 텔로머라아제로 암세포의 텔로미어가 다시 길어지게 되면 암세포는 끝없이 증식해 암의 치료는 점점 요원해진다는 사실이다. 한 연구에 의하면 암세포가 전자파에 노출되면 텔로미어가 다시 원상태로 길어져 암세포의 증식 속도가 24배 높아진다고 한다. 복제양 돌리*는 각종 암에 시달리다가 결국 안락사 당했다. 유전자를 조작한 생명공학 동물들이 대부분 치명적인 질병과 기형아 출생 등으로 모두 실패했다는 점을 고려한다면 주류 의사들의 탐욕이 '지킬 박사와 하이드'의 결과로 이어질까봐 두렵기만 하다.[31]

보스턴 대학의 토마스 펄스 교수는 1997년부터 전 세계의 90세 이상 고령자를 상대로 장수 유전자를 연구한 결과, 장수하는 사람들의 15퍼센트가 장수 유전자를 갖고 있음을 확인했다. 그리고 그 중 150개의 유전자에 대해 연구했다. 그는 이제 많은 사람들이 더 이상

---

* 1996년 스코틀랜드 로슬린연구소에서 277개의 난자 중 유일하게 복제에 성공한 돌리는 3살이 되던 1999년부터 텔로미어의 급격한 노화로 비만, 관절염, 간부전, 암 등에 시달리다가 양의 평균 수명인 13년의 반밖에 채우지 못하고 2003년에 안락사 당했다. 돌리에게서 태어난 6마리의 새끼 양들도 다른 정상적인 양에 비해 사산율이 8배나 높고 모두 각종 질환에 시달리고 있거나 안락사 당했다.

노인 요양원에 갈 필요가 없게 될 것이라고 자찬했다. 그러나 펄스는 2001년 8월에 '센터제네틱스'라는 벤처 기업을 설립했다는 사실은 숨기고 연구 결과에 대해서만 대대적으로 홍보했다.[32]

유전자 특허를 받아 부를 확보하려는 움직임이 대부분 허구라는 사실을 고려한다면 장수 유전자도 허구일 가능성이 높다. 듀크 대학의 골드스타인 등 유전학 전문가들은 펄스가 발견했다는 장수 유전자에 대해 의문을 제기했으며, 펄스 자신도 실험에서 기술적 오류가 있었음을 인정함으로써 연구 결과 조작을 시인했다. 그는 효모, 선충류, 파리, 쥐 등에서 발견되는 시르투인 유전자가 생명을 50퍼센트까지 연장시켜준다고 했지만 이후 많은 연구에 의해 그것은 허구임이 밝혀지고 있다.[33]

현대의학의 오류는 모든 것을 세포와 유전자로 분석하고, 이에 대해 특허를 확보하려는 탐욕에서 시작된다. 토마스 펄스의 장수 유전자가 허구로 밝혀졌음에도 불구하고 2011년 10월, 미국의 'X 프라이즈 재단'은 다시 장수 유전자를 찾는 사람에게 1천만 달러의 상금을 수여하겠다고 발표했다. 장수 유전자를 찾아 이를 다른 사람에게 이식하면 잘못된 생활 습관을 유지하더라도 장수할 수 있으리라는 기대에서다.[34] 그러나 인간이 고대하는 장수란 '단지 수명이 연장되는 장수'가 아니라 '건강하게 삶이 유지되는 장수'일 것이다.

인간의 가장 큰 욕망 중의 하나인 장수는 맑은 공기, 맑은 물, 신선한 자연음식, 맑은 정신, 적절한 운동, 햇빛, 천일염 등 자연과 가까운 생활을 할 때 이뤄지는 것이지 유전자에 의해 운명적으로 결정되는 것이 아니다. 장수촌으로 유명했던 일본의 유즈리하라는 자동차, 슈퍼마켓, 햄버거 등 미국식 문화가 들어오면서 평범한 마을로 변해 버렸다. 고산지대에 위치한 이 마을은 1960년대까지 자연친화적인 생활을 영위했으며, 80~90세의 건강한 노인들을 쉽게 발견할 수 있었다. 그러나 지금은 고혈압, 당뇨병, 뇌졸중, 심장질환, 암 등 각종 만성질병이 늘어나 건강한 노인들이 줄어들고 있다고 한다.[35]

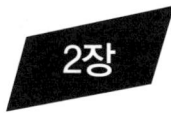

의사들은 왜 CT부터 찍으라 하나?

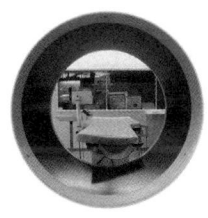

07
의사들은 아무것도 책임지지 않는다

몸에 분명히 이상이 있어도 기계가 찾아내지 못하면 '이상 없음'이란 진단을 받는다. 현대의학의 가장 큰 약점은 우리 모두가 한 가지 방식으로 병에 걸린다고 믿는다는 것이다. 즉, 모든 질환이 같은 원인에 의해 발생하고, 동일한 증상을 일으키며 치료 방법도 한 가지라고 생각한다. 그러나 같은 질병이라도 모든 인간의 면역체계가 다르고, 신체조건과 생활환경이 다르기에 환자마다 증상이 다르게 나타나며 따라서 치료 방법도 달라야 한다.

주류의사들은 자신의 무지를 감추기 위해 그들이 이해하지 못하는 질병에 대해서는 '증후군'이라는 병명을 붙이고, 교과서를 통해 외운 질병 유형에 들어맞지 않으면 '신경성'이라고 분류한다. 그리고 모든 질병을 심각한 부작용이 따르는 약과 수술로 치료하려 한다. 정확한 진단을 하려면 의사와 환자가 '인간적인 대화'를 통해 문제의 본질을 이해하고, 환자의 신체를 면밀히 관찰함으로써 질병의 징후를 알아내야 한다. 그러나 현대의학이 기계에 의존하면서 오진과 과잉치료는 계속 늘어나고 있다.

1998년부터 1999년 사이 미국에서 행해진 세 건의 연구에 의하면 미국의 오진률은 40퍼센트에 달한다고 한다. 미국 의학계는 CT, MRI, 초음파 검사 등이 가능한 최첨단 의료기기를 갖추고 있지만 아직도 1938년의 오진률 수준에서 벗어나지 못하고 있다. 의사들은 환자가 아무리 통증을 호소해도 기계로 확인되지 않으면 질병으로 인정하지 않고, 아무런 이상이 없어도 기계에 이상 수치가 나타나면 질병을 통지하고 약을 처방한다.

사실 의사들은 기계가 없으면 아무것도 할 수 없는 기술자에 불과하다. 전적으로 기계에 나타나는 수치로 진단하기 때문이다. 그러나 그 기술이 불완전하다는 것이 문제다. 기계에 오작동이 일어나면 속수무책이다. 1995년 미국은 부검을 통한 통계 자료 수집을 전면 중단했다. 현대의학의 치명적인 오진을 덮기 위한 조치였다.*

---

* 광우병 공포가 전 세계를 휩쓸던 1995년, 의문사를 제외하고 부검에 의한 질병 확인을 금지시킨 조치는 광우병의 확산을 숨기기 위한 조치였다. 크로이츠펠트-야콥병(인간 광우병)과 알츠하이머병은 전신마비, 정신이상, 사망으로 이어지는 증상이 동일하기 때문에 사망 후에 부검을 하지 않고는 질병을 분류할 수 없다. 뇌를 부검해서 스펀지 같이 구멍이 숭숭 뚫려 있으면 인간 광우병이고, 그렇지 않으면 단순한 알츠하이머병이다. 그리고 쇠고기를 섭취한 것이 원인이 되어 발병한 것이 과학적으로 확인된 경우에만 크로이츠펠트-야콥병(인간 광우병)으로 분류하고, 유전적인 경우는 가족성 크로이츠펠트-야콥병으로, 병원에서 감염된 경우는 의원성 크로이츠펠트-야콥병으로, 원인이 밝혀지지 않은 경우는 산발성 크로이츠펠트-야콥병으로 분류해 인간 광우병에서 제외하고 있다. 미국은 이런 분류법에 의해 2011년 현재까지 광우병에 걸린 소는 3마리가 확인됐지만, 인간 광우병 환자는 한 명도 나타나지 않았다며 미국산 쇠고기는 안전하다고 선전하고 있다. 그러나 알츠하이머병 환자나 산발성 크로이츠펠트-야콥병 환자는 연간 3배 이상 급등하며 8,000명 이상이 사망하고 있다. 그러나 2000년 미국식 분류법을 도입한 영국은 그 후로는 인간 광우병 환자가 단 한명도 보고되지 않고 있다.

1995년 이후 오진률이 개선됐다는 통계는 부검이 금지되면서 나온 숫자상의 조작일 뿐이다.

　미국에서 1985년부터 1995년까지 운동 중 사망한 158명의 진단 기록을 분석한 연구를 보면, 그 중 5명(1명에 대해서만 정확한 심혈관질환이 진단되었고, 4명에 대해서는 심혈관질환의 가능성이 경고되었다)만이 운동의 위험성에 대해 사전에 경고를 받았음을 알 수 있다.[1] 97퍼센트에 달하는 153명은 의사의 오진에 의해 안심하고 운동을 하다 심장마비로 죽어간 것이다.

　진단의학은 빠르게 발전하지만, 치료의학은 거의 멈춰 있다. 진단 기계는 체내의 이상을 발견하기 위한 장치이므로 미세한 이상도 발견해낸다. 사실 생명체는 자생력이 있기 때문에 혈압이나 혈당 수치에 조금 이상이 있더라도 정상으로 봐야 하는데, 주류 의사들은 정해진 기준에서 조금만 벗어나도 병으로 진단한다. 주류 의사들은 환자를 고객으로 보기 때문에 진단 기술이 진보할수록 오진과 과잉진단으로 인한 고객은 점점 늘어나게 되는 것이다.

08
초음파 검사도 자주 받으면 안 된다

임신한 여성이 가장 흔하게 받는 진료가 초음파 검사다. 초음파는 제2차 세계대전 당시 수중의 잠수함을 찾아내기 위해 개발된 것으로, 1970년대부터 임신부나 갑상선 진단, 비만 치료 등에 광범위하게 사용되기 시작했다. 비행기를 탐지하는 것이 레이더이고, 잠수함을 탐지하는 것이 초음파다. 초음파 검사는 태아를 향해 고주파의 음파(20킬로헤르츠)를 발사하고, 그것이 태아에 부딪쳐 돌아오는 메아리를 영상으로 나타내는 것이다. 초음파 검사에 사용하는 20킬로헤르츠의 음파는 인간의 청각으로 감지할 수 없다. 이 방법으로 임신 기간, 태아의 크기, 쌍둥이인지 여부, 성별, 자궁외임신, 태아의 자세, 태아의 심장 이상 여부, 기형 여부 등을 진단한다.

인간이 들을 수 없을 정도의 초고주파가 임신부나 태아에게 이로울 리 없다. 서울대 의대 산부인과 박중신 교수는 2008년 대한의사협회지에 발표한 연구 논문에서 "임신부에게 발사되는 고주파는 조직의 DNA를 손상시키고, 활성산소를 발생시킨다. 또한 조직을 통과하면서 대부분 열로 변환되는데 이 음파의 파동과 열로 인해 기형의 위험성이 증가한다. 열은 신경계를 손상시켜 무뇌증, 척추갈림증, 심장기형, 소아암, 학습장애 등 치명적인 부작용이 유발될 수 있다."고 경고했다. 초음파검사가 질병 진단 등 반드시 의학적으로 필요한 경우에만 제한적으로 사용돼야 한다는 것이다.

미국 일리노이 대학의 연구에 의하면 초음파를 액체에 부딪치게 하면 미세한 기포가 발생하는데, 이 기포의 열은 순간적으로 태양의 온도와 같은 5,000도를 넘고 기포 내 압력은 수심 1만 미터에서 느끼는 수압과 같은 1,000기압 이상이라고 한다.[2] 임신부의 양수에도 이런 초고온과 초기압이 영향을 미치게 된다. 우리는 초음파 영상을 통해 태아가 초음파를 피하려고 몸부림하는 장면을 쉽게 확인할 수 있다. 흔히 초음파 검사 시에 바르는 차가운 젤은 고주파에서 나오는 열을 식히기 위한 것이다. 오스트레일리아에서 1,600명의 임신 여성을 대상으로 초음파 검사를 받은 경우와 그렇지 않은 경우를 비교한 결과, 초음파 검사를 받은 신생아의 두뇌 신경조직(뉴런)과 연부조직에서 이상이 많이 발생한 것을 확인했다. 캐나다, 스위스, 미국 등의 연구도 고온의 고주파 파동이 세포막에 이상을 초래해 각종 암을 유발시킬 수 있다는 사실을 확인했다. 세계보건기구(WHO), 미국 FDA와 산부인과협회(ACOG)도 "초음파는 아직 안전성이 확인되지 않은 검사법으로, 설명할 수 없는 질 출혈 등이 있을 때와 같이 반드시 의료적으로 필요한 경우에만 시행할 것"을 권고했다.[3]

다른 연구에 따르면 초음파 검사를 받은 경우(23퍼센트)가 받지 않은 경우(4퍼센트)보다 태아가 사산될 확률이 무려 6배나 높았고, 제왕절개술을 시행해야 하는 상황이나 조산될 확률도 4배나 높게 나왔다. 런던의 퀸 샤로테 병원의 연구에서도 초음파 검사를 받은 태아가 사산될 위험성(17명)이 검사를 받지 않은 태아(7명)에 비해 2.5배 높게 나타났다.[4]

초음파 검사는 태아가 분만 과정에서 충분한 산소를 섭취하는지 확인하는 데에도 쓰인다. 모니터에서 태아의 심장 박동이 느려지는 것을 발견하면 응급 제왕절개수술을 시행한다. 그러나 모든 수술과 마찬가지로 제왕절개술도 마취제, 항생제, 살균제 등을 투여하기 때문에 산모와 태아의 면역력을 크게 훼손시켜 성장에 장애를 유발하고 산모의 근육, 호르몬선, 혈관, 신경 등을 절단하기 때문에 산모의 면역력은 더 크게 나빠진다.

37,000명 이상의 임신부를 상대로 조사한 대규모 연구에 의하면 태아 모니터링의 결과 사산을 예방할 가능성은 전혀 없었다고 한다. 초음파 검사를 통해 얻을 수 있었던 것은 신생아 발작(간질) 빈도

를 1,000건당 2명에서 1명으로 줄이는 미미한 효과(0.2퍼센트에서 0.1퍼센트로 하락)만 있었다. 반면 제왕절개술을 시행할 위험은 1,000건당 200건에서 330건(61퍼센트 상승)으로 크게 늘어나므로 초음파 검사를 자제할 것을 촉구했다.[5]

그러나 의사들은 초음파 검사가 임신부나 태아에게 아무런 부작용을 일으키지 않는다고 주장한다. 그들은 치명적인 방사선으로 인해 각종 암을 유발하는 것으로 밝혀진 X-선이나 CT, PET 촬영도, 세계적으로 수십만 명의 기형아와 사산을 일으켰던 유산방지제 DES와 탈리도마이드도, 역시 수백만 명을 심장병과 뇌졸중으로 죽게 했던 당뇨병 치료제 '아반디아'도, 수많은 자살과 살인을 불러오는 합성 마약인 우울증 치료제 '프로작'도 아무런 부작용이 없다며 마구 처방했던 사람들이다.

초음파 검사 자체의 위험보다 더 위험한 것이 판독의 오류로 인한 오진이다. 초음파 검사를 받고 출생한 신생아 3,100명을 상대로 한 연구에 의하면 비정상으로 진단 받았지만 정상으로 태어난 경우가 18건이었고, 정상으로 진단 받았는데 비정상으로 태어난 경우가 17건이었다. 33,000명의 신생아를 대상으로 한 다른 조사에서도 선천성 결손을 가지고 태어난 725명 중 약 절반 정도만 초음파 검사로 찾아냈으며, 기형으로 진단했지만 정상으로 태어난 아기가 175명에 달했다.[6] 많은 양심적인 의사들은 선천성 결손의 주요 원인이 산모가 섭취한 합성화학물질과 임신 기간 중에 받은 초음파 검사의 영향 때문이라 추정하고 있다.

선천적 기형인 다운증후군은 초음파 검사에서 1,000명 당 10퍼센트인 100명에게서 흔하게 진단되지만, 실제로 이 증후군을 안고 태어나는 태아는 0.3퍼센트에 해당하는 3명에 불과하다. 나머지 97명은 오진으로 인해 더 많은 추가 검사, 더 많은 양수천자, 더 많은 유산을 경험하게 되고 극도의 불안까지 겪게 된다. 오히려 위험한 정밀 검사로 인해 건강하게 태어날 수 있는 아기가 기형 또는 선천적으로 면역력이 무너진 상태로 태어나고 있다.[7] 아이러니하게도 다운증후군은 X선, CT 등에서 방출되는 방사선의 부작용으로 촉발될 수 있다.

09
X-선 촬영 500회면 암이 유발된다

X-선 촬영은 누구나 평생에 한 번쯤은 받은 경험이 있는 의료 행위다. 이 촬영에 사용하는 이온화 방사선은 자연에 존재하지 않는 인공 방사선으로 초고주파의 파장을 가지고 있어 살아있는 조직을 투과하고, 밀도가 높은 조직에는 흡수된다. 이 방사선에 노출된 세포는 암세포로 변이될 가능성이 아주 높다. 우리 몸의 세포는 70퍼센트가 물로 이루어져 있고 방사선은 물에 흡수되어 활성산소를 만들기 때문이다. X-선은 미량이라도 화학물질과 같이 우리 몸에 축적되면 유전자에 돌연변이를 일으켜 각종 암을 유발한다.

미국 국립암연구소는 X-선 축적량이 100라드 정도면 유방암을 발병시킬 수 있다고 한다. 유방 X-선 촬영을 1회 시행할 때 보통 200밀리라드의 방사선에 노출되기 때문에 평생 500회 촬영하면 거의 100퍼센트 유방암에 걸리게 된다는 얘기다. 그러나 어떤 사람은

X-선에 취약한 유전자를 갖고 있을 수 있으므로 더 적은 양으로도 유방암이 발병할 수 있다. 또한 나이가 들수록 걸리기 쉬운 당뇨병, 심장병, 뇌졸중, 고혈압, 백내장 같은 질병들도 X-선이 원인인 경우가 많다.[8]

주류 의사들의 선전과는 달리 X-선 촬영으로 질병을 찾아낼 확률은 거의 없다. 한마디로 이윤을 극대화하기 위한 필요 없는 의료 처치다. 고성능인 CT나 MRI, PET 같은 영상 진단 장비로도 보통 암 조직이 5mm 이상이어야 식별이 가능하다. 특히 폐암이나 유방암 등은 미세한 혈관과 세포 조직 사이에서 암세포가 자라기 때문에 영상진단 장비로는 거의 식별이 불가능하다.

또한 X-선 촬영, MRI 촬영, CT 검사 등 기계에 의한 검사로는 양성 종양과 악성 종양을 구별해내지 못한다. 따라서 엉뚱하게 양성 종양을 떼어내는 수술을 하고 암 수술이 성공적이라며 완치됐음을 통지하는 의사들도 많다. 결국 암으로 발전할 가능성이 거의 없는 양성 종양을 발견하고, 필요 없는 유방절제술을 하게 되는 것이다. 더욱이 영상 촬영을 할 때마다 치명적인 방사선에 계속 노출되기 때문에 건강한 사람도 암세포가 형성될 위험이 커지게 된다.

미국, 영국, 호주, 독일, 캐나다 등 대부분의 선진국과는 달리 우리나라의 오진률이 특히 높은 까닭은 의사 면허만 있으면 특별한 자격이나 훈련 없이 정밀 의료장비를 운영할 수 있기 때문이다. 그리고 촬영 시에 혈관에 주사하거나 경구로 투약하는 '이오파미돌'이나 '황산바륨'과 같은 조영제는 중금속이 포함된 화학물질이어서 그 위험은 방사선만큼이나 높다.

이들 조영제는 폐질환이나 지주막염, 관절염 등의 원인이 되어 평생토록 불구자가 되게 하거나 사망에 이르게 하기도 한다. 임신부의 경우 어떠한 경우에도 X-선 촬영을 피해야 한다. 의사들은 간이나 폐 촬영에서 흰색 반점이 나타나면 정밀 검사가 필요하다고 하지만, 사실 이 같은 흰 반점은 자신도 모르게 박테리아에 감염됐다가 자연치유력에 의해 저절로 치유된 염증 흔적에 불과한 경우가 대부분이다.

40세 이상 고령 임산부에게 빈발하는 다운증후군*도 예전에는 '고령으로 약해진 난자'가 원인으로 알려져 있었으나, 최근 연구에 의하면 여성에게 축적된 이온화 방사선이 원인임이 확인되었다. 이는 체르노빌 핵발전소 폭발 사고와 인도의 케랄라, 중국 양강 시의 사례조사로 밝혀졌다. '고령'이란 단지 방사선이 많이 축적될 수 있는 요인에 불과하며, 최근에는 35세 미만의 젊은 여성들에게도 다운증후군 아기가 태어나고 있다. 미국에서는 매년 6,000명이 태어나며 2011년 현재 400,000명의 환자가 있고, 우리나라는 30,000명 정도의 환자가 있다.[9]

---

* 다운증후군은 21번 염색체가 하나 더 있어 전체 염색체가 47개(정상인 경우에는 염색체가 46개)인 정신박약의 일종으로 저신장, 작은 성기, 실눈에 납작한 코, 작은 입, 밖으로 나온 혀 등 외형상 기형과 정신적 장애를 동반하는 유전병이다.

10
CT 촬영과 MRI 촬영도 위험하다

컴퓨터 단층 촬영이라고 하는 CT 촬영은 뼈, 혈관 그리고 신체 연부 조직들에 대한 영상을 X-선보다 20배 자세하게 얻을 수 있다는 장점이 있어 위장, 폐, 심장, 간, 췌장, 골다공증 등의 질환 진단에 사용하고 있다. 주류 의사들은 수익이 높은 CT 촬영을 선호하기 때문에 감기의 원인을 찾을 때도, 두통의 원인을 찾을 때도, 위통의 원인을 찾을 때도 이 검사를 한다. 그러나 X선이나 CT 촬영 시에 노출되는 이온화된 방사선은 지구상에 존재하는 물질 중 가장 유해하면서도 인간이 감지할 수 없고, 고통도 주지 않기 때문에 그 유해성을 제대로 인식하지 못하고 있다.

CT 촬영은 의료보험 적용을 받아도 개인 부담이 30만 원 이상인 고가의 진단법이지만 고혈압, 뇌졸중, 호르몬 장애, 백혈병, 간부전, 췌장암, 뇌종양, 신장 이상 등 많은 질병에 대해서 이상을 찾아내지 못한다. 오히려 건강한 사람에게 이 같은 질병을 유발시킬 수 있다. 이 때문에 미국 방사선협회와 FDA, 세인트 빈센트병원 등에서는 방사선의 위험 등을 고려해서 아무런 증상이 없는 경우에는 CT 검사를 자제할 것을 경고하고 있다.[10] 그러나 우리나라는 CT 촬영 기계가 인구 100만 명당 30.7대로 선진국보다 2배나 많이 보급되어 있다. 그만큼 의사들이 CT 촬영을 선호한다.

CT 촬영에서 방출되는 방사선의 양은 X-선의 수백 배에 이른다. 따라서 전신 촬영을 하게 되면 히로시마 원폭 투하 당시 약하게 노출되어 생존한 피폭자들이 받은 양과 비슷한 양에 노출된다. 전신 CT 촬영의 방사선량은 12~25mSV(밀리시버트)인 반면 일본에 투하된 핵폭탄의 방사선량은 20mSV였다. 그 당시 생존자들은 이후 대부분 암으로 사망하고, 기형아를 출산하는 등 후유증을 앓았다. 현재 우리나라의 연간 방사선 허용량은 1mSV다. 미국에서는 매년 15세 이하 아동 60만 명이 CT 검사를 받으며, 그중 500여 명이 방사선 축적으로 인한 암으로 사망하는 것으로 보고됐다.[11]

미국 컬럼비아 대학의 데이비드 브레너와 에릭 홀은 CT 촬영 시 발생하는 방사선 때문에 암이 유발될 수 있다고 경고하며 전체 암 환자 중 2~3퍼센트 정도는 CT 촬영에 의한 방사선이 원인이라고 한다. 반면 CT 촬영으로 암 등 질병을 찾아낼 가능성은 1.5~2퍼센트밖에 되지 않는다. 사실 CT 촬영을 받는 사람 3명 중 1명은 촬영이 필요 없는 경우이다.[12]

의사들은 촬영 영상을 검토하는 과정에서 중요한 단서를 발견하면 그 단계에서 결론을 내리고 더 이상 탐색하려 하지 않거나, 다른 의사의 강력한 진단 의견이 있게 되면 그 의견에 영향을 받게 되므로 오진이 나오게 된다. 이를 진단 관성이라고 하는데 의료 기기에 대한 과대한 믿음도 한몫을 한다. 따라서 의사들은 환자가 "가슴에 통증이 있다."는 말을 하면 더 이상 다른 생각을 하지 않고 '심장질환'이라는 진단을 마음속으로 내리고 그 증거를 찾기 위해 심전도검사나 CT, MRI 촬영 등을 수행한다. 사실 CT나 MRI는 한 건당 1,000개 이상의 영상이 나오기도 하기 때문에 의사가 이를 제대로 판독하기란 현실적으로 불가능하다.

　뇌와 척수 등을 검사할 때 쓰이는 의료기기인 MRI의 정식 용어는 '핵자기공명영상'이다. 그런데 '핵'이라는 용어에 거부감을 갖고 있기 때문에 '핵'이라는 말을 빼고 '자기공명영상'이라고 한다. MRI 촬영 역시 소량의 방사선에 노출되기 때문에 가능하면 피해야 할 검사다. MRI는 강력한 자기장을 이용해 세포 내에 있는 물의 수소와 산소 분자를 들뜨게 하여 그 움직임을 영상으로 구현하는 방법이다.

　MRI에서 발생하는 자기장은 지구 자기장의 5만 배에 달해 기계 주변의 작은 금속을 끌어당길 정도다. 이렇게 강력한 자기장은 자연에 존재하는 자기장이 아니므로 인체 세포를 자극해 DNA를 변형시키기도 한다. 따라서 체내에 심박조율기나 펌프 같은 금속 삽입물이 있거나, 보청기 또는 문신이 있는 경우에는 금지된다. 동물 실험에서는 자기장에 의해 암세포가 증식하기도 했고, 눈과 귀가 손상되기도 했다. 사람에게는 두통과 화상, 섬유증, 폐소공포증, 혈전 등이 나타나기도 한다.

MRI나 CT 촬영을 할 때 투여하는 조영제와 폐소공포증이 있는 환자가 복용하는 진정제 등의 부작용도 심각하다. 특히 조영제는 신장 결석을 유발 또는 악화시킬 위험이 큰 것으로 알려져 있다. 또한 혈관에 염증을 일으키거나 혈전을 형성시켜 심장마비로 이어지기도 한다.

매년 국내에서만 조영제의 부작용으로 인한 사망 사건이 여러 건 언론에 보도된다. 물론 보도되지 않는 사망자와 피해자는 더욱 많을 것으로 추정된다. 2007년 발표된 식약청의 약물 유해 반응에 관한 자료에 의하면 상위 5개 품목 중 3개 품목이 조영제다. 서울대학교 약물유해반응 관리 센터의 자료에서도 조영제로 인한 부작용 사례는 항생제에 이어 2위를 차지한다. 3위는 항암제에 의한 부작용이다. 미국 FDA도 MRI 조영제인 '가돌리늄'이나 '마그네비스트' 등이 신장이 약한 사람에게 치명적인 피부 질환인 '전신섬유증'*을 일으킬 가능성이 있다고 경고했다. 현재 MRI 조영제로 인한 관절염, 신부전증, 피부질환 등으로 수많은 소송이 제기된 상태다.[13] 이런

---

* 전신섬유증(NSF)은 관절, 눈, 피부, 내부 장기 등의 세포에서 섬유조직이 과다하게 형성되는 질환으로, 피부가 검게 변하기도 하고, 뼈와 근육에 심한 통증을 일으키기도 한다.

경고에도 불구하고 주류 의사들은 우울증이나 치매의 진단에까지 MRI 촬영을 이용한다.

이처럼 진단 기기의 효용성이 과대 포장되면서 조기 검진 희망자가 늘어나는 비율에 맞춰 부작용의 피해자도 늘고 있다. MRI가 인체 내부를 아무리 정확하게 보여준다 해도 모든 인체 구조가 다르고, 면역 체계가 다르기 때문에 MRI의 소견과 환자의 증상은 다를 수밖에 없다. 그러나 의사들은 대부분 기계에 의존하기 때문에 실제 증상의 원인을 찾지 못하는 경우가 많다.

한 연구에 의하면 무릎 통증이나 손상 병력이 없는 건강한 사람들을 대상으로 MRI 촬영을 한 결과, 약 40퍼센트에서 무릎 관절 연골인 반월판에 손상이 있는 것으로 나타났다.[14] 기계에 의한 과잉진단이 과잉치료로 이어지고, 그 부작용으로 결국 심각한 질병인 심장질환이나 뇌졸중, 암 등이 유발될 위험이 높아진다. 사실 반월판이나 인대, 간, 폐 등은 수시로 상처가 나거나 감염되었다가도 자신도 모르게 자연치유력에 의해 치유된다. 약이나 수술 없이도.

이렇게 위험한 방사선을 막는 데는 김치, 된장, 간장 등 발효음식과 천일염이 유효하다. 천일염은 음식을 발효시키는 데 필수적인 기능을 하는 자연물이다. 일본 히로시마 원폭 후유증에 대한 보고서는 된장을 자주 섭취한 주민은 그 후유증이 적었다고 기록하고 있다. 음식을 발효시키는 효모가 분비하는 베타글루칸이 세포의 DNA가 변형되는 것을 막아주기 때문이다.[15]

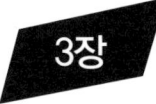

수술을 안 받으면 큰일이 날까?

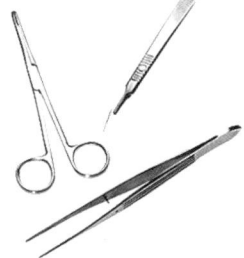

11
많은 사람들이 필요 없는 수술을 받고 있다

현대의학이 갖고 있는 가장 큰 위험 요인은 수술이다. 안정성에 대한 검증을 제대로 거치지 않은 수술법이 광풍에 의해 지지를 받다가 사라지고, 다시 새로운 수술법이 나타나 광풍을 일으키고 사라지는 것이다. 새로운 약물이나 수술법에 치명적인 부작용이 밝혀져 사라질 즈음이면, 이미 세계적으로 수백만 명이 그 약을 복용했거나 수술을 받은 상태이다. 주류 의사들의 신기술에 대한 호기심과 탐욕이 불러온 비극이다.

1920년부터 1950년 사이 미국에서는 감기에 자주 걸리는 어린이를 대상으로 예방 차원에서 편도선절제술을 무분별하게 시행했다. 마치 유행처럼 번져 당시 어린이의 95퍼센트가 편도선을 절제 당했다. 편도선은 림프구가 모여 있는 곳으로 외부에서 침입하는 박테리아나 바이러스를 파괴하는 등 면역체계의 중요한 기능을 담당하는 조직인데, 이를 감기를 일으키는 기관으로 알고 무분별하게 절제했던 것이다.

이런 역사를 돌이켜볼 때 현대의학은 너무도 터무니없다. 더 충격적인 사실은 이 같은 사고가 계속 이어지고 있다는 것이다. 미국에서는 매년 240만 건의 필요 없는 수술이 행해지며, 그중 25만 명이 수술 도중 또는 수술 후 부작용으로 사망하고 있으며, 그중 1만 2,000명은 필요 없는 수술을 받다가 사망한다. 1975년 미국의 기록을 보면 그해에 78만 4,000건의 맹장염 수술이 시행됐고, 그중 3,000명이 수술 도중 사망했다.

그런데 충격적인 사실은 그중 35퍼센트는 건강한 맹장 상태로, 필요하지 않은 수술을 받았다는 것이다. 맹장은 체내 미생물의 저장고이자 림프조직이 밀집해 있는 일종의 림프절이다. 면역체계에 반드시 필요한 기관으로 대장에서 소장으로 유입되는 박테리아를 막아준다. 지금도 자궁암과 유방암을 예방한다는 미명 아래 연간 150만 명 이상의 멀쩡한 여성들이 자궁절제술과 유방절제술을 받고 있다.[1]

우리나라에서도 이런 수술들이 흔하게 행해지고 있다. 자궁에 근종이 생긴 경우에도 근종(물혹) 제거가 아닌 자궁절제술*을 하는 경

---

* 미국에서는 한 해 평균 50만 명이 자궁근종을 이유로 자궁절제술을 받고 있고, 우리나라에서는 24만 명(2009년 기준)이 자궁근종 수술을 받고 있으며, 대부분의 주류 의사들은 40대 이상의 여성에게는 자궁절제술을 권유하고 있다. 이런 결과로 자궁절제술을 받는 여성은 인구 100,000명당 430.7건으로 OECD 소속 34개 나라의 평균 수술률 115.6건보다 3.7배나 높게 나타났다. 유방절제술은 102.6건으로 OECD 평균 58.6건보다 거의 2배나 높은 것으로 나타났다. 보건복지부는 보도자료를 통해 자궁근종은 식이요법으로 예방할 수 없다고 하면서 안전하고 후유증이 없는 수술을 권장하고 있다.

우가 많다. 근종(물혹) 제거는 간단한 수술이지만 자궁절제술은 비용도 많이 들고, 위험성과 커다란 후유증이 예상되는 수술이다. 여성성의 상실에서 오는 우울증, 생체기관 제거와 약의 부작용에서 오는 심장질환과 뇌졸중, 당뇨병 그리고 에스트로겐 불균형에 따른 자궁암, 유방암 등이 이어질 가능성이 높다. 사실 자궁 근종은 양성 종양으로, 면역력이 회복되면 99퍼센트 이상 저절로 치유된다. 암으로 진행되는 경우는 1퍼센트에도 미치지 못한다.

2000년 캘리포니아 대학에서 실시한 조사에 의하면 자궁절제술 중 70퍼센트는 부적절한 것이었다고 한다. 자궁절제술은 자궁암이나 자궁내막암, 그리고 출산 후 극심한 자궁출혈의 경우에만 해야 하는데, 이 같은 이유로 시행된 수술은 10퍼센트에도 미치지 못했다. 대부분이 양성 종양인 자궁 근종을 치료하는 과정에서 시행한 것이다. 이러한 자궁절제술은 대부분 빈곤층이나 저학력 여성에게 시행된 것으로 확인됐다.[2] 빈곤층은 메디케이드라는 보장 제도가 적용되어 국가가 수술비 전액을 부담하므로 주류 의사들이 가장 선호하는 환자군이다.

이렇게 주류 의사들의 무지와 탐욕에 희생 당한 여성들은 결국 호르몬 불균형으로 급격한 갱년기 증상이 나타나며 유방암, 자궁암, 당뇨병, 골다공증, 성기능 장애, 우울증, 관절염, 비만 등의 부작용을 겪게 된다. 여성에게 특히 많이 발생하는 결장암은 담낭절제술의 부작용인 경우가 많다. 담낭절제술과 관련한 7건의 연구 중

6건에서 담낭절제술이 결장암 발생률을 높이는 것으로 나타났다. 담낭을 제거하면 장으로 담즙이 흘러들어가 결장을 자극하기 때문이다. 담낭은 간에서 만들어진 담즙을 모아두었다가 지방의 소화를 돕는 중요한 기능을 한다.[3]

현대의학은 패혈성 인후염일 경우 편도선 절제술을 시행한다. 배양을 통해 화농성 연쇄상 구균이 검출되면 패혈성 인후염 진단을 하는 것이다. 그런데 패혈성 인후염의 증상이 없는 경우에도 보통 30퍼센트의 환자는 상시적으로 편도선에 연쇄상 구균을 가지고 있다. 즉 화농성 연쇄상 구균이 발견된다고 해서 패혈성 인후염 환자가 아니라는 말이다. 그러나 의사들은 원인균이 발견되면 편도선 절제술을 시행하려고 한다. 이런 폐단을 시정하기 위해 만들어진 4가지 지표가 있다. 즉 림프절의 압통, 림프절의 발열, 편도선 화농(고름), 기침의 부재이다.

그러나 이 네 가지 증상을 모두 갖고 있다 해도 패혈성 인후염 환자일 가능성은 50퍼센트도 되지 않는다. 확률적으로 의미가 없는 수치인 것이다. 그럼에도 불구하고 주류의사들은 가이드라인에 입각해 편도선을 절제한다. 만약 네 가지 증상이 다 나타나지 않는다면 의사들은 강력 항생제를 처방한다. 항생제는 면역력을 크게 무너뜨리는 독극물이다. 사실 편도선은 외부에서 침입하는 바이러스 등 이물질에 대항하는 첫 번째 면역기관으로 건강을 유지하기 위해 반드시 필요한 조직이다.[4]

한 입원 환자가 높은 열이 나면서 고통을 호소했다. 담당 의사는 검사를 통해 발가락 하나가 변색된 것을 발견하고 감염 증세임을 알아차렸다. 그리고 바로 이어진 치료법이 발가락 절단과 항생제 투여였다. 환자에게서 열이 사라지자 의사는 치료가 적절했음을 자찬하며 흐뭇해했다.[5] 어느 외과 의사들의 모임에서 한 의사가 동료 의사에게 이런 질문을 했다고 한다. "만약에 복권이 당첨되어 400억 원이 생긴다면 어떻게 하겠습니까?" 그러자 그 의사는 잠시 생각하더니 "이제부터는 의학적으로 꼭 필요한 수술만 할 겁니다."라고 대답했다고 한다. 인류가 의사들의 무자비한 수술 때문에 얼마나 고통을 겪었는지는 아직까지도 철저히 숨겨지고 있다.

12

수술용 마취제는 엄청난 후유증을 남긴다

수술에는 고통을 덜어주기 위해 마취가 필수다. 처음에는 알코올 또는 모르핀, 아산화이질소, 에틸에테르를 사용했지만 지금은 클로로포름(포름알데히드)을 사용한다. 클로로포름은 1급 발암 물질로 실험 기구, 의류, 이불 등을 소독하는 데 주로 사용하고 최루탄의 원료로도 쓰인다.

2012년 SBS 보도에 의하면 3년간 수술 또는 검사 과정에서 마취로 인해 18명이 사망했고, 5명이 전신마비, 다수가 시력 상실 등의 심각한 장애를 일으켰다고 한다. 물론 이 숫자는 확인된 사고만을 말하므로 확인되지 않은 사고는 더 많을 것으로 예상된다. 현재 우리나라에서 가장 일반적으로 사용되고 있는 수면마취제 '프로포폴'[*]

---

[*] 마이클 잭슨이 마약으로 상용하다가 사망하면서 일반에게 많이 알려진 약이다. 의사, 연예인, 운동선수들도 가장 많이 사용하는 마약으로 알려져 있다. 반면 이 약은 부작용이 일어났을 때 마취 효과를 억제하는 길항제(해독제)가 없어 극히 위험하다. 보통 한 병 가격이 1만 원 정도인데 일부 의사들이 40만 원 정도를 받고 불법적으로 시중에 유통시키다가 발각되기도 했다.

과 '암페타민'은 환각, 정신착란, 호흡 정지, 혈압 정지 등의 부작용이 나타나는 것으로 확인되어 향정신성의약품(마약)으로 지정된 약이다.

수술 시에 투여 받는 혈액에도 문제가 있다. 자신의 혈액을 미리 저장해두는 자가수혈의 경우를 제외하고 대부분의 혈액은 혈액형별로 한데 모아두었다가 감염 인자와 면역저항을 파괴하기 위해 방사선으로 살균처리한다. 그러나 방사선을 투사하면 박테리아 등 감염 인자만이 파괴되는 것이 아니라 적혈구, 백혈구 등도 모두 파괴되기 때문에 환자의 면역체계가 심각하게 손상될 수 있다. 모든 혈액 세포는 파괴되지만 광우병 감염 인자인 변형 프라이온은 방사선으로도 파괴되지 않는다.

1994년 영국 옥스퍼드 대학이 병원에서 시행된 22만 5천 건의 수술경과를 추적 조사한 결과에 따르면, 전립선절제술을 받은 환자 중 10퍼센트가, 고관절치환술을 받은 환자 중 20퍼센트가, 그리고 백내장수술을 받은 환자 중 5퍼센트가 수술 부작용으로 1년 내에 사망한 것으로 밝혀졌다. 확인되지 않은 수술법이나 의사의 과실 또는 진단의 오류, 마취제 등 약의 부작용이 그 원인으로 지목된다. 또한 어린이에겐 중이염 수술이, 여성에겐 자궁절제 수술이 꼭 필요한 경우가 아닌데도 유행처럼 시행되고 있다.[6]

어느 칠십대 노인이 건강검진을 받은 결과 뇌혈관이 좁아져 있다는 진단을 받았다. 아무런 불편함 없이 생활하고 있던 노인에게 의사는 "이대로라면 치명적인 뇌경색이 오게 된다. 미리 수술을 하면 아무런 부작용 없이 건강하게 살 수 있다."며 미리 수술할 것을 권했고 노인은 결국 뇌수술을 했다. 그러나, 그 노인은 수술 부작용으로 지각력, 기억력, 언어능력, 활동력 등 모든 기능이 무너졌다. 그리고 합병증으로 두 차례에 걸친 수술을 더 받아야 했다.[7] 이것이 현대의학의 실상이다.

아무리 간단한 수술이라도 인체의 일부를 메스로 절제하게 되면 우리 몸의 혈관과 신경조직, 세포 조직을 자르게 되므로, 순환 기능과 대사 작용을 방해해 면역력이 약해진다. 결국 치명적인 합병증이 유발될 위험이 많다. 또한 병든 기관을 제거하는 수술의 경우에도 그곳과 연결되어 있던 혈관이나 신경조직이 갈 곳을 잃게 되어 몸의 상태가 바뀌게 된다.

사실 수술이란 인체의 기관 또는 신경조직을 절단하는 것에 불과하다. 수술로 신경조직을 절단하면 통증이 느껴지지 않아 완치된 것으로 생각하지만 인체는 자생력이 있어 보통 3~5년 정도면 절단됐던 신경조직이 다시 살아나게 된다. 이때 주류 의사들은 이렇게 말한다. "재발했으니 재수술을 해야 합니다." 수술은 너무 위험한 것이어서 최후의 응급상황에서만 취해야 할 의료조치다.

13
관상동맥우회술은 백해무익하다

관상동맥 질환은 당뇨병 치료제, 고혈압 치료제, 콜레스테롤 저하제 등의 약물과 가공식품, 화장품 등을 통해 체내로 들어온 합성화학물질의 부작용으로 심장으로 이어지는 관상동맥의 탄력이 줄어들어 혈전이 쌓이고, 혈관의 압력이 오르는 질병이다.

관상동맥우회술은 동맥의 벽이 혈전 등으로 막히거나 좁아져서 혈액이 심장으로 제대로 들어가지 못하는 심장질환에 시행된다. 이 수술은 초고가의 의료행위이면서도 생명을 연장하는 효과가 거의 없는 가장 불필요한 수술 중의 하나다. 1997년 미국 국립보건원(NIH)은 미국에서도 아주 큰 수술에 포함되고 수술비도 6,000만 원이 넘는 관상동맥우회술을 받은 환자 중 90퍼센트가 아무런 증상 호전을 경험하지 못했다고 한다. 증상 호전이 있었던 10퍼센트도 그

중 35퍼센트가 3년 이내에 재발했고, 50퍼센트가 10년 이내에 심장 마비나 뇌졸중, 암으로 생명을 잃는다고 한다.[8]

우회술은 심장 질환을 치료하지도, 예방하지도, 수명을 연장시키지도 못한다. 초기에는 통증이 사라지는 효과가 있으나 이것은 사실 치료가 아니고 신경조직을 절단했기 때문에 통증을 느끼지 못할 뿐이다. 신경을 절단해 통증을 느끼지 못하면 오히려 응급상황이 닥쳐도 제대로 대응하지 못해 더욱 큰 위험에 빠질 수 있다.

수술 전에 시행하는 혈관조영술 역시 판독에 오류가 많다. 하버드 대학에서 시행한 연구에 의하면, 혈관조영술을 근거로 관상동맥성형술을 받은 171명을 조사한 결과 50퍼센트 정도가 수술이 필요하지 않은 환자였다고 한다. 그리고 더욱 충격적인 사실은 혈관조영술을 받은 환자들 중에 고작 4퍼센트만이 혈관조영술이 필요했던 환자라고 한다. 1993년 관상동맥성형술을 받다가 사망한 3명을 부검한 결과 세 환자 모두 수술이 필요하지 않은 경우였다고 한다. 무지라기보다는 탐욕의 결과였다.

우회술을 시술할 때는 심장을 특수 의료기기인 펌프에 연결시켜 기계에서 보내는 산소를 온몸에 전달해주는 동안, 다리 등에서 떼어낸 건강한 동맥을 심장에 다시 이어 붙여 새 동맥을 만든다. 이 수술을 시행하는 도중 심장 기능을 유지시키기 위해 출혈억제제 등 독성이 강한 합성화학약물을 투여한 결과 시술 후에 25퍼센트는 심장이 수축돼 고통을 겪고, 6퍼센트는 뇌졸중으로 사망하고, 79퍼센트는 인지 기능에 이상을 일으키며 대부분의 환자는 우울증을 경험한다. 동일한 관상동맥 질환자를 비교한 연구에 의하면 수술을 받은 사람의 사망률이 받지 않은 사람에 비해 6배나 높게 나타났다.[9] 우리나라는 통계가 없어 알 수 없지만 미국에서는 매일 3,000명이 관상동맥성형술을 받는다.

심장으로 들어가는 혈관이 막히거나 좁아져 이를 치료하는 방법에는 우회술 외에 관상동맥풍선술이 있다. 이 수술은 작은 풍선을 막힌 동맥 속으로 찔러 넣은 후 풍선에 바람을 주입해 팽창시켜서 죽상경화증을 일으키는 지방질을 관상동맥 벽으로 밀어내는 방법이다. 이 수술은 우회술에 비해 저렴하고 쉽다는 이유로 우회술을 대체할 것이라고 전망되며 열풍을 일으켰고, 심장발작에서 회복 중인 환자나 콜레스테롤 수치가 높은 환자에게 시술되었다. 그러나 '성공률은 90퍼센트이고, 부작용은 10퍼센트도 되지 않는다.'는 주류 의사들의 보고는 거짓이었음이 후에 밝혀진다.[10]

1992년 하버드 메디컬센터에서 수행한 연구에 의하면 성형술을 받은 환자들은 고가의 재수술을 계속 받더라도 5년 생존율이 13퍼센트에 불과했다. 「뉴잉글랜드 의학 저널」이 682명의 환자를 22년간 추적 조사한 결과 심장마비가 일어난 후 응급처치를 하고 심장수술을 한 그룹과 수술을 하지 않은 그룹 사이에 생존율 차이는 없었다. 오히려 성형술을 받은 환자의 80퍼센트에서 6개월 이내에 관상동맥이 다시 막히는 부작용이 나타났다. 16명이 수술을 받는다면

그 중 한 명은 수술 도중 갑작스러운 혈관폐색을 일으키며 죽음으로 이어지는 것이다.[11]

심장 관련 수술을 할 때 과도한 출혈을 방지하기 위해 투여되는 바이엘사의 트라시롤(성분명 아프로티닌)은 신장을 크게 손상시키는 부작용으로 많은 환자들의 투석을 유발했다. 캐나다의 연구진들은 심장우회술 등을 시행한 3,000명의 환자 중 트라시롤을 투여 받은 사람에게서 사망률이 50퍼센트 이상 높아짐을 확인했다.[12] 결국 트라시롤이 심장마비, 뇌졸중 등의 원인임이 밝혀져 수백 건의 피해 소송이 제기되며 2008년 미국, 캐나다, 유럽에서 사용이 중지됐다.

「미국의학협회저널」역시 관상동맥우회술과 성형술을 받은 환자의 83퍼센트가 수술이 필요하지 않은 환자였다고 한다. 다른 연구들도 심장 혈관 수술의 대부분은 과잉 수술이었음을 밝히고 있다. 심장 수술을 받은 171명의 환자 중 절반 이상이 불필요한 수술을 받았다는 것이다.[13] 사람들이 흔히 겪는 심방세동의 경우도 심장질환의 시작이라고 하면서 각종 검사와 약물을 처방하는 것이 일반적이다. 그러나 심장 박동이 불규칙하다고 모두 심방세동은 아니라는 것이 심장 전문의들의 얘기다.

심장은 장기 중 가장 튼튼하고 탄력성이 강한 기관이다. 건강한 사람이라도 종종 심방세동을 겪을 수 있다. 그런데 이때 주류 의사들의 협박에 의해 공포심을 가지고 약을 복용하게 되면, 스트레스와 약물 부작용으로 심장은 탄력성을 잃게 되고 결국 진짜 심장질환을 겪을 수 있다. 과학적 연구에 의하면 인체는 중요 혈관이 막혀 심장에 산소 공급이 제대로 되지 못하게 되면 3~6개월 내에 스스로 새로운 혈관을 만들어낸다고 한다. 신비로운 인체의 자생 능력이다.

14
디스크수술로 요통이 개선되지 않는다

현대의학은 요통 환자의 치료에 부정확한 진단으로 증세를 더욱 악화시키는 경우가 많다. 영국 글래스고 웨스턴 병원의 정형외과 전문의인 고든 와델은 환자들의 수술 기록을 분석한 후 "디스크 수술이 효과를 거둔 경우는 1퍼센트에 불과하고, 나머지 99퍼센트는 잘못된 진단으로 오히려 증세를 더욱 악화시켰다. 의사들은 수술과 약물 치료를 권하지만 대부분의 디스크 환자는 마사지, 견인운동 등의 물리 치료로 충분히 호전될 수 있다."고 했다.[14]

스칸디나비아에서 대규모로 실시된 전향적 연구˚는 만성 요통으

˚ 전향적 연구란 어떤 대상이 '앞으로 어떻게 되는지' 연구하는 방법이다. 예컨대 지금 폐암에 걸리지 않은 사람들 중에서 담배를 피우는 사람과 피우지 않는 사람을 대상(흡연량을 기준으로 분류)으로 폐암이 생기기에 충분할 정도로 긴 10년 이상의 기간 동안 정기적으로 검사를 하여 폐암에 걸리는 사람을 찾아내서 흡연과 담배 사이에 어떤 관계가 있는지 연구하는 것이다. 반면 후향적 연구란 어떤 대상에게 '과거에 어떠했는지'를 조사하는 방법이다. 예컨대 폐암에 걸린 사람들을 대상으로 과거에 담배를 피웠는지, 피웠으면 몇 살 때부터 피우기 시작했는지, 하루에 몇 갑을 피웠는지 등을 조사하여 흡연과 폐암 사

로 융합술을 받은 환자들과 수술을 받지 않고 물리치료만을 받은 환자들을 비교분석했다. 2년 뒤 두 집단의 환자들을 추적 조사한 결과, 수술을 받은 환자 그룹은 6명당 1명꼴로 호전됐고 물리치료만 받은 환자들은 거의 전부가 호전됐다. 2007년 한 기관에서 실시한 연구에서도 디스크 환자 128명을 6개월간 전통의학으로 치료한 결과 95퍼센트에 달하는 122명이 완치됐다고 한다.[15]

우리나라 건강보험심사평가원의 자료에 의하면 척추수술 건수가 1999년 15,962명에서, 2002년에는 41,573명으로, 2010년에는 100,368명으로 급증했다고 한다. 요통은 가장 흔한 질환이고 90퍼센트가 시간이 지나면 저절로 호전되는데, 병원들이 적극적인 치료에 나서기 때문이다. 대부분의 병원에서는 매출을 늘리는 의사에게 일정한 수수료를 지불한다. 심평원이 척추수술을 담당했던 의사들을 상대로 조사한 결과, 68.6퍼센트가 과잉진료를 했음을 인정했다.[16]

대부분의 척추디스크나 목디스크, 요통 환자들은 수술을 받지 않고 물리치료만으로도 6~8주 정도의 시간이 지나면 상태가 호전돼 정상적인 생활이 가능하다. 대부분 통증이 있다고 하면 수술을 권유하는 경우가 많은데 전체 요통 환자의 10퍼센트만이 디스크 환자이며 그중에서도 1~2퍼센트만이 수술을 필요로 하는 환자다.

이에 어떤 관계가 있는지를 연구하는 것이다. 후향적 연구는 기억이 정확하지 않거나, 기억이 무의식적으로 조작되거나, 답하는 사람이 솔직하지 않을 수 있다는 단점이 있다. 그러므로 후향적 연구보다는 전향적 연구가 과학적으로 신뢰도가 높다.

더구나 척추수술 중 주변 조직이나 신경이 손상되면 기능을 회복하기 어려울 뿐만 아니라 신체가 마비되는 부작용까지 나타날 수 있다. 경추나 요추에는 신체 전체로 뻗어나가는 신경조직이 얽혀 있다. 손끝이나 엉덩이 등 다른 부위의 염증으로도 목과 허리에 통증을 느낄 수 있다는 얘기다. 그런데 의사들은 목이나 허리 통증의 근본적인 원인을 찾으려고 하지 않고, 수술로 해결하려고 하는 경우가 많다. 수술이 간단하고, 수익도 크기 때문이다.

디스크 수술은 효과가 입증되지 않아 가장 자주 수술법이 바뀌는 대표적인 의료행위다. 20세기 초에는 고리뼈와 골반뼈가 연결된 부위인 천장관절 질환을 디스크의 주범으로 판단해 천장관절을 붙이는 수술을 10년 이상 시행했다. 그러나 아무런 효과가 없자 꼬리뼈를 제거하는 수술을 시행했다. 이것 역시 효과가 없음이 확인되자 삐져나온 추간판에 스테로이드 약물을 주입하는 수술을 시행했다. 역시 효과는 없었다. 이후 여러 가지 수술 방법이 나타났다가 폐기되기를 반복했다.

1990년대에는 키모파파인이라는 디스크를 녹이는 합성약과 뉴클레오톰이라는 디스크를 분해해 진공펌프로 빼내는 수술이 유행했다. 그러나 이것 역시 아무런 효과가 없었고, 부작용이 크다는 사실이 알려지면서 사라졌다. 사실 관절이 닳아 통증이 느껴지는 것은 자연치유의 과정이다. 연골이 닳아 없어진 자리에는 인공관절을 하지 않아도 시간이 흐르면서 섬유조직이 연골자리를 메우거나 연골 아래 뼈인 연골하골에 미네랄이 모이면서 연골작용을 대신한다. 이런 자연치유력에 의해 환자는 아무런 통증을 느끼지 않고, 아무런 부작용 없이 정상적인 생활을 할 수 있다.[17]

최근엔 디스크를 절제하는 수술이 유행하고 있다. 아마도 10년 이내에 아무런 효과가 없음이 확인되면서 폐기되고 또 새로운 수술법이 등장하겠지만……. 그런데 이렇게 효과는 없고 부작용만 심한 거짓 수술을 받아 고통 속에 죽어간 사람들은 누가 책임지는가? 의사들은 형사나 민사 문제에서 아무런 책임을 지지 않는다.

거의 모든 인공관절수술 환자들은 몸을 움직일 때마다 이물질에서 느껴지는 거부감이 심하다고 한다. 그래서 치명적인 부작용이 나타나지 않더라도 대부분의 인공관절수술 환자들이 수술을 후회한다. 척추수술을 할 때 나사, 금속 막대, 인조 디스크를 비롯한 많은 장치들이 척추에 삽입된다. 이 인공기구들이 인체 내에서 전기장을 일으켜 관절염, 신부전증, 심장질환 등을 발생시킬 위험은 간과하고, 수술의 효과만 과장하는 까닭은 수술이 주류 의사들의 수익을 보장해주기 때문이다.

디스크 수술뿐만 아니라 대부분의 수술에는 재발과 합병증이 따르기 때문에 수술은 중증 또는 응급 상황이 아닌 경우라면 최후로 택해야 할 치료 방법이다. 대부분 의사들은 X-선 촬영, CT나 MRI 검사를 통해 척추 디스크가 뒤로 삐져나와 있으면 바로 수술을 하려고 한다. 현대의학이 시행하는 척추궁절제술, 추간판절제술, 유합술 등을 시술받은 환자들의 대부분은 증상이 나아지기는커녕 오히려 진단의 오류, 수술 중의 과실, 약물 부작용 등이 문제가 되어 만성 통증을 호소한다. 미국 루이지애나 툴레인 대학의 헨리 라 로카는 "의사들이 삐져나온 추간판에서 신경을 분리하는 과정에서 신경근을 손상시키거나 반흔을 남겨서 장기적인 통증과 신경 압박을 초래한다. 수술 중 실수로 척수를 덮고 있는 경막이나 척수 끝의 신경근을 손상시키면 엄청난 후유증을 일으킨다."고 한다.[18]

주의할 것은 X-선 촬영으로는 디스크를 판정할 수 없고, 평소 허리에 아무런 불편을 느끼지 않는 건강한 사람도 CT나 MRI 촬영을 하면 80퍼센트 이상이 디스크 질환자로 나타난다는 사실이다. 무릎 통증이 없는 건강한 사람도 MRI 촬영을 하면 40퍼센트 이상에게서 무릎 연골 손상인 반월판열상이 나타난다고 한다. 디스크나 반월판열상, 인대파열 등은 가장 흔한 과잉진단이다.[19]

사실 디스크가 조금 삐져나왔다고 해서 질병은 아니므로 간단한 물리치료로 회복될 수 있다. 이때 주류 의사들은 대부분 디스크 공포를 과장하며 수술을 유도하는데 한번 수술을 받게 되면 2~3년 주기로 평생을 재수술에 시달려야 한다.

한 연구에 의하면 CT와 MRI 촬영을 한 40세 이상의 건강한 사람들 중 거의 90퍼센트에서 추간판탈출증(허리디스크) 증상이 나타났지만 통증을 경험한 사람은 없었다고 한다. 이들은 적당한 휴식과 물리치료, 침술, 가벼운 운동 등 자연요법으로 정상으로 되돌릴 수 있

었다고 한다.[20]

　인체의 통증 전달 신경조직은 척수를 통해 뇌에 전달된다. 척추에 통증이 있는 때에도 그 원인은 척추가 아니라 다른 곳, 예컨대 복부나 골반에 염증이 생긴 경우일 수도 있다. 그러나 주류 의사들은 척추에 이상이 발견되면 척추 수술을 권한다. 수술은 치료효과도 없으면서 후유증만 남긴다는 사실을 알면서도 오로지 탐욕을 채우기 위함이다.

　대부분의 요통 역시 척추와 관련이 없다. 단지 궤양이나 복부 근력 약화, 췌장염, 골다공증, 신우신염 등에 의해서도 발생할 수 있고, 심장질환이 원인인 경우도 많다. 따라서 그 원인을 찾아 치료하면 요통은 쉽게 사라진다. 하버드 대학 메디컬센터도 요통이 생기면 가능한 한 물리치료와 근본 치료를 할 것을 당부한다. 현재 한국소비자보호원에 접수되는 수술 관련 피해 사례의 대부분이 척추 질환 관련 수술이다.

15

함부로 유방을 잘라내면 안 된다

오늘날 여성에게 발생하는 암 중 가장 흔한 것이 유방암이다. 현대의학은 암이라는 진단을 내리면 거의 모든 환자에게 수술과 항암 요법, 방사선 요법을 시행한다. 그러나 유방암 사례 중 70퍼센트 이상은 암이 아닌 양성 종양이다. 인체에서 계속 발생하는 종양의 99퍼센트는 양성 종양으로 자연치유력에 의해 저절로 사라지지만 제거 수술을 하고 항암제와 방사선을 투여하면 면역력이 파괴되어 양성종양이 악성종양(암세포)으로 변형되고, 변형된 암 조직을 더 키우게 될 위험이 있다.

현대의학은 질병의 근원을 찾아 치료하는 것이 아니라 단지 질병이 나타난 부위를 절제하거나 심장, 뇌 등 절제할 수 없는 부위는 그 주변의 신경조직을 절단해 통증을 느끼지 못하도록 할 뿐이다. 그러나 인체는 자연치유력에 의해 위험 인자를 몰아낼 충분한 능력을 가지고 있다. 따라서 가공식품과 약, 화장품 등을 중단해 합성화학물질과 중금속을 피하면 면역력은 되살아나기 때문에 양성 종양의 대부분이 사라지게 되고 암이 발생할 가능성은 거의 없어진다.

한 연구에 의하면 여성에게 초경이 빠르거나, 폐경이 늦거나, 혈액 내에 여성호르몬 수치가 높을 때 유방암 발병률이 높게 나타났다. 이러한 증상은 대부분 피임약 등의 약물과 유전자조작 성장호르몬으로 사육한 젖소의 우유로 만든 유제품 등 가공식품을 많이 섭취할 때, 또는 합성 화장품을 많이 사용할 때 나타난다. 따라서 피임약 등 호르몬제, 유제품 같은 동물성 음식, 가공식품, 화장품 등을 피하고 자연식 위주의 식단을 꾸리는 게 유방암을 예방하는 최선의 방법이다.[21]

주류 의사들은 흔히 여성 8명 중 1명은 유방암으로 사망할 것이라고 한다. 그러나 이러한 의학적 예측에서 중요한 사실은, 설사 여성 8명 중 1명이 유방암에 걸린다 해도 그것은 70이 넘은 노인이 되어서 걸린다는 것이다. 위험한 현대의학으로부터 벗어나려면 통계 숫자에 속지 않아야 한다.

2002년의 자료에 의하면 29세 이하의 여성이 유방암에 걸릴 위험은 2,000분의 1, 39세 이하의 여성은 215분의 1, 49세 이하의 여성은 50분의 1이다. 여성의 8분의 1이 유방암에 걸리는 시기는 70세 이후이다. 유방암의 위험은 점점 커져서 2006년에는 8분의 1이 되는 시기가 64세로 당겨졌다고 한다. 그러나 많은 연구들이 운동, 모유수

유 등으로 유방암 위험을 크게 줄일 수 있다고 한다.[22]

다른 대부분의 만성질환과 같이 유방암도 유전적 요인이 크게 작용한다는 것이 주류 의사들의 견해다. 그래서 가능한 한 이른 나이에 검진을 받아 유방암 유전자(BRCA)가 발견되면 미리 림프절을 포함해 유방 전체를 절제할 것을 권한다. 합성화학물질인 실리콘으로 만들어진 가짜 유방으로 복원수술을 하고, 평생 타목시펜 같은 항암제를 복용하면 유방암의 공포에서 벗어난다는 것이다. 하지만 그것은 철저히 탐욕에 일그러진 의학적 사기다.

암이 발병하기 전에 유방을 절제하면 유방 조직이 없으므로 유방암이 발병하지 않는 것은 맞지만, 조직 절단과 약의 부작용으로 더 치명적인 질병이 나타난다. 유방암이 아닌 다른 질병으로 불릴 뿐이다. 현대의학이 만들어낸 질병명은 13,200종류나 되기 때문에 새롭게 붙일 질병명은 창고에 가득하다.

조기 수술과 항암제 복용으로 수명을 연장시킬 가능성은 14퍼센트라고 한다. 유방암은 아주 느리게 진행하는 암이어서 치료를 하지 않는 경우나 치료를 하는 경우나 생존율엔 별 차이가 없다. 그러나 치료를 하면 항암제와 방사선의 부작용으로 다른 장기에 또 다른 암이 발생하기도 하고 뇌, 척추, 관절, 신장, 심장 등에 치명적인 장애를 유발할 수도 있어 평생 부작용을 감수해야 한다. 유방 복원 수술에 사용하는 실리콘은 화장품에도 첨가되는 폴리머로 암 등 각종 질병을 유발시키는 합성물질로 알려져 있다.

여성호르몬인 에스트로겐은 유방암, 자궁암, 전립선암 등을 크게 유발하는 인자 중의 하나다. 의학자들은 여기에서 힌트를 얻어 에스트로겐을 억제하는 합성화학물질로 암을 예방할 수 있으리라고 생각했다. 합성화학물질로 암을 치료하려고 했던 찰스 B. 허긴스는 1966년에 노벨상을 수상한다. 이렇게 해서 개발된 항암제가 타목시펜이다. 그러나 인체에서 생성하는 천연 에스트로겐은 생식과 성장 등 생명을 유지하는 필수인자로 오히려 암을 예방해 주지만 타목시펜 같은 합성 호르몬은 인체 내에서 환경호르몬으로 작용해 유방암 등 각종 질병을 불러온다.

주류 의학계는 유방암을 조기에 발견하면 5년 이상 생존할 가능성이 높다는 연구결과를 내놓으면서 유방암 유전자라고 하는 BRCA 유전자를 갖고 있는 고위험 여성에게 예방 차원에서 강독성 항암제인 '타목시펜'을 복용하거나 유방절제술을 하도록 권하고 있다. 그러나 유럽에서 시행된 연구에 의하면, 합성 호르몬제인 타목시펜을 복용한다고 해서 생존율이 높아졌다는 과학적 증거를 찾지 못했다. 오히려 타목시펜의 부작용에 의해 뇌졸중, 자궁암, 백내장, 심장병 등이 유발된다고 한다.

반면 유방조영술은 X-선을 이용한 맘모그래피로 그 정확도가 극히 낮다는 사실을 의사들도 인정하고 있다. 오히려 X-선은 지방 조직에 축적되어 각종 암, 당뇨병, 심장병, 뇌졸중, 고혈압, 백내장 같은 치명적인 만성질환을 유발한다. 유방암을 발견하기 위한 유방조영술이 유방암을 일으킬 수도 있는 것이다. 주류의사들은 방사선의 위험을 줄이기 위해 방사선량을 낮춘다고 하지만 방사선량이 낮아지면 영상의 선명도도 낮아져 오진할 가능성 또한 높아진다.

유방조영술의 정확도가 낮은 데는 낡은 기계에도 문제가 많다. 2009년에 국민건강보험공단이 국내에서 사용되고 있는 맘모그래피 기계들을 조사한 결과, 전체의 43퍼센트가 제작 시기를 알 수 없을 정도로 노후했다고 한다. CT 촬영기의 19.4퍼센트도 같은 결과였다.[23] 고가의 의료기기는 교체가 쉽지 않으므로 한 번 구입하면 최대한의 수익을 남기려고 하기 때문에 과잉진단이 남발하게 되는 것이다.

미국암협회(ACS)에 의하면, 매년 4만~5만 건의 유관상피내암 수술을 하는데 이는 전체 유방암 환자의 25퍼센트에 달한다. 유관상피내암은 양성 종양이어서 그대로 두어도 대부분 저절로 치료되는 질병으로, 사실 정확하게 표현하면 질병이 아니다. 유방암 진단 후 수술을 받고 화학요법과 방사선요법을 시행한 여성 4명 중 1명은 일그러진 자본주의 논리에 젖어 탐욕만을 불태우는 주류의사들에게 희생되고 있는 것이다. 유관상피내암종이 암으로 진행되고 사망으로 이어질 위험은 1퍼센트도 되지 않는다. 즉, 양성인지 악성인지 일정 기간 지켜보고 나서 수술이 아닌 다른 방법으로 치료를 하는 것이 현명하다.[24]

의사들은 유방암 환자에게 유방뿐만 아니라 주변의 피부조직과

흉선, 림프절*, 비장까지 제거하는 근치적 수술법을 추종하고 있다. 아무런 과학적 증거도 없이 대부분의 의사들이 이 수술법을 무자비하게 시행하고 있다. 미국 시애틀에서 6년간 시행된 유방암 수술을 분석한 연구에 의하면, 유방암 환자의 75퍼센트가 초기 상태였음에도 그 중 3분의 2가 근치적 절제술을 받은 것으로 드러났다.[25]

많은 연구에서 근치적 유방절제술과 단순 유방절제술, 그리고 종양 부위만 제거하는 국소 절제술 간에 5년 생존율 차이가 거의 없음이 밝혀졌다. 따라서 유방암 조기검진은 환자에게 아무런 도움을 주지 못한다. 오히려 조기검진은 조기사망의 원인만 될 뿐이다. 경구용 피임약 등 각종 호르몬 대체약은 유방암의 가장 큰 원인이다. 주류 의사들이 마구 처방하는 약만 피해도 유방암을 예방할 수 있다.

비호지킨스 림프종은 목구멍, 겨드랑이, 고환과 그 밖의 신체 부위에 벌집처럼 뭉쳐있는 림프절에서 암세포가 발생하는 병이다. 림프절에서 암세포가 자주 발견되는 까닭은 림프절이 암세포뿐만 아니라 약, 가공식품, 화장품, 대기오염, 생활용품 등을 통해 체내로 들어오는 합성물질을 가둬놓고 걸러주는 기능을 하기 때문이다. 림프절에 모여진 합성물질은 박테리아나 바이러스 또는 지구상에 존재하는 독성 물질이 아니므로 쉽게 파괴되지 않는다. 림프절은 이

---

* 몸의 각 세포에서 대사를 마친 후 생기는 찌꺼기를 림프액이 대정맥으로 운반하는데 대정맥으로 가는 길목에 필터 역할을 하는 주머니를 거치게 된다. 이 주머니를 림프절이라고 한다. 림프절은 여러 크기로 체내에 500~600개 가 있다. 림프절은 백혈구라는 면역세포가 존재하는 곳으로 그 근처의 조직에 침범한 균이나 암세포가 다른 곳으로 이동하는 것을 방지하는 파수꾼 역할을 하는 면역체계의 중요한 조직이다. 편도선이나 맹장도 림프절의 한 종류다.

런 물질이 림프관을 타고 다른 곳으로 이동하지 못하도록 오래 잡아두기 때문에 합성물질의 부작용으로 세포가 변형된다. 이것이 비호지킨스 림프종이다.

  비호지킨스 림프종은 소방관, 기계공, 농부, 세탁소 직원, 베트남전 참전군인 등 합성물질에 자주 노출되는 사람에게서 자주 발병한다.[26] 현대의학은 유방암의 경우와 마찬가지로 면역계의 중요한 초소인 림프절을 절제하는 무지한 수술을 한다. 합성물질을 배출하는 단식, 효소와 천일염 섭취, 햇빛과 콜레스테롤을 이용해 비타민D 합성을 촉진시키면 쉽게 치료될 수 있는데도 말이다.

16
전립선암 검사는 거짓이다

60세 이상의 남성들에게 전립선암은 두 번째 사망 원인이다. 다른 모든 질병에 있어서 조기 검사가 득보다 실이 훨씬 큰 것과 마찬가지로 전립선암도 조기 검사의 부작용이 훨씬 크다. 조기 검사의 가장 큰 위험은 판독 오류에 의한 불필요한 치료이다. 전립선 비대증은 50세 이후 남성에게 흔하게 발생하는 현상으로 전립선의 사용 빈도가 줄어드는 것이 원인이라고 한다.

 대부분 통증은 경미하며 약간 불편할 정도이고 전립선암으로 진행할 가능성은 거의 없다. 이 경우 의사들은 주로 고혈압 치료제인 알파차단제, 남성호르몬 억제제 또는 항히스타민제를 처방하는데 그 부작용으로 비대증이 악화되고, 저혈압과 각종 암 등이 나타날 수 있다.

 전립선암 조기 검사에서는 흔히 전립선 특이 항원(PSA) 검사를 실시한다. 이 검사는 혈중의 특정 단백질(정액이 잘 분비되도록 하는 혈청) 수치를 알아보는 것으로 정확성이 아주 낮다. 이 방법은 에이즈 검사만큼이나 정확도가 떨어지고 다른 원인, 예컨대 전립선 비대증으로도, 자전거 안장이 전립선을 자극할 때도, 또는 아무런 이유 없이도 수치가 높아지는 경우가 많다.

1996년 연구에 의하면 전립선 특이 항원 수치가 높게 나온 남성들의 70퍼센트에서 전립선암이 없었다고 한다. 캘리포니아 주의 연구와 독일 의사회는 "PSA 검사로 찾아내는 것은 양성 종양일 뿐이다. PSA 농도가 4 이상일 때 암의 소견을 밝히고 정밀검사를 권하지만 사실 9까지도 아무런 관계가 없다."고 지적한다.[27]

문제는 PSA 기준치 4가 너무 낮게 책정되어 과잉진단이 벌어지고 있는데, 주류의사들은 그 수치를 더 낮추려고 한다는 것이다. 탐욕에 젖은 의사들은 PSA 기준치를 2.5로 낮추고 그 이상이면 정밀검사를 권하는 경우도 많다.

영국에서 시행된 한 연구를 살펴보자. 1,000명의 남자에게 PSA 검사를 실시했는데 그 중 864명은 정상, 136명은 전립선암 의심 수치가 나타났다. 136명에 대해 2차 정밀 검사를 실시한 결과, 33명에게서 전립선 악성 종양이 의심되는 것으로 나타났고, 103명은 이상이 없는 것으로 나타났다. 그런데 이게 끝이 아니다.

1차 검사에서 이상이 없다고 판정된 사람(864명) 중 15명은 그때 이미 전립선암이 진행 중이었음이 후에 밝혀진 것이다. 2차 검사에서 이상이 없다고 판정된 사람(103명) 중 8명 역시 전립선암이 진행 중이었다. PSA 검사의 정확도는 계속 지적되고 있다. 특히 전립선암이 아니면서 2차 검사까지 받았던 사람들(103명에서 8명을 제외한 95명)은 PSA 검사의 오류 때문에 필요하지도 않은 위험한 검사를 받은 것이다.[28]

2011년 「영국비뇨기학저널(BJUI)」에 발표된 연구에 의하면 BRCA1 유전자가 65세 미만 남성의 전립선암 위험을 최대 2배 높이고, BRCA2 유전자는 최대 7배까지 높인다고 한다. 또한 전립선 특이 항원의 수치가 높은 24명에 대해 조직검사를 실시한 결과, BRCA 유전자 변이를 가진 사람이 그렇지 않은 사람보다 전립선암 확진율이 높게 나타났다고 한다. 유전자 변이를 가진 남성에겐 정기적으로 전립선 특이 항원 검사를 할 것을 권한다. BRCA 유전자가 여성에게는 유방암, 남성에게는 전립선암 검진의 지표로 사용되기 시작한 것이다. 그러나 중요한 것은 이 논문에서 두 집단 간의 차이를 상대평가 방법으로 조작했다는 것이다. BRCA 유전자를 가진 집단에서 암으로 확진된 비율은 3.9퍼센트, 유전자 변이가 없는 집단은 2.1퍼센트로 그 차이가 1.8퍼센트에 불과했지만 이를 2배라고 부풀려 발표한 것이다.[29]

미국의 암 전문가인 케빈 로스 등은 50세 이상의 남성을 대상으로 전립선암 조기검진의 효용성을 조사했다. 7,500명에게 PSA 검사를 실시하고 그 중 수치가 높게 나온 450명에 대해 정밀 검사를 실시한 기록에서 전립선암을 조기에 찾아내 치료한 비율은 3.3퍼센트에 불과했다. 이어진 후속연구는 10,500명에게 PSA 검사를 실시했고, 그중 수치가 높게 나온 600명을 대상으로 정밀 검사를 실시했다. 이 연구 역시 전립선암을 찾아내 조기에 치료할 수 있었던 비율은 3.2퍼센트였다고 한다.[30]

이런 오류가 나타나는 까닭은 다른 검사처럼 위양성 판정이 많고, 암 발병의 위험성에 관한 과학적인 기준이 없기 때문이다. 또한 진단을 위해 촬영을 할 경우, 판독 오류의 문제도 크다. 부산대 의대의 이정규 교수도 "아직까지는 전립선 특이 항원이 암 조기검진 방법으로 효과가 있다는 증거는 없다. CT 촬영도 방사선 노출량이 높아 자주 검사를 받으면 위험하다."고 지적한다.[31]

의학저술가인 마이크 아담스는 9,000명의 남성을 20년간 추적 조사한 결과 "PSA를 통한 전립선암 검사는 생명을 연장시켜줄 가능성이 전혀 없다."며 조기검진을 권하는 주류 의사들에게 경고한다. 조기검진을 통해 공포심을 일으키고 이를 이용해 부를 확보하고 보건재정을 파탄시키는 거짓 의료 행위라는 것이다. 그는 X-선 촬영, 수술, 항암 요법, 방사선 치료 등이 암을 유발하지만 주류 의사들은 아무런 책임을 지지 않는다고 개탄하며 약을 피하고 신선한 야채를 섭취하면 모든 암을 예방할 수 있다고 한다.[32]

이 같은 논란이 계속되면서 2010년 3월 9일자 뉴욕 타임스는 '전립선암에 대한 거대한 착각'이라는 제목으로 1970년에 PSA를 개발해 특허를 취득한 애리조나 의과대학의 리처드 J. 애블린 교수의 양심선언을 실었다. "~PSA 검사는 동전던지기 만큼이나 오진이 심해서 두 종류의 전립선암, 즉 죽음으로 이어질 암과 죽음에 아무런 영향을 미치지 않을 암을 구별하지 못한다. PSA 검사를 통해 미리 전립선암을 찾아내 생명을 연장시킬 가능성은 3퍼센트도 되지 않는다. 오히려 정확하지 않은 검사로 과잉진단과 과잉치료가 늘어나고, 이 때문에 수많은 사람들이 재산과 생명을 잃고 있다. 그럼에도 불구하고 이 같이 무익한 PSA 검사가 광범위하게 수행되는 까닭은 탐욕에 젖은 제약회사와 의사들 때문이다. 이제 의사들은 무의미한 PSA 검사를 중단해 수십억 달러의 의료비를 절감하고, 수백만 명의 목숨을 구해야 한다."[33]

＃ **17**

전립선수술을
안 받은 사람이 더 오래 산다

전립선은 호두만한 크기의 남성 생식기관으로 방광과 대장 사이에 위치하고 있으며, 콜레스테롤을 이용해 남성의 정액을 만들어내는 샘이다. 이곳에 악성 종양이 생기면 소변을 자주 보게 되는데, 막상 소변을 보려면 잘 나오지 않고 통증과 불쾌감이 동반된다. 전립선암 역시 다른 만성질환과 같이 가공식품과 약물을 많이 이용하는 서구 사회에서 많이 발병하고 아시아, 아프리카, 남미 등에서는 발병률이 낮다.

2001년 하버드 대학 연구팀은 전립선암의 원인을 연구했던 논문 14편을 분석한 결과 7편에서 우유, 치즈 등 유가공 식품을 전립선암의 원인으로 지목했다고 밝혔다. 유제품을 많이 섭취하는 사람은 그렇지 않은 사람에 비해 전립선암이 발병할 위험이 2배 높았고, 치명적인 상태로 진행될 위험은 4배 높은 것으로 나타났다. 세계보건기구와 하버드 대학, 노르웨이, 이탈리아, 우루과이, 스웨덴 등의 연구에서도 우유에 과도하게 포함되어 있는 합성 인슐린유사성장인자(IGF-1), 합성 비타민D, 합성 칼슘 등이 전립선암을 일으키는 주요 인자로 확인됐다.[34]

유제품에는 우유 단백질인 카제인과 IGF-1이 함유되어 있다. 많은 연구에서 카제인과 합성 IGF-1이 유방암, 전립선암, 간암 등을 크게 발병시키는 것으로 확인됐다. 카제인은 동물성 단백질로 우리 몸을 산성으로 바꿔놓기 때문에 과립구와 활성산소를 증가시켜 질병을 유발한다. 암, 신장병, 고혈압 등 대부분의 만성질병은 체질이 산성화되었을 때 발병하는 것으로 밝혀졌다.

게다가 IGF-1은 유전자를 조작한 박테리아에서 대량으로 생산하는 성장호르몬으로 유럽이나 캐나다, 뉴질랜드, 호주 등에서는 사용이 금지되어 있다. 유럽에서 미국산 쇠고기나 유제품을 수입 금지시키고 있는 이유도 거기에 있다. 그러나 미국과 우리나라에서는 아무런 규제 없이 무차별적으로 사용되고 있다.

합성 성장호르몬인 IGF-1은 사육 과정에서 투여되고, 합성 비타민D와 합성 칼슘은 가공 과정에서 방부제*로 투여된다. 가공 우유

---

* 가공식품의 제조 과정에서 각종 비타민이나 칼슘, 칼륨, 섬유소, 엔자임 등이 첨가되는 이유는 이 같은 합성화학물질이 방부제 기능을 하기 때문이다. 식품에 들어 있는 천연의 비타민, 칼슘, 섬유소 등은 쉽게 부패하기 때문에 유통기한을 늘리기 위해 가공 과정에서 화학 처리를 통해 모두 제거하고, 분자구조가 비슷한 합성화학물질을 첨가하는 것이다. 합성물질은 부패하지 않기 때문에 어떤 이름의 합성물질도 방부제로 사용할 수 있다. 이것이 '무방부제의 비밀'이다.

에는 방부제뿐만 아니라 표백제, 착색제, 향미제 등 수십 가지의 식품첨가물이 들어가므로, 각종 질병을 유발하고 있다. 게다가 유제품에는 산화 지방도 많이 들어있다.

비타민D는 인체 내에서 콜레스테롤을 합성해 만들어내는 항산화제로 모든 암과 자가면역질환, 골다공증 등을 막아준다. 반면 합성 비타민 D는 독으로 오히려 각종 질병을 유발한다. 천연의 비타민D는 햇빛을 쬐면 인체에서 충분히 합성할 수 있고, 천연의 칼슘은 야채와 과일, 맑은 샘물, 천일염, 효소 등으로 충분히 섭취할 수 있다. 따라서 항생제, 성장호르몬 등으로 사육한 육류를 피하고, 햇빛을 충분히 쬐면서 자연식을 유지하면 전립선암을 비롯한 대부분의 만성질환은 치료될 수 있다.

전립선암과 유방암, 갑상선암은 여타 암과는 달리 발병과 진행이 느리기 때문에, 특히 70대 이상의 고령자는 수술하지 않는 것이 좋다. 유럽에서는 70세 이상 노인에게 대부분의 경우 수술을 하지 않고 자연치유를 할 것을 권한다. 전립선암처럼 느리게 진행하는 암은 발병 후 사망으로 이어지는 기간이 20년 이상이다. 천천히 면역력을 높이면 전립선암 등 대부분의 질병은 회복된다. 만약 회복되지 않더라도 육체적, 경제적 고통 없이 자연의 수명을 거의 다 누릴 수 있다.

한 연구에 의하면 유럽 남성들의 33퍼센트가 전립선암이 발현된 상태라고 한다. 그런데 그 중 1퍼센트만이 전립선암으로 사망했고,

나머지는 더 이상 진행되지 않은 채 고령 등 다른 원인으로 사망했다는 것이다. 반면 조기 진단으로 전립선암의 조짐을 찾아내고 수술을 받은 75세 이상의 남성 중 2퍼센트가 전립선암으로 사망했고, 10퍼센트 이상이 수술의 부작용으로 1개월 내에 심장병, 뇌졸중 등의 합병증으로 사망했다. 게다가 80퍼센트의 남성이 수술 후유증으로 요실금과 발기 불능 상태가 되었다. 또 다른 연구에서도 전립선암의 징후를 발견하고 수술과 항암제, 방사선 투여를 한 50~69세의 남성들이 치료를 하지 않은 같은 나이의 환자들에 비해 생존수명이 훨씬 짧은 것으로 나타났다.[35]

스웨덴에서는 초기 전립선암 환자 223명을 대상으로 어떤 현대의학적 치료를 하지 않은 채 10년간 관찰하는 연구를 수행했다. 그 결과 10년이 지나면서 그들 중 124명이 사망했는데, 전립선암으로 사망한 경우는 불과 19명(8.5퍼센트)이었다. 반면 10년 이상 생존한 사람은 99명(44.4퍼센트)이었다. 완치의 기준인 '5년 생존율'로 계산한다면 이보다 훨씬 웃도는 수치다. 우리나라나 미국과는 달리 현재 유럽이나 캐나다, 호주 등에서는 암 환자에게 일률적으로 수술, 항암요법, 방사선요법을 시행하지 않는다. 대신 녹차, 효소, 영양소, 발효음식, 야채와 과일 등 천연의 물질로 치료하려는 트렌드가 확산되고 있다.[36]

미국의 연구에서도, 교통사고로 사망한 525명을 부검한 결과 20대 젊은 남성의 10퍼센트, 70대 남성의 75퍼센트에서 전립선암이 발견되었다. 그러나 그들이 전립선암으로 고통을 겪었다는 기록은 어디에도 없다. 사망할 때까지 전립선암이었는지 모르고 지냈던 것이다. 대부분의 남성 노인이 전립선암을 가지고 생활하지만 전립선암으로 죽는 경우는 3퍼센트에도 미치지 못한다고 한다. 그럼에도 불구하고 각종 검사와 극히 위험한 수술, 항암제, 방사선으로 전립선암을 치료하려는 시도는 명백한 과잉진단이고 과잉치료다.[37]

18
신장이식수술 성공률은 조작되었다

일반적으로 암 치료의 경우에는 어떠한 형태로든 5년간 생존하면 완치라고 하지만, 이식수술의 경우 1년간 생존하면 완치라고 한다. 따라서 98퍼센트를 자랑하는 이식수술 성공률이란 것도 사실은 수치상의 허구에 불과하다. 삶의 질은 전혀 고려하지 않는 통계상의 허구!

현재 신장이식수술은 가장 흔한 이식수술이다. 수술의 예후가 좋지 않은 경우에는 수술 도중 사망하거나 1개월 정도 생명을 유지하기도 하고, 예후가 좋을 경우에는 일반적으로 10~15년 정도 생존할 수 있다. 반면 합성 나트륨과 합성 칼슘을 피하고 신선한 과일이나 야채, 발효음식, 천일염, 효소 등을 섭취하며 관리를 잘할 경우에는 몇 번의 재수술을 거쳐 40년간 생존하기도 한다.

생명은 신비로워서 무너진 면역체계는 다시 서서히 회복되는 성질이 있다. 그런데 이식수술을 받은 환자는 되살아나는 면역체계를 파괴하기 위해 평생 항암제의 일종인 면역억제제를 복용해야 한다. 그리고 감염과 약물 부작용을 억제하기 위해 항균제, 항결핵제, 진통제, 당뇨병 치료제, 고혈압 치료제, 고지혈증 치료제, 심장병 치료제, 뇌졸중 치료제, 고요산혈증 치료제, 소화제, 위산 억제제, 기타 증상 치료에 필요한 스테로이드 약제 등 10여 가지를 매일 복용해야 한다.

결국 면역체계가 전부 파괴되어 백혈구가 생성되지 않기 때문에 이식 환자는 일반인에 비해 각종 암과 간 부전, 폐 부전, 심장마비 등의 위험이 엄청나게 높으며, 극심한 통증이 동반된다. 특히 태양 자외선에도 취약해 햇빛에 조금만 노출되어도 쉽게 피부암이 생기기 때문에 햇빛에 노출되지 않도록 외출을 피해야 하며 감염을 막기 위해 사람들과의 접촉도 피해야 한다. 삶의 질은 고려하지 않은 채 오로지 수명연장에만 초점을 맞추는 현대의학의 실상이다.

신장 결석은 주로 합성물질인 옥살산 칼슘으로 된 돌이 주요 원인이다. 이런 돌은 가공된 우유, 약 등에 들어 있는 합성화학물질 때문에 면역체계가 무너지면서 인체 내에서 칼슘 등 미네랄을 흡수하지 못하기 때문에 생긴다. 흡수되지 못한 합성 칼슘은 동맥을 막아 심장질환을 일으키기도 하고 신장에서 제대로 배출되지 못하면 결석을 일으키기도 한다. 결석은 요도를 막아 배뇨 시에 극심한 통증을 일으킨다.

이를 예방하기 위해서는 성장호르몬, 항생제, 고기사료 등으로 사육하는 육류 등 동물성 단백질과 약, 가공식품, 화장품 등을 통해 들어오는 합성화학물질의 섭취를 줄여 인체의 산성화를 막고 피부를 햇빛에 노출시켜 비타민D를 만들어내는 것이 중요하다. 채소와 과일에 풍부한 천연의 마그네슘과 칼슘의 비율은 1:1 정도가 정상이지만 가공식품은 천연 마그네슘과 합성 칼슘의 비율이 1:20 이상이어서 신장 결석을 일으키는 주요 원인으로 지목되고 있다.

비타민D는 천연 칼슘의 체내 흡수를 도와주어 골다공증이나 신장 결석을 예방해준다. 결석 증상이 나타나면 급성 신장산통을 겪기도 하는데 이 증상은 결석이 된 돌이 신장에서 방광으로 소변을 보내는 가느다란 요관을 통과하면서 나타나는 강한 통증이다. 이때 병원을 찾으면 주류 의사들은 합성 마약인 진통제를 처방하기 때문에 면역력은 더욱 빠른 속도로 파괴된다.

중요한 것은 칼슘이 신장 결석을 일으키지만 이때의 칼슘은 천연 칼슘이 아니라 방부제로 쓰이는 합성 칼슘이라는 사실이다. 천연의 영양소나 미네랄, 효소, 햇빛 등은 인체에 아무런 해를 미치지 않고 오히려 면역체계를 강화시켜주기 때문에 건강을 지켜준다. 주류 의사들은 신장 결석 환자에게 칼슘 섭취를 제한하도록 하지만 이것은 무지에서 나오는 처방이고 오히려 대부분의 결석 환자는 천연의 칼슘이 부족한 상황이므로 합성 칼슘을 줄이고 천연의 칼슘 섭취를 늘리는 게 좋다. 천연 칼슘은 야채, 발효음식, 천일염, 계곡물 등에 풍부하게 들어 있다.

그리고 치아 충전용 아말감에 52퍼센트 들어 있는 중금속, 수은도 신장 기능을 크게 악화시킨다. 수은은 신장 기능을 악화시켜 소변 내 칼륨과 나트륨의 양을 증가시키고, 혈액 내의 수용성 단백질인 알부민의 양을 감소시킨다. 소변에서 칼륨, 나트륨의 양이 증가한다는 말은 이들을 체외로 빠르게 배출시켜 혈액 내에 칼륨과 나트륨의 농도가 감소함을 의미한다. 알부민이 제대로 배출되지 않아 혈액 내의 수치가 높아지면 알부민을 생성하는 간의 기능이 약해지면서 간부전증을 유발하고, 나트륨 수치가 낮아지면 신장에서 혈관을 수축시키는 작용을 하는 레닌이라는 효소의 분비를 증가시켜 결국 고혈압과 심장질환을 일으키게 된다.

사실 신장질환의 원인은 다른 만성질환과 동일하게 처방약, 가공식품, 화장품 등을 통해 체내로 들어오는 합성화학물질과 중금속으로 인해 면역체계가 약해졌기 때문이다. 녹내장 치료제로 처방되는 메타졸라마이드, 선천성 심부전 치료제로 처방되는 푸로세마이드, 고혈압 치료제인 트리아메테렌과 티아자이드, 살 빼는 약 또는 고혈압 치료제로 처방되는 라식스, 속쓰림에 처방되는 트리실리케이트, X-선 촬영이나 CT촬영 시 복용하는 조영제 가돌리늄이나 황산바륨, 내시경 검사를 할 때에 복용하는 인산나트륨, 각종 항생제 등은 부작용으로 신장 기능을 약화시켜 신장 결석을 유발하는 것으로 확인됐다.[38]

주류 의사들의 신기술에 대한 열광 때문에 임상 시험도 제대로 거치지 않고 도입된 쇄석술에 대해서도 그 부작용이 부각되고 있다. 한 연구에 의하면 쇄석술을 시술받은 환자의 80퍼센트에서 내출혈, 성기능 장애 등이 나타났고, 수술을 받은 환자들을 추적 조사한 결과에 의하면 40퍼센트에서 결석이 재발했고, 일부는 만성 신장질환으로 발전했다.[39] 환자는 보지 않고 병만 보면서 합성 마약으로 만들어진 진통제로 당장의 증상만 완화하려는 현대의학의 한계다.

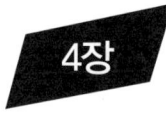

제약회사들은 왜 백신을 사랑하나?

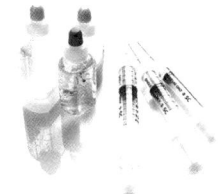

19
국가 필수 예방접종이라고 안심하지 마라

대부분의 주류 의사들은 제약회사에서 만들어내는 합성화학약품들에 대해 종교와 같은 신앙을 가지고 있다. 그들은 백신을 현대의학이 이뤄낸 위대한 업적으로 생각하며, 이것으로 집단면역이 형성되며 여러 가지 감염성 질병을 몰아낼 수 있을 것으로 믿는다. 소아마비뿐만 아니라 홍역, 볼거리, 수두 같은 아동기에 누구나 앓고 지나가는 가벼운 질병에 대해서도 사망, 신체마비 등의 공포를 조장하며 예방 접종을 선전하는 배경에는 의사들의 질병과 면역에 대한 무지와 약물에 대한 종교적인 믿음, 그리고 돈에 대한 끝없는 탐욕이 자리 잡고 있기 때문이다.

우리나라에서는 태어나면서부터 초등학교 입학 전까지 접종해야 할 필수 예방접종이 9가지에 달하며, 접종 횟수는 무려 20회를 넘는다. 우리나라와 미국에서는 병원에서 아기가 태어나자마자 치명적인 중금속인 수은과 1급 발암물질인 포름알데히드가 들어 있는 B형 간염 백신을 강제로 접종받는다. B형 간염은 주로 마약이나 약물 중독자에게 발생하는 염증성 간질환으로, 약을 중단한 환자의 대부분은 몇 개월 안에 자연적으로 치유되며 만성 간질환으로 발전하지 않는다.

프랑스는 1998년 이후 B형 간염 백신의 의무적 접종을 중단했다. B형 간염 백신을 강제로 접종받은 후 다발성경화증 등 신경조직이 파괴되는 부작용을 겪은 시민 15,000명이 국가를 상대로 한 소송에서 B형 간염 백신과 치명적인 신체마비 증상인 신경계질환과의 연관성이 확인됐기 때문이다. 특히 미국에서 에이즈 공포가 번질 당시, 에이즈 판정을 받고 독극물인 항암제를 투여받아 사망한 사람들은 대부분 B형 간염 백신을 접종받은 사람들로 확인됐다.

약물을 포함해 현대의학을 가장 신봉하는 미국은 12가지(호주, 캐나다도 동일), 일본은 6가지, 프랑스는 9가지에 달한다. 특히 미국은 초등학교에 입학하려면 반드시 12가지 백신을 모두 접종했음을 증명해야 한다. 그리고 만 18세가 될 때까지 40가지 이상의 백신을, 평생 동안 평균 150가지의 백신을 접종받는다. 한편 전통의학을 신뢰하는 독일 등 대부분의 유럽은 부모에게 접종 여부를 선택할 권리가 주어진다.

미국에서 생후 1년 이내에 접종하는 백신이 늘어나면서 영아사망률이 급등했다. 1997년 이전 영아사망률 세계 34위에서, 천연두 백신 접종을 강제로 실시한 1997년 이후 22위가 된 것이다. 매년 53,000여

명의 신생아가 출생 후 원인을 모른 채 죽어가고 있다. 부검으로[*] 사망 원인을 찾아내지 못하는 경우에는 모두 유아돌연사(SIDS)라는 결론을 내리며 그 원인을 대부분 부모의 흡연 또는 침대에 엎드려 잠을 자다가, 또는 잠든 부모에 의해 질식사한 것으로 결론 내린다.

그러나 중요한 사실은 유아돌연사의 90퍼센트는 백신 접종이 집중되는 시기인 생후 6개월 이전의 유아에게 발생하며, 미국에 백신이 도입된 1950년대 이전에는 유아돌연사가 존재하지 않았다는 것이다. 백신 도입 초기인 1953년에는 1,000명당 2.5명의 유아돌연사가 발생한 반면 1992년에는 1,000명당 17.9명으로 증가했다. 일본은 유아 백신 접종 연령을 출생 후 2개월부터 2년 사이로 상향 조정함으로 유아돌연사 비율을 크게 떨어뜨렸다. 1979년부터 백일해 예방접종을 중단시킨 스웨덴은 일본에 이어 영아사망률이 두 번째로 낮다.[1]

백신은 복제가 불가능하고, 백신 접종은 집단적으로 행해지며, 국가가 세금으로 지원하기 때문에 백신 시장은 제약회사와 주류의사에게 안정적인 황금 시장이다. 이런 이유로 제약회사는 백신 개발에 전력을 기울이고 주류의사들은 백신 홍보에 열을 올린다. 자궁경부암 백신뿐만 아니라 임신 예방 백신, 독감백신, 어린이용 백신 등 지금까지 개발된 백신은 100여 가지에 달한다. 현재는 유전자를 조작한 동식물에서 백신용 바이러스를 생산하고 있다.

일반 백신도 다른 의약품과 같이 심각한 부작용이 계속해서 보고

---

[*] 미국에서는 1995년부터 범죄 혐의가 있는 경우를 제외하고 인간광우병, 에이즈, 백신 부작용 등 사망의 원인인 질병을 알아내기 위한 경우에는 사체에 대한 부검을 금지하고 있다.

되고 있다. 아직 성숙되지 않은 아기들의 면역체계 속으로 8가지 이상의 항원을 각종 중금속이나 합성화학물질과 함께 투입할 때 나타날 위험성에 대해서 주류 의사들은 거의 신경을 쓰지 않는다. 영국 공중보건서비스의 연구 결과 홍역, 볼거리, 풍진(보통 이 세 가지 예방 접종은 한 번에 실시되며 MMR이라 한다) 예방 백신을 접종한 아동들이 접종하지 않은 아동들에 비해 근육 경련이 발생할 위험이 세배나 높다고 한다. 그리고 간질의 경우는 거의 70퍼센트에 해당하는 경우가 홍역 백신에 의한 것으로 밝혀졌다. 또한 MMR 백신이 어린이의 면역체계를 파괴해 백혈병을 유발하기도 한다.

반면 바이러스는 변이가 쉽게 이뤄지기 때문에 새롭게 변이된 바이러스에 대해서는 백신으로 형성된 약한 면역체계가 제대로 대응하지 못할 수도 있다. 백신이 목표로 하는 바이러스는 특정 바이러스이기 때문이다. 그리고 백신의 바이러스는 자연적으로 발생한 바이러스가 아니라 실험실에서 합성해낸 것으로 미국 특허법에 의해 보호된다.

대부분의 나라에서 백신 접종 후부작용인 자폐증과 간질환, 관절염 등이 백신 부작용으로 인한 소송에서 가장 큰 비중을 차지한다. 한편 의사인 바트 크레센에 의하면 제1형 당뇨병을 앓는 아동의 79퍼센트는 백신의 부작용 때문이라고 한다. 우울증 치료제인 자이프렉사 등과 같은 다른 약의 부작용까지 합친다면 당뇨병의 거의 대부분은 약의 부작용으로 인한 것이다. 그러나 이런 부작용은 주류 의사와 주류 언론에 의해 철저히 숨겨진다.

  이에 대해 미국국립보건원(NIH)의 바이러스 전문가인 앤소니 모리스는 "우리는 뇌염에 의한 사망 소식만 접하고 백신에 의한 사망 등 부작용에 대해서는 철저히 차단되고 있다."고 지적한다.[2] 사망의 원인은 여러 가지일 수 있음에도 이를 뇌염으로 특정하는 주류의사들의 주장은 단지 감염에 대한 공포를 조장하고, 백신의 효능을 선전하기 위한 거짓 주장일 뿐이다.

  거대 제약회사인 와이어스사의 자회사인 웨스 레들레는 유아에게 위장염을 일으켜 설사를 유발시키는 원인으로 알려진 로타 바이러스의 백신, 로타 실드를 개발했다. 이 백신은 임상 시험 결과 안전성이 입증되었고 생후 2, 4, 6개월 주기로 3번을 투약하면 평생 면역력이 생겨 로타 바이러스로부터 80퍼센트 정도 해방된다고 선전했던 제품이다. 그러나 로타실드 백신은 1998년 8월에 FDA의 승인을 받고 시판되다가 100건 이상의 심각한 장폐색 부작용으로 유아들을 죽음으로 내몬 것이 확인되어 1년 만인 1999년 8월에 승인이 취소되고 시장에서 퇴출됐다.

  각종 부작용에도 불구하고 거의 50년간 강제적으로 투여되던 백신이 첫 번째로 시장에서 퇴출된 사건이다. 이 약의 승인 과정에서 FDA의 심사위원 5명 중 3명이 웨스 레들레사의 임원 또는 주주였고, 특히 폴 오피는 로타실드의 특허권 보유자였음이 후에 밝혀졌다. 사실 로타 바이러스는 유아에게 설사 등 가벼운 증상을 유발하며 면역력을 회복시켜 주고 저절로 사라지는 바이러스다. 제약회사와 주류 의사들이 유아들의 건강보다는 황금 탑에 눈이 멀어 로비와 협박을 통해 심의를 통과시킨 것이다. 그리고 전 세계적으로 부작용이 계속 보고되어도 눈과 귀를 틀어막고 "부작용이 전혀 없는 안전한 백신이다."고 거짓 선전하며 수백만 명의 유아들에게 투약했다.

20
독감보다 타미플루가 더 위험하다

2001년부터 전 세계를 휩쓸었던 돼지 인플루엔자는 미국을 중심으로 각국 정부가 공포 분위기를 조성해 '타미플루*'를 초대형 히트상품으로 만들었다. 돼지 인플루엔자 공포가 일어나기 직전인 2000년 11월 20일, 길리어드사에서 개발한 타미플루가 미국 FDA의 승인을 받았다. 승인 후 몇 개월 지난 뒤에 돼지 인플루엔자가 세계를 덮쳤다. 2001년에 나스닥100에 상장된 길리어드사는 2004년에만 13억 달러의 수익을 올렸다. 조작이 의심되는 부분이다.

---

* 타미플루는 캘리포니아의 생명공학회사 '길리어드 사이언스'사가 개발하여 특허를 확보한 약물이다. 타미플루는 비상사태가 내려진 상황에서 어떠한 임상 시험도 거치지 않은 채 생산에 들어갔다. 길리어드 사이언스사는 포드 정부에 이어 부시 정부에서 국방부장관직을 맡았던 강경파 도널드 럼즈펠드가 그 이전인 1997년부터 2001년까지 회장으로 있던 회사다. 그 이전인 1988년부터도 계속 이사로 재임했다. 레이건 정부의 국무장관이었던 조지 슐츠도 이 회사의 이사다. 럼스펠드는 조류 인플루엔자 대유행 직전에 길리어드 사이언스사의 주식 1,800만 달러어치를 추가로 매입했다. 결국 럼스펠드는 폭등한 특허료와 주가로 인해 억만장자의 대열에 쉽게 오를 수 있었다.

2000년 당시 부정 선거 파문**을 일으키고 백악관에 입성했지만 정통성을 인정받지 못해 대중으로부터 신뢰를 받지 못하던 조지 W. 부시 미국 대통령은 9.11 테러를 이용해 공포를 조장하며 이라크 전쟁을 일으켜 위기를 돌파하려 했지만 이라크가 보유하고 있다는 대량 살상 무기가 허구라는 사실이 밝혀지면서 다시 위기에 몰린다.

아버지 부시 대통령 당시에 벌어진 걸프전쟁 당시, 240만 미군에게 강제로 접종시킨 탄저균 백신은 미국 합동참모본부장인 아담 윌리엄 크로우가 설립하고 대주주로 있는 백신 제조회사 바이로포트사에서 생산한 것이었다. 사실 탄저균은 공기로 전염되며 양이나 소 등 초식동물에게만 전염되는 가벼운 질병이다. 이 탄저균 백신이 일으킨 부작용의 참상을 현장에서 직접 목격했던 군의관 존 벅 대위는 강제 접종을 거부했고, 군법회의에 넘겨져 명령 불복종을 이유로 2만 1천 달러의 벌금을 부과받았다.

이때 한창 확산되고 있던, 몬산토로 대표되는 '유전자 조작 작물'의 위험성을 감추고 정권 안정을 꾀하기 위해 또다시 음모를 꾸민다. 이를 위해 부시는 2002년에 거대 백신 제조 회사인 엘리 릴리사의

** 2000년 대통령 선거 당시 플로리다 주는 투표 방법을 지지 후보자의 이름에 구멍을 내는 펀치 형태로 바꾼다. 그러나 이 방법은 도입 당시부터 다양한 문제점들이 밝혀지면서 반대 여론이 많았지만 부시의 동생이며 플로리다 주지사인 잽 부시는 이를 강행한다. 개표 결과 대부분 민주당 지지 성향이 강한 흑인 지역의 투표 결과를 무효 처리하여 부시의 당선을 이끌었다. 이때 민주당에서 이를 부정 선거로 고발했지만 부시의 아버지인 조지 H. W. 부시가 지명한 연방대법원장 토머스의 주도 아래 5대 4의 결과로 이를 기각한다. 그 후 2004년에는 오하이오 주에서 전자투표를 실시하면서 플로리다 주에서와 비슷한 문제를 일으키며 재선에 성공한다. 미국의 역대 대통령 선거는 정당하게 치러진 선거가 단 한 번이 없을 정도로 부정 선거로 유명하다.

CEO인 시드니 타우렐을 국토안보부 장관으로 임명하고 역시 같은 회사의 이사인 미치 대니얼스를 예산관리국장으로 임명한다. 예산관리국장은 연방정부의 막대한 예산을 계획, 분배하는 막강한 힘을 발휘하는 직책이다.

엘리 릴리사는 부시 대통령의 아버지인 조지 H. W. 부시 전 대통령이 대주주로 있는 회사다. 그 후 2005년, 백신과 타미플루 구입을 위해 71억 달러의 긴급 자금과 타미플루 확보를 위한 10억 달러의 추가 자금을 요청하며 또 다른 공포를 조장한다. 이때부터 미국의 영향권 아래 있는 전 세계의 언론과 세계보건기구(WHO)는 새로운 종류의 조류 인플루엔자 H5N1이 사람에게도 전염될 가능성이 있다고 대대적으로 보도하기 시작한다. 그리고 제약회사에게 '고의로 저지르는 경우'를 제외하고는 백신의 부작용으로 인한 어떠한 피해에 대해서도 민, 형사상 책임을 면제해주는 특별법을 통과시킨다.[3]

그 후 2007년 초에는 새롭게 돼지 인플루엔자가 발생하여 전 세계적으로 퍼지고 있다는 예전과 같은 보도가 몰아친다. 이번에는 세계보건기구와 미국의 부시 행정부가 합세해 "2년 내에 전 세계 인구의 3분의 1이 신종 플루에 감염될 것"이라며 전염병이 퍼지는 정도에서 최고 등급인 '대유행'을 선언한다. 물론 이 대유행은 공포를 과장하기 위해 그냥 해본 소리였다.

역시 이때에도 이전의 조류 인플루엔자에 이어 타미플루가 유일한 치료제로 홍보되면서 길리어드 사이언스사의 주가는 연일 폭등한다.

타미플루 생산자인 로슈사가 2009년 한 해 동안 벌어들인 순수입은 10억 달러에 달했다. 그러나 두 번에 걸친 대소동은 럼스펠드, 조지 슐츠, 타우렐 등을 중심으로 한 부시 정부와 제약회사, 그리고 돈에 매수된 주류 의사들과 주류 언론이 공동으로 저지른 음모였음이 밝혀진다.

사실 사스, 조류 인플루엔자, 돼지 인플루엔자 등은 모두 같은 바이러스로, A형 인플루엔자 바이러스에만 반응하는 타미플루에 대한 효능이 계속 문제 됐지만 이는 철저히 묵살된다. 2010년 1월 유럽평의회보건 의장인 볼프강 보다르크는 일반 계절형 인플루엔자를 신종플루로 변종시켜 공포를 만들어냈던 음모를 조사하기 위해 위원회를 소집했다. 그는 "신종플루 백신에는 동물의 암세포와 발암 물질, 중금속등이 들어 있고, 접종하면 알레르기 등 부작용이 일어날 수 있다. 인플루엔자보다 백신이 더 위험하다."고 조사 이유를 밝혔다. 이 시기에 백신과 타미플루의 직접적인 부작용으로 전 세계에서 12,799명이 사망한 것으로 집계됐다.[4]

타미플루의 부작용으로 전 세계에서 수백만 명이 고통을 겪었고, 수만 명이 사망한 것으로 추산됐다. 계속해서 임신부의 유산도 보고됐다. 탐욕에 젖은 주류의사들은 안전성이 전혀 확인되지 않은 타미플루를 어린이뿐만 아니라 임신부에게도 마구 처방했다.

2010년 1월, 우리나라 보건복지부는 한 20대 임신부가 신종플루 백신을 접종받은 후 5일 후에 태아가 사산되었다고 밝혔다. 2009년 9월에는 캐나다의 원주민 마을인 오사트에서 백신을 접종받은 사람들이 집단으로 입원하고, 마을 전체에 질병이 퍼지는 사건이 발생했다. 이런 상황에서 캐나다, 영국, 아일랜드, 일본, 미국 등에서 실시한 여론 조사에 의하면 조류 인플루엔자보다 백신이나 타미플루가 더 위험하다는 경고가 널리 퍼졌지만 주류 의사와 주류 언론을 중심으로 한 공포 조장은 계속됐다.[5]

일본에서는 2007년까지 타미플루를 복용하고 54명이 사망했는데 그중에 16명이 어린이였다. 일부는 옥상에서 투신자살하고, 일부는 달리는 자동차에 뛰어들기도 했다. 미성숙한 어린이의 신경 조직에 영향을 주었기 때문이다. 2005~2006년 사이에 일본의 한 제약회사가 인플루엔자 백신의 부작용을 자체 조사해서 일본 후생성에 보고한 자료에 의하면, 102명의 부작용 환자 중 3명이 사망했고, 4명이 중증 장애로 이어졌다.

제약회사의 보고이니 최소로 줄인 결과다.[6] 이 같은 보고들이 이어지자 제약회사들은 어린이에게 처방하지 말 것을 경고했지만 광기에 젖은 우리나라의 주류 의사들은 연일 인플루엔자 공포를 조장하며 전국의 유치원, 초등학교, 중학교, 고등학교 학생들에게 강제로 백신과 타미플루를 투여했다. 보건소에서는 노인들에게 국민의 세금으로 사들인 타미플루를 무료로 접종했다.

30년 전인 1976년, 부다 인플루엔자(돼지 인플루엔자에서 유래한 전염성이 강한 인플루엔자, H1N1) 대유행 당시 인플루엔자 백신을 접종받은 사람들 중 565명에게서 길랭바레증후군***이 보고됐고, 30명이 백신 접종 후 몇 시간 내에 사망하기도 했다.

1997년에 세계보건기구는 조류 인플루엔자(H1N1의 변종인 H5N1 바이러스)로 1억 마리의 새가 죽었다고 발표하고, H5N1 바이러스에 감염된 사람이 처음으로 보고되었으며, 18명의 감염자 중 6명이 사망했다고 야단법석을 떨었다. 또 2003년에도 H5N1에 감염되어 1명이 사망했다고 발표한다. 그러나 미국에서만 매년 36,000명이 인플루엔자로 사망한다. "조류 인플루엔자로 5천 명에서 200만 명이 사망할 수 있다.", "전 세계적인 유행병이 되어 1억 5천만 명이 사망할 수도 있다."는 내용으로 연일 이어지는 언론 보도는 공포를 키우기 위한 계획된 전략이었다. 그들은 FDA에 보고된 사실인 타미플루를 복용한 어린이 1,800명 이상에서 정신착란 등의 부작용이 일어났으며 일본에서 5명의 청소년이 죽었다는 사실은 철저히 숨겼다.[7]

독일, 프랑스, 벨기에, 영국 등 유럽은 오래전부터 백신의 부작용을 인식하고 거부 반응이 강한 지역이다. 영국의 경우에는 돼지 인플루엔자 사태 중에 1천 7백만 명분의 백신을 준비했지만 4백만 명만 접종을 받고 나머지 1천 3백만 명분의 백신은 보건복지부로 반환됐다. 결국 이 백신으로 인해 영국 정부는 수십억 파운드의 재정 손실을 입었다. 2009년 8월, 영국 의학 저널에 발표된 보고에 의하면 의

***급성감염성 다발신경염 또는 특발성다발 신경근염이라고도 한다. 프랑스의 신경과 의사 G.길랭과 신경학자 바레가 처음으로 제기한 질병이다. 흔히 백신 접종 후에 나타나며 호흡곤란, 양팔 등 운동신경과 감각신경을 모두 마비시키는 신경병으로 사망으로 이어지기도 한다. 특히 4~9세 어린이에게 많이 발생한다.

사와 간호사들의 50퍼센트 이상이 타미플루 접종에 반대 의사를 표명했다고 한다.[8]

인플루엔자 예방 백신이나 타미플루는 효과가 거의 없는 것으로 알려져 있다. 일본 마에바시 시의 연구팀이 1984년에 실시한 연구 결과를 보면, 인플루엔자가 유행하던 때에 인플루엔자 예방 접종을 하지 않은 지역의 아동 결석률은 42.6퍼센트였지만 예방 접종을 한 지역의 아동 결석률은 51.9퍼센트였다.

1985년 인플루엔자 백신 접종 지역인 이세사키 지역의 아동 결석률은 29.1퍼센트였지만 비접종 지역인 안나카시 지역의 결석률은 22.2퍼센트였다. 영국의 한 연구소가 전 세계 모든 임상 실험을 분석한 결과, 건강한 성인이 미리 예방 차원에서 타미플루를 복용한다고 해서 입원율과 합병증을 줄여준다는 근거가 없다고 지적했고 '영국의학저널'은 제약회사 로슈사에 대해 "타미플루에 대한 임상 실험 결과를 공개하라"고 요구했다.[9]

게다가 타미플루 파동에서 더욱 충격적인 사실은 신종 플루 백신을 생산하면서 미국 질병관리센터(CDC)에서는 "주사한 자리가 붉어지고 부어오르는 등의 경미한 부작용 이외에는 백신에 사용된 저용량의 티메로살이 인체에 해가 된다는 과학적 증거는 없다."며 수은의 부작용으로 사용이 금지된 티메로살의 첨가를 FDA 권장량의 250배까지 허용했다는 사실이다.[10] 티메로살은 수은으로 만드는 백신 방부제다. 수은의 해악성이 알려지면서 여론에 의해 사용이 금지된 후 창고에 쌓여있던 제약회사의 재고품을 덜어주기 위한 조치였다. 물론 당시 생산한 백신의 대부분은 다른 나라에 수출하기 위한 것이었다. 우리나라에서 어린이들에게 강제 투여했던 신종 플루 예방 백신도 미국에서 수입한 것이었다.

제약회사와 주류 의사들은 시민의 건강보다 이윤에만 관심이 있다. 백신을 옹호하는 의사들이 근거로 삼는 과학적 논거는 단지 백신을 접종한 결과 항체가 만들어져 집단면역을 이룰 것이라는 가설이다. 그러나 항체의 생성 여부, 항체의 기능, 항체의 존속 기간, 집단면역 형성 여부 등에 대해서는 과학적 연구가 한 번도 이뤄진 적이 없다.

게다가 면역은 염증과 열을 통해 만들어지는 자연면역만이 각종 감염성 질병을 막아내는 기능을 발휘하는 것이지 인공적으로 활동을 약화시킨 백신은 염증과 열을 만들어 내지 못하기 때문에 면역력을 키워주지 못한다. 오히려 백신에 다량 들어 있는 수은, 합성물질 등 독극물로 인해 신경조직과 뇌조직 등이 파괴되어 사망, 신체마비, 자폐증, 관절염 등 각종 치명적인 부작용을 유발할 위험이 크다.

1995년 영국의 의학 전문지 「랜싯」에 발표된 영국보건연구소(PHL)의 연구에 의하면 20~29세의 디프테리아 환자 중 25퍼센트가 어려서 백신을 접종했음에도 항체가 충분하지 않거나 발견되지 않았다고 한다. 그리고 50~59세 노인의 50퍼센트가 항체가 부족하거나 없었다고 한다. 시카고에서도 디프테리아가 유행했을 때 16명의 사망자 중 9명이, 질병자 23명 중 14명이 이미 백신을 접종한 사람이었다. 면역 기능을 발휘하는 온전한 항체는 염증과 열을 동반하는 질병을 앓은 후에만 형성되는 것이다. 인체를 속여 접종한 백신의 바이러스는 온전한 염증을 일으키지 않기 때문에 항체를 형성해내지 못한다.[11]

21
세상에 믿을 백신은 하나도 없다

1796년 영국의 에드워드 제너는 목장에서 일하는 사람들은 천연두에 걸리지 않는다는 보고서를 발표함으로써 예방 접종 시대가 열렸다. 세계보건기구(WHO)는 1967년부터 전 세계인에게 의무적으로 천연두 예방 접종을 실시하게 했고 마침내 1980년 5월 8일, 지구상에서 천연두가 사라졌음을 공표했다. 또한 2000년 10월 29일, 소아마비도 지구상에서 사라졌음을 공식 선언했다.

그러나 사실 전 세계 대부분의 나라가 WHO의 발표와는 달리 오래전부터 천연두와 소아마비의 의무 접종을 중단했는데 그 이유는 백신이 면역 효과가 없을 뿐만 아니라 백신 자체에 들어 있는 수은 등 각종 치명적인 물질로 인해 더 심각한 질병과 부작용이 일어났기 때문이다. 영국에서는 1853년에 천연두 의무 접종을 시행했지만 1907년에 중단했다. 예방 접종을 시행하기 전 1851~1852년 사이에 천연두로 2,000명이 사망했지만, 예방 접종 시행 후인 1857~1859년에는 14,244명이 천연두로 사망했다. 미국은 1902년에 의무 접종을 시작했지만 1971년에 금지했다. 오스트레일리아는 1925년에, 네덜란드는 1928년에 금지했다.[12]

미국에서 홍역 발병률은 백신이 개발된 1957년의 20년 전인 1930년대에 이미 95퍼센트나 급락했다. 반면 홍역 백신이 전 국민에게 강제로 접종된 1989년에는 전년도에 비해 두 배나 늘어난 14,000건의 홍역 발병자가 보고됐고, 1990년에는 전년도에 비해 두 배가 늘어난 28,000건이 보고됐다. 1989년 미국 질병예방센터(CDC)는 홍역 발생의 98퍼센트가 홍역 예방 백신을 접종한 학교에서 발생했다고 보고했다. 감염자는 대부분 백신을 접종한 어린이들이었다. 이때 사망한 어린이는 89명이었는데 대부분 영양 상태가 나쁘고, 치료를 제대로 받지 못한 빈곤층이었다. 1992년 이후 홍역 발병률은 다시 줄어들었다. 홍역은 한 번 가볍게 앓고 나면 다시는 감염되지 않는 영구 면역성 질병이다. 과거에 홍역은 대부분 어린이들에게 나타났지만 최근에는 바이러스가 악성으로 변이돼 오히려 성인에게 자주 나타나며, 백신은 아동도 성인도 홍역을 예방해주지 못한다.

소아마비 바이러스는 주로 생후 6개월에서 4세까지 우리의 장내에 서식한다. 거의 질병을 일으키지 않고 자연스럽게 사라지며, 이후에는 영원히 면역력을 갖게 된다. 그러나 영양실조, 약 복용 등으로 면역체계가 약해진 극히 일부에서는 소아마비 바이러스가 혈류를 따라

신경계로 이동하면서 마비를 일으킬 수 있다. 한 연구에 의하면 소아마비 바이러스에 감염된 사람 중 95퍼센트는 아무런 증상 없이 그냥 지나가며, 5퍼센트는 마비 증상이 아닌 인후염, 두통, 발열 등 감기와 동일한 증상을 일으킨다. 즉 신체마비, 자폐증, 류머티스 관절염 등의 부작용은 폴리오(Polio) 바이러스에 의한 증상이 아니라 백신에 함유돼 있는 수은 등 치명적인 유해 중금속과 합성화학물질에 의해 나타나는 부작용이다.[13]

사실 소아마비가 많이 줄어든 가장 중요한 원인은 식수 시설과 영양 상태의 개선과 함께 현대의학이 소아마비를 뇌수막염 등과 같이 다른 질병으로 분류했기 때문이다. 소아마비 바이러스는 수인성 바이러스다. 식수가 개선되면서 소아마비 바이러스는 크게 줄어들었다. 게다가 백신의 발명자인 제너가 백신으로부터 면역력을 얻었다는 주장은 기본적인 과학적 검증을 거치지 않았고* 제너의 예방 접종 대상자 중 많은 사람이 사망했다는 것은 철저히 숨겨졌다.

2009년 발표된 로렌스 윌슨의 연구에 의하면 1900년 이후 백신이 도입되기 전부터 홍역, 성홍열, 폐결핵, 장티푸스, 백일해, 디프테리아, 소아마비 등의 전염성 질병들이 이미 감소 추세로 접어들어, 백신에 의해 줄어든 비율은 단 3.5퍼센트밖에 되지 않는다고 한다.[14]

---

* 제너의 실험은 제임스 핍스 한 사람에게 실시됐고, 이 실험에서 효과가 나타나자 제약회사의 강력한 로비에 의해 백신 이론이 만들어졌다. 후에 핍스는 20세에, 역시 백신 접종을 받은 제너의 아들은 21세에 사망한다. 그러나 이 실험에서 투여한 것은 우두 바이러스였고, 현대의학에 의해 우두 바이러스와 천연두 바이러스는 전혀 다른 종류의 바이러스로 밝혀졌다.

22

천연두가 소멸되었다는 것은 거짓말이다

미국에서 1980년에 감염성 질병으로 죽은 사람은 8만 7천 명이었지만 1998년에는 다시 17만 명으로 늘어났다. O157:H7 박테리아, C형 간염, 비브리오 콜레라, 한타 바이러스, 인간 광우병, 니파 등 새롭게 등장한 질병뿐만 아니라 이전의 천연두, 소아마비 등도 여전히 건재했다. 더욱 중요한 것은 현대의학이 알고 있는 미생물은 전체의 0.01퍼센트에도 미치지 못한다는 사실이다. 질병은 인간의 희망대로 쉽게 사라지는 것이 아니다. 박테리아나 바이러스는 항생제의 융단 폭격으로 부자 나라에서 가난한 나라로 잠시 몸을 숨겼을 뿐이다.

천연두와 소아마비는 지금도 전 세계 가난한 나라 곳곳에서 집단적으로 계속 발병하고 있다. 천연두나 소아마비 바이러스 등은 식량 부족 등으로 면역력이 약해진 사람에게 발병하는 전염성 바이러스이기 때문이다. 타지키스탄, 앙골라, 파키스탄, 콩고 등 전 세계적으로 소아마비가 창궐하자 2011년 1월 24일, 「빌 앤드 멜린다 게이츠 재단」* 이사장인 빌 게이츠는 "지금도 세계적으로 수십만 어린이가 소아마비로 숨지거나 마비되고 있다. 2012년까지 소아마비 박멸에 전력을 기울이겠다."고 약속했다. 그러나 세계보건기구에서 천연두 박멸에 앞장서고 있는 도널드 A. 핸더슨은 "소아마비 예방 백신이 오히려 소아마비를 유발하거나, 전혀 예상치 못한 새로운 질병을 일으

---

* 록펠러 재단, 게이츠 재단 등 거대 재단이 질병 퇴치를 위해 거액의 자금을 기부하는 것은 사실 봉사 측면이 아니라 자본주의 원리에 따른 투자일 뿐이다. 미국에서 재단을 만들면 재산세, 상속세, 자본이득세 등이 모두 면제되기 때문에 대부분의 재단은 현금이 아니라 주식과 채권 형태로 이전해 산하 기업들을 지배한다. 실제적으로 foundation은 사회 기부 단체가 아니라 '비과세 지주회사'다. 세금을 피하기 위해 재단을 만들고 그 재단은 주로 가족만으로 운영된다. 이사장, 회장, 고문, 임원, 책임자 등의 자리에 가족이 앉고 재단의 거대한 자금을 운영한다. 록펠러 재단과 게이츠 재단은 세계 초거대 지주회사이며, 특히 록펠러 재단은 게이츠 재단보다 100배 이상의 순자산을 소유하고 있다.

록펠러 재단, 게이츠 재단을 포함해 대부분의 재단은 정관상 임명 절차가 필요 없이 직계 가족은 당연직 이사로 임명된다. 모든 재정 운용은 가족으로 구성된 이사회에서 결정되고, 재단의 자금은 주식 투기, 부동산 투기, 환 투기, 회사 설립 등 모든 곳에 사용할 수 있다. 다만 연간 총수익의 5퍼센트 범위 내에서 무상으로 기부하면 된다. 그러나 이 경우에도 기부금의 대부분은 재단이나 가족이 소유하고 있는 기업 또는 대학에 연구, 개발 자금으로 사용되는 것이 현실이다. 최대 규모 재단인 록펠러 재단과 게이츠 재단의 총수익 중에 사회에 기부하는 비율은 백신 개발, 항암제 개발, 식품첨가제 개발, 유전자 조작 등에 2~3퍼센트를 사용하고, 2~3퍼센트는 임원 활동비로 쓰인다. 그리고 이렇게 개발된 특허권은 자기 소유 회사에 기증하거나 저렴한 가격에 다시 재단으로 이전한다.

그리고 미국에서는 청교도 정신에 따라 '사유재산 절대적 존중'의 이념이 헌법으로 보장되기 때문에 개인 재산인 재단에 대해서는 아무런 조사를 할 수 없다. 다만 스스로 허가 관청인 국세청에 자율적으로 작성한 보고서를 1년에 한 번 제출하면 모든 것이 종료된다. 이 때문에 재단에 대한 자료는 거의 공개되지 않고 장막으로 가려져 있다.

미국의 재정이 부족해 국가 운용 자금을 대부분 개인 기업인 '연방준비은행'과 외국에서 차입해 오는 것은 이러한 재단의 남발과 레이건 이후로 추진되어온 세금 감면이 큰 이유다. 현재 미국에는 10만 개에 달하는 비과세 재단이 있고, 미국은 국가 부채가 14조 3,000억 달러에 달하는 세계 최대의 채무국이다. 우리나라도 미국의 세법을 모방하고 있기 때문에 삼성재단, 현대재단 등 거의 모든 재단이 foundation형태를 띠고 있어 주로 탈세의 수단으로 이용되고 있다.

키고 있다. 천연두 박멸에 실패한 것 같이 소아마비를 박멸한다는 것은 불가능하므로 다른 보건 문제에 써야 할 재원을 소아마비 박멸을 이유로 거대 제약회사에 투입하는 것은 현명하지 못하다."고 지적했다. 이와 관련해 컬럼비아 대학의 소아마비 전문가인 스캇 바레트는 "2013년까지 아프가니스탄, 인도, 나이지리아, 파키스탄에서 소아마비 감염을 막겠다는 세계보건기구의 노력이 또 실패한다면 이제는 계획 자체를 포기해야 한다."고 말한다. 과학적으로 밝혀진 충격적인 사실은 소아마비는 백신 부작용으로 일어난다는 것이다.[15]

의학으로 질병을 몰아낸다는 주장은 의사들의 환상일 뿐이다. '끝없는 돈에 대한 탐욕과 무지'를 덮으려는 환상! 한때 사라졌던 결핵, 페스트, 천연두, 콜레라, 발진티푸스 등이 다시 나타나 인류를 공포에 떨게 하고 있다. 우리나라는 OECD 국가 중 결핵 발생, 사망률이 최고다. 많은 사람이 결핵 백신을 맞지만 매년 3만 명에게 결핵이 발병하고 2천 500명이 목숨을 잃는다. 문제는 암 환자가 암으로 사망하는 것이 아니라 강독성의 항암제 부작용으로 사망하듯이, 결핵환자는 결핵으로 사망하는 것이 아니라 강독성의 결핵치료제 부작용으로 사망한다는 사실이다.

주류 의사들은 현대에 전염병이 거의 사라진 것이 백신의 공로라고 하지만 이는 그들의 주장일 뿐이다. 그들이 주장하는 가장 대표적인 것은 천연두 퇴치. 그러나 알프레드 월리스의 조사에 의하면 사실이 아니다. 백신이 개발되고 50년이 지난 후인 1852년에 영국에서는 천연두 백신 접종이 강제적으로 실시되어 거의 98퍼센트에 달하는 주민이 접종을 받았다. 그러나 18년 후인 1870년에 영국에서 천연두가 창궐하게 되고, 천연두에 의해 4만 4,000명 이상이 목숨을 잃었다. 백신 접종이 강제되지 않았던 시기에 비해 사망자 수가 거의 3배에 달하는 비극이었다.

이런 결과로 백신무용론이 나오면서 레스터시 주민들은 1890년부터 백신 접종을 거부했고, 대신 공중위생에 더 많은 노력을 기울였다. 그 후 2년 후인 1892년에 영국에서 다시 천연두가 창궐했지만 레스터시 주민에게 천연두가 발병한 비율은 10만 명당 19명에 불과했고, 사망자도 단 1명뿐이었다. 반면 인근 지역인 월링턴 주민들은 99퍼센트가 백신을 접종받았지만 발병률이 6배 높았고, 사망자도 11명이나 발생했다.[16]

조너스 솔크의 사백신과 앨버트 사빈의 생백신이 차례로 개발된 후, 소아마비가 급락했다고 하지만 이것은 사실이 아니다. 그 전까지는 소아마비의 진단 기준이 24시간 동안의 마비였고 무균성 뇌수막염과 콕사키 바이러스 감염도 모두 소아마비에 포함시켰지만, 생백신 도입 후에는 60일간의 마비 증상이 진단의 기준으로 바뀌었고 두 경우를 다른 병명으로 구분하기 시작했다. 소아마비의 기준을 엄격하게 다시 정의하고 세분화시키니 당연히 소아마비 발생률은 급락하게 된다.

작가 조지 버나드 쇼우도 이 문제에 대해 흥미로운 기록을 남겼다.

"나는 천연두가 창궐할 때 런던 지역의 보건의회 의원이었다. 나는 그곳에서 예방 접종 효과가 어떻게 조작되는지를 지켜봤다. 천연두 접종을 받고 천연두에 감염된 경우 천연두가 아닌 무균성 뇌막염, 습진 또는 이름 불명의 다른 질병 등으로 분류된다." 비에라 쉐브너도 비슷한 기록을 남겼는데, 1955년부터 1957년 사이에 소아마비를 여러 가지 다른 질병으로 분류함으로써 소아마비의 90퍼센트가 통계에서 제외됐다는 것이다.[17]

전통 의학을 강조하는 미국의 소아과 의사 로버트 멘델존은 "질병은 패션과 같아서 주기적으로 나타났다가 사라지는 것이다."라고 한다. 주류 의사들은 홍역이 생명을 위협할 수 있으며 특히 성인이 홍역에 걸리면 더 위험하다고 공포를 조작하며 백신 접종을 강요한다. 그러나 홍역을 비롯해 대부분의 질병은 영양 상태를 양호하게 유지하면서 면역력을 키우면 그냥 지나가버리는 가벼운 병이다.

1989년, 미국 텍사스 주 코퍼스 크리스티 지역에 홍역이 대량 발생했을 때 홍역을 앓은 아동의 99퍼센트가 백신 접종을 한 상태였다. 백신으로 인해 오히려 면역력이 약해진 때문이다. 영국 공중보건연구소의 역학 전문가인 노먼 베그는 "홍역으로 인한 사망과 백신 접종률이 낮은 상황과는 아무런 관련이 없다."고 강조한다.[18]

1871년부터 1872년 사이 영국에서는 2살부터 50살까지 전 국민의 98퍼센트가 소아마비 백신을 접종받았지만 45,000명이 소아마비에 걸려 사망했다. 천연두환자 중 약 90퍼센트는 이미 예방접종을 받은 사람이라는 사실 역시 조사에서 확인됐다. 1871년에 천연두 발병률은 100,000명당 28명이었으나 1880년에는 46명으로 치솟았다. 같은 시기에 강제 접종률이 96퍼센트에 달했던 독일에서도 125,000명 이상이 소아마비로 사망했다.

독일에서 1940년에 디프테리아에 대한 강제 접종이 실시된 이후 디프테리아 감염자가 40,000명에서 250,000명으로 급증했다. WHO의 후원으로 아프리카 가나에서 홍역 백신을 전 인구의 96퍼센트 이상에게 접종한 후 1967년 WHO는 가나에서 홍역이 전멸됐다고 선언했다. 하지만 5년 후인 1972년에 최악의 홍역 사태가 벌어졌다. 1970년대 인도에서 결핵과 관련된 소송에서, 대부분 결핵 백신을 접종받은 사람들이 접종받지 않은 사람들에 비해 감염 비율이 월등히 높다는 사실이 확인됐다. 1978년 미국의 30개 주에서 진행된 연구에 의하면 홍역에 감염된 어린이들의 절반 이상이 백신을 접종받았다는 사실이 밝혀졌다. 「미국의사협회지」 1981년 2월호에는 산부인과 의사들의 90퍼센트와 소아과의사들의 66퍼센트가 풍진 백신 접종을 거부한다는 조사 결과를 발표했다. 스웨덴은 1979년에 백일해 백신이 아무런 효과가 없음을 확인하고 접종을 금지했다. 이는 그 전해인 1978년에 발생한 5,140건의 감염 사례 중에서 84퍼센트에 해당하는 사례가 3번 이상 백신을 접종받은 경우라는 사실이 확인됐기 때문이다.

미국에서 DPT(디프테리아, 백일해, 파상풍 백신) 가격은 1982년 11센트에서 1987년 11.40달러로 5년 사이에 104배 인상됐다. 1987년을 기준으로 제약회사가 백신 부작용으로 인한 사망자의 유가족들에게 지불할 배상금과 소송비용을 준비하기 위해 한 개당 8달러(판매 가격의 70퍼센트)를 비축하도록 한 특혜였다. 백신의 효능을 강조하는 대부분의 웹사이트는 제약회사와 그들로부터 재정 지원을 받는 주류 의사들이 운영하는 사이트다.

1988년에서 1989년 사이에 중동의 오만에서 발생한 소아마비 대량 발생 사태에서 감염자들은 대부분 백신을 접종받은 사람들이었고, 감염률이 가장 높은 지역은 접종률이 가장 높은 지역이었고, 감염률이 가장 낮은 지역은 접종률이 가장 낮은 지역이었다. 1990년에 영국 의사 598명을 상대로 진행된 조사에 의하면, B형 간염 고위험군에 속하는 의사들 중 50퍼센트 이상이 B형 간염 백신 접종을 거부한 것으로 밝혀졌다.

미국 의학 전문지 「JAMA」(1990년 11월 21일 자)는 학령기 아동 중 95퍼센트 이상이 홍역 백신을 접종받았지만 접종받은 학생들이 꾸준히 홍역에 감염되고 있다는 사실을 공개했다. FDA는 1990년 7월부터 1993년 11월 사이에 54,072건의 백신 부작용 사례를 확인했다. 그러나 이 숫자는 부작용 접수를 거부하는 주류 의사들에 의해 10퍼센트만이 보고된 것이어서 실제로는 50만 건 이상의 부작용 사례가 있었음을 FDA는 인정했다. 1994년 「뉴잉글랜드 의학 저널」에 발표된 자료에 의하면 백일해에 감염된 5세 이하의 어린이 중 80퍼센트는 예방 접종을 받은 어린이라는 사실을 공개했다.

2000년 11월 2일, 세인트루이스에서 열린 미국의사협회(AAPS) 총회에서는 유아에게 더 이상 백신 접종을 시행하지 않을 것을 만장일치로 결의했다. 2000년 12월부터 미국에서는 만 2개월이 된 유아에게 의무적으로 B형 간염 백신을 접종하도록 하는 법규가 시행됐다. 그 후 B형 간염 백신을 접종받은 유아 중 36,000명에게서 부작용이 보고됐고, 그중 440명이 사망했다. 질병관리센터(CDC)는 B형 간염 백신이 다른 백신에 비해 10배 이상 부작용 위험이 크다는 사실을 인정했다.[19]

23
백신을 맞으나 안 맞으나 감염률은 비슷하다

전염병 박멸이라는 환상은 백신으로 인한 예방 프로그램으로 나타났지만 박멸된 전염병은 없고 오히려 백신 부작용만 계속해서 보고되고 있다. 한 예로 지구상에서 사라졌다고 한 천연두를 이라크 전쟁 때 후세인이 생화학 무기로 사용할 것이라는 거짓 정보를 유포한 미국의 조지 W. 부시 대통령은 자국 군대와 국민들에게 30억 달러를 투입해 강제로 천연두 예방 접종을 실시했다. 그러나 예방 접종 이후 많은 부작용이 발생하며 사망자까지 생겨났다.

천연두 바이러스는 정치적으로는 공포를 조장하고, 경제적으로는 제약회사를 지원하기 위한 거짓이었다. 따라서 천연두는 발병하지 않았지만, 사망자가 발생한 것은 백신 부작용 때문이었다. 이때 대형 병원종사자들, 미국노동총연맹 소속 노동자들, 미국 경찰, 미국 보건 관련 공무원들은 백신 접종을 거부했다. 결국 부시 대통령의 명령

으로 천연두 백신을 접종받은 사람은 군인과 하위 계층 시민 등 10퍼센트뿐이었다.[20]

2003년 10월 뉴욕, 백신 덕분에 이미 사라졌다고 믿고 있던 백일해가 다시 나타나 어린이 17명과 성인 2명의 환자가 발생했다. 이때 지역 보건 관계자이자 주류 의사인 조슈아 립스맨은 그 이유를 부모들이 백신 접종을 거부하는 무지 때문이라고 지적하며 백신 접종의 안전성과 효용을 강조했다. 그 이전인 1989년부터 1991년 사이엔 남미 전역, 미국, 캐나다 등 아메리카 대륙 전체를 홍역이 강타했다.

그 당시 현대의학의 광풍이 휘몰아친 미국에서는 어느 나라보다도 희생자가 많이 발생했다. 다른 나라에서는 평균 1,000명당 1명이 사망했지만 미국에서는 27,672명의 홍역 환자가 발생해 그중 89명이 사망했다. 331명당 1명이 사망한 꼴이다.[21] 그러나 미국에서 백신 부작용의 보고는 크게 축소될 수밖에 없다. 보험회사가 조류 인플루엔자 백신의 부작용이 너무 큰 것을 알았고 이것으로 인한 사망, 질병에 대해서는 보험 적용을 거부했기 때문이다. 그래서 FDA에 보고되는 백신 부작용 사례는 1퍼센트에 불과하고, 질병관리센터에 보고되는 비율 역시 10퍼센트에 불과하다.

1992년부터 2005년 사이에 질병관리센터에 보고된 36,788건의 B형 간염 백신 부작용 중 14,800건은 치명적인 부작용이었고 781건은 사망 사례였다. 10퍼센트 정도만 보고되는 상황을 고려하면 신체장애, 자폐증, 다발성경화증, 사망 등의 부작용은 10배 이상 늘어난다.[22]

우리나라 역시 질병관리본부에 보고되는 백신 부작용 비율은 1퍼센트에도 미치지 못하는 것으로 파악되고 있다. 특히 생후 첫 번째로 접종 받는 B형 간염 백신은 유전자를 조작한 박테리아에서 대량 생산하는 것으로 이 백신의 라벨에 쓰여 있는 부작용이 간염이라는 사실은 B형 간염 백신의 실체를 그대로 드러내는 증거다.

독일의 소아과 의사인 마르틴 히르테는 "오로지 질병 예방만을 승리의 상징으로 높이 평가하는 것은 잘못이다. 수두와 같은 질병은 어린이에게 거의 영향을 미치지 않고 가볍게 지나가는 병이지만 어린이의 면역체계를 강화시켜 훗날 암과 같은 치명적인 질병을 막아준다."고 강조한다. 백신 접종을 받으면 어린 나이에 가벼운 질병인 수두에 대해 면역체계를 만들지 못한다. 성인이 되어 수두에 걸리면 자연적인 항체를 만들어내지 못해 결국 생명까지 잃는 치명적인 질병이 될 수 있다.[23] 주류 의사들이 '해롭지 않은 소아병'을 과장해 공포를 조장한 결과 결국 '치명적인 질병'이 만들어진 것이다.

소아과 의사인 로버트 멘델존과 리차드 모스코비치, 슐츠 등은 "백신은 의학적으로 전혀 확인되지 않은, 단지 현대의학이라는 종교에서 교주인 주류 의사들이 행하는 의례 행위일 뿐이며 공익의 미명 하에 행하는 백신 판매행사일 뿐이다. 약을 포함한 백신은 과학이 아니고 의사들의 추측, 희망에 기인한 종교적 기구들이다. 건강을 지키려면 의사를 멀리하라."고 충고한다. 프랑스에서 전통의학을 보급하는데 앞장서고 있는 올리버 클레크는 "의사들이 현대의학이라는 종교에 매달려 백신과 항생물질로 마술 쇼를 하는 동안 인류의 건강은 무너지고 있다."고 개탄한다.[24]

24

백신이 자폐증과 알레르기를 유발한다

예방 백신이 없던 시절 콜레라, 소아마비, 홍역, 수두 등은 어려서는 어머니가 자녀에게 항체를 전달해주고, 자라서는 자연스럽게 바이러스와 싸우면서 강해진 자기 면역체계로 인해 대부분 경미하게 지나갔다. 그러나 백신의 등장은 자연적인 면역을 방해하면서 면역체계에 구멍을 내고 있다. 또한 대부분의 예방 백신에는 수은과 알루미늄이 들어 있다.

야채, 생선, 물, 흙 등 자연에 존재하는 수은은 메틸수은으로 인체에 아무런 영향을 미치지 않고 체내에서 쉽게 배출된다. 그러나 백신에 들어 있는 수은은 인공적으로 화학 처리한 에틸수은으로 뇌에 영구적으로 축적돼 신경세포를 파괴하기 때문에 사망, 자폐증, 신체마비, 류머티스 관절염, 학습장애 등의 원인으로 지적되고 있다.

알루미늄은 알츠하이머병, 뇌 손상, 마비 증상, 알레르기 등을 유발하는 것으로 알려져 있다. 알루미늄은 땀샘을 막기 때문에 땀이 나지 않도록 하는 기능성 화장품이나 땀 냄새 제거제, 그리고 제산제에 다량 함유돼 있다. 특히 위궤양이나 위암의 경우, 무지한 주류 의사들은 "짜고, 매운" 음식으로 인해 유발된다며 소금과 고추 섭취를 줄이라고 권고하지만 위암의 주요 원인은 제산제의 부작용으로 밝혀지고 있다. 오히려 천연 나트륨과 고추의 캡사이신 성분은 체내에서 각종 영양소, 미생물 등과 상호 조화를 이루며 면역력을 빠르게 회복시켜 준다.

백신에는 바이러스를 죽이거나 약하게 하기 위해 독성이 강한 수은을 주성분으로 하는 티메로살과 백신의 보존기간을 늘리기 위해 포름알데히드를 주성분으로 하는 포르말린, 그리고 항체 생성을 강화시켜주는 기능을 하는 황산알루미늄 등이 보조제로 첨가된다. 그 외에도 색을 유지하기 위한 페놀, 동결 방지를 위한 에틸렌글리콜, 다른 세균을 죽이기 위한 염화벤제토늄, 보존제 기능을 하는 메틸파라벤 등도 첨가된다. 이러한 첨가제들은 대부분 석유에서 추출한 성분으로 만들어진 합성화학물질 또는 중금속이다. 특히 포르말린과 페놀은 1급 발암물질이다.

아직 면역 체계가 형성되지 않은 신생아 때 접종하는 간염 백신에는 일일 허용치의 125배에 해당하는 수은이 들어 있고, 이후 3차례 추가로 접종하는 간염 백신에도 40배가 넘는 양이 들어 있다. 결국 생후 2개월부터 18개월까지 간염 백신 4차례와 DPT(디프테리아, 백일해,

파상풍 혼합 백신)를 접종하게 되면 허용치의 1,400배에 달하는 수은이 아기 몸에 투여된다. 게다가 서로 다른 종류의 중금속과 화학 물질이 혼합될 때 상승작용을 일으켜 그 위험은 더욱 커진다. 이 같은 혼합 백신에 대한 안전성 검사는 지금까지 단 한 번도 시행된 적이 없다.

소아마비 사백신 개발자인 조너스 솔크는 1977년 9월, 의회에서 이렇게 증언했다. "1970년대 초 미국에서 발생한 소아마비의 대부분은 바이러스 때문이 아니라 백신의 부작용이 원인이다." 소아마비 생백신 개발자인 앨버트 사빈 역시 1985년 12월에 다음과 같은 내용을 발표했다. "공식적인 통계를 보면 미국에서 실시한 대량 예방 접종은 질병 감소나 면역 증강에 전혀 도움을 주지 못했다. 예방 접종 계획은 완벽하게 실패했다. 1961년 이후 나타난 신체장애는 거의 대부분이 소아마비 생백신의 부작용이다."

실제로 최근 20년간 소아마비와 같은 신체장애가 일어난 경우는 모두 소아마비 생백신을 통한 감염 때문이었다. 1980년~1985년에 55건의 신체마비가 보고됐는데 그 중 4건은 다른 나라를 여행하면서 감염된 경우였고, 51건은 생백신 접종을 통해 발생한 경우였다. 이 보고서를 바탕으로 노르웨이는 1979년에, 우리나라는 2004년에 소아마비 생백신 접종을 중단시켰다. 결국 백신을 개발했던 제너, 파스퇴르, 솔크, 사빈 등은 결국 자신들의 업적을 솔직하게 부인했다. 그러나 그때는 이미 부를 충분히 쌓은 후였다.

소아마비 백신의 허구가 알려진 1980년대부터 미국에서는 경구용 소아마비 백신이 권장됐지만 이 역시 매년 평균 10여 명 이상에게서 치명적인 신체장애 부작용이 보고되자 2000년부터 권장을 철회했다. 우리나라는 2006년부터 경구용 소아마비 백신이 유통되지 않는다.

일본뇌염 사백신의 경우도 질병을 예방해주는 기능은 거의 발휘하지 못하면서 수은 등으로 인해 사망, 신체장애, 자폐증 등 치명적인 부작용이 계속 밝혀지자 일본에서는 2005년부터 일본뇌염 사백신의 접종을 전면 금지시켰다. 생백신에도 안정제로 합성 젤라틴이나 알부민, 항생제로 황산 카나마이신이나 겐타마이신, 착색제로 페놀 등이 들어 있어 치명적인 부작용이 계속 보고되고 있지만 제약회사와 주류의사들은 앵무새처럼 "안전하다."는 말만 되풀이한다. 특히 페놀은 1급 발암물질이다.[25]

2004년, 「뉴욕타임스」에 의하면 "MMR 백신이 도입되던 1987년에서 1998년 사이에 자폐증 환자는 3배로 증가했고, 1998년에서 2002년 사이에는 또 2배로 증가했다."고 한다. 이러한 자폐증은 대부분 수은을 주원료로 하는 티메로살이 원인이라는 사실이 계속 지적되어 왔으나 제약회사와 주류 의사들은 이를 철저히 부인하며, 유전적 원인 등 개인에 기인한다고 주장한다. 그러면서 "자폐증 환자가 늘어나는 이유는 진단 기술이 발달했기 때문이라며 이전에는 정신박약, 정신분열증으로 진단받을 환자도 이제는 자폐증으로 진단하게 되었다."는 진부한 변명을 한다.

그러나 2012년 6월 15일, 이탈리아 법원은 자폐증이 백신의 부작용임을 인정했고, 이어 2013년 1월 14일, 미국 법원은 백신의 부작용으로 자폐증에 걸린 두 명 이상의 어린이에게 수백만 달러를 지불하라고 판결했다. 그 이전인 2010년 10월 9일에는 법원에 의해 자폐증이 백신의 부작용이라는 사실이 확립됐고 2010년 10월 15일, 법원은 백신의 부작용으로 자폐증에 걸린 희생자에게 최초로 1,500만 달러를 넘어선 2,000만 달러의 보상금을 지불하라고 판결했다.

또한 2008년 2월, 한나 폴링 사건에서 정부와 제약회사, 의사들이 결속해 자폐증의 원인을 희생자의 선천적인 결손으로 돌리려는 음모를 치밀하게 진행하다 대중에게 발각되고 대중의 항의가 빗발치자, 결국 법원은 자폐증이 백신의 부작용이라는 사실을 확인해주었다. 정부가 자폐증의 원인을 선천적인 결손으로 몰아붙이는 음모에 적극 가담하는 까닭은 백신의 부작용이 확인된 경우 제조회사가 책임을 지는 것이 아니라 국가 예산으로 배상금을 지불해야 하기 때문이다.

이 얼마나 무서운 정책인가? 그러나 양심적인 의사들과 시민단체의 끈질긴 노력으로 이제 미국 사회에서는 자폐증이 백신의 부작용으로도 나타난다는 사실이 법원에 의해 확인된 것이다.[26] 그러나 우리나라에서는 아직도 정부, 제약회사, 주류의사, 주류언론의 거대한 방해공작으로 진실은 철저히 숨겨지고 있다.

미국은 백신의 보급률에 정비례해서 자폐증 환자가 급증하자 자폐증 발병률을 줄이려는 의도로 1980년 이후 5번에 걸쳐 자폐증 환자의 기준을 수정해 그 범위를 좁혀왔다. 예컨대 약한 증상의 자폐증은 '비전형 전반적 발달장애(PDD-NOS)'라는 병명으로, 대인 소통능력이 부족한 환자는 아스퍼거증후군으로 분류해 자폐증에서 제외했다.[27] 그러나 이런 축소 과정을 거치더라도 현재 자폐증은 현대의학이라는 신흥 종교가 널리 퍼져 있는 미국, 캐나다, 영국, 일본, 우리나라 등에서 계속 급증하고 있다.

수은은 백신뿐만 아니라 아말감, 임플란트, 건전지, 형광등, 온도계, 살충제, 페인트, 화장품, 의약품, 건축자재, 공장의 배출 매연 등에 광범위하게 들어 있다. 이렇게 쉽게 접할 수 있는 수은은 강독성 물질로 적은 양으로도 면역체계와 중추신경계, 콩팥, 간의 기능을 약화시킬 수 있다.

주류 의사들은 앤드루 웨이크필드 사건을 자주 인용한다. 그는 1998년 영국 의학 전문지 「랜싯」에 발표한 논문을 통해 "갈수록 늘고 있는 자폐증은 MMR 백신과 관련이 있다."고 주장했다. 주류학계의 집중적인 방해 공작을 무릅쓰고 이 연구를 발표하자마자 웨이크필드는 나락으로 추락하기 시작한다. 그 연구는 백신을 접종받은 후 수 시간 내에 자폐증에 걸린 12명의 부모로부터 5,643파운드의 수임료를 받고 소송 의뢰를 받은 법률회사가 수행한 연구였다. 결국 주류 의사들과 제약회사의 집중적인 탄압으로 그는 2010년 2월 「랜싯」에서 논문을 삭제 당하고, 그해 5월 의사 자격도 박탈당한다.

이 사건을 두고 주류 의사들은 "그가 주장하는 '백신과 자폐증 관련성'은 돈에 매수돼 논문을 조작했기 때문이며 결국 사기 행각이 밝혀져 의사 자격을 박탈당했다. 이제 백신의 안전성은 만천하에 드러났다."며 환호했다. 그러나 사실은 많이 다르다.

웨이크필드의 의사 자격이 박탈된 이유는 자폐증 아이들을 연구하는 과정에서 어린이에게 위험한 대장내시경, 요추천자, 뇌조영술, 결장경 검사, MRI 촬영을 수행했기 때문이다. 검사 대상이었던 12명의 아이 중 1명에게 대장의 12곳에 상처를 내는 의료 사고를 일으켰던 것이다.[28] 그는 결코 논문을 조작한 것이 아니라 백신과 자폐증과의 관련성을 추적해 진실을 밝혀냈을 뿐이다. 주류 의사들이 주장했던 의료사고는 조작, 과장된 것이었다.

25
자연 면역이 진짜 면역이다

미국에서는 1980년대에 600만 명에 달했던 천식 환자가 2005년에는 1,730만 명으로 치솟았다. 무절제한 항생제, 살균제, 백신 등으로 인해 면역력이 약해졌기 때문이다. 인간과 세균은 45억년을 함께 공존해오면서 서로에게 반드시 필요한 존재인데 무지한 주류 의사들이 무절제하게 항생제와 구충제 폭탄으로 제거한 것이 이유다. 회충, 요충 등은 인간과 공생하며 면역체계를 강화시켜주고 인간에게는 아무런 해를 미치지 않는다. 말라리아 기생충도 알려진 바와는 달리 인간에게 거의 해를 미치지 않는다.

하워드 휴즈 의학연구소의 안자 젠슨은 말라리아 기생충이 만들어내는 PfEMP1이라는 단백질이 염증이 생긴 혈관의 내벽을 보호해주는 역할을 한다는 사실을 밝혀냈다. 알레르기, 천식뿐만 아니라 암 등 모든 질환이 면역체계가 무너졌기 때문에 발생한다. 백혈병에 관한 영국의 연구에 의하면, 어려서부터 어린이집을 다녔던 어린이들은 다니지 않은 어린이에 비해 백혈병 발병 비율이 훨씬 낮다는 결론을 내렸다. 함께 어울리면서 박테리아, 기생충 등에 감염돼 면역력이 증가됐기 때문이다.[29]

우리나라 이혜란 한림대 의료원장은 생후 1년 전에 항생제를 처방받은 어린이, 분유로 자란 어린이, 형제가 적은 가정의 어린이, 깨끗한 환경에서 자란 어린이, 대도시에서 자란 어린이, 제왕절개술로 태어난 어린이들은 그렇지 않은 어린이에 비해 아토피, 천식 등 알레르기뿐만 아니라 폐질환 등 만성질환으로 고통 받을 가능성이 훨씬 높다고 주장한다. 그 이유는 세균 등에 감염될 가능성이 적기 때문에 면역체계가 약하기 때문이라고 한다.[30] 따라서 질병으로부터 벗어나기 위한 가장 지혜로운 방법은 환경을 통해 면역체계를 강화시키는 방법이다. 다시 말해 '적당히 불결한 것이 건강에는 좋다.'는 것이다.

백신은 바이러스의 독성을 없애기 위해 동물 세포를 이용해 생산한다. 예컨대 소아마비 백신은 원숭이의 신장 세포를 이용하고, 홍역 백신은 닭의 배아 세포를, 풍진 백신은 토끼나 오리의 세포를, 황열은 생쥐나 닭의 배아 세포를 이용한다. 경우에 따라서는 사람의 세포를 이용하기도 한다. 그러나 위험한 것은 다른 동물 세포를 이용해 배양하는 과정에서 다른 물질에 오염되어 '종의 장벽'이 깨질 가능성이 있다는 것이다. 즉 원숭이에만 존재하는 치명적인 바이러스인 SV-40 바이러스가 사람에게도 전염될 염려가 있다는 것이다.

실제로 1959년, 미 국립보건원(NIH)의 연구원인 버니스 에디는 소아마비 백신이 암을 유발할 수 있는 물질에 오염되었음을 발견하고 사용 중단을 촉구했다. 그러나 이때는 이미 미국에서만 이 동물 바이러스가 포함된 백신이 100만 명 이상에게 접종된 상태였다. 이어 1960년 머크연구소는 이 오염 물질이 원숭이 신장에 감염돼 있는 '시미안 바이러스'임을 확인했다. 이 바이러스는 실험용 동물에게 암세포를 발생시키는 데 사용하고 있는 바이러스다.[31]

이렇게 배양된 백신은 결핵 백신, 홍역·볼거리·풍진(MMR) 백신, 경구용 소아마비 백신, 수두 백신 등 생균 백신과 소아마비 백신, 디프테리아·백일해·파상풍 백신(DPT), B형 간염 백신, 뇌수막염 백신 등의 사균 백신에 모두 들어 있다.

생균 백신은 접종 대상인 아동이 아직 면역체계가 완성되지 않아 오히려 감염의 위험이 있고, 사균 백신은 치명적인 발암 물질인 방사선 또는 화학물질, 중금속으로 독성을 없애거나 약화시킨 것이어서 발암 물질이 인체에 축적될 수 있다는 위험이 있다. 게다가 종의 벽을 뛰어넘는 미생물은 극히 치명적이어서 주로 생물학전에 사용되고 있다. 어린이들의 면역체계를 강화시켜주면서 약간의 고통만 안겨주고 쉽게 사라지는 수두나 인플루엔자에 대해서도 효능이 확인되지 않고 오히려 치명적인 부작용을 불러올 수 있는 백신 접종은 중단돼야 한다. 국가와 제약회사, 주류의사들에 의해 강력하게 권장되는 백신 접종은 대중을 상대로 하는 무모한 임상 시험일 뿐이다.

15개월 된 정은이는 13개월부터 걷기 시작한 건강한 아이였다. 엄마는 정은이에게 15개월이 되던 때에 의사의 권유에 의해 첫 번째 MMR백신을 접종했다. 그런데 접종 후 9일이 지나면서 열과 콧물이 나기 시작했다. 정은이의 엄마는 접종 당시 의사가 감기와 같은 증상이 나타날 수 있다고 했기 때문에 대수롭게 여기지 않았다.

그런데 감기 증상이 사라지면서 정은이는 발을 헛디디고 자주 넘어졌다. 의사는 정은이에게 주사 부위에 얼음 마사지를 해주고, 해열진통제를 복용시키라고 했다. 처방대로 따랐지만 정은이의 증상은 점점 악화됐다. 갑자기 정은이의 허리 아래에 마비가 왔다. 척수종양에 대한 검사는 음성으로 나타났고, 뇌정밀 검사에서 뇌손상이 나타났다. 그토록 안전하다고 했던 MMR백신은 정은이를 평생 동안 신체마비와 정신지체라는 어둠에 가둬놓았다. 이제 초등학생이 된 정은이는 휠체어에 앉아 또래 친구들이 뛰어노는 모습만 바라보고 있다.

26
자궁경부암 백신은 검증되지 않았다

암 치료제 시장은 무한대라고 할 정도로 주류 의사들에게 거대한 부를 안겨주고 있다. 그러나 지금까지 암 치료제는 수없이 개발돼왔지만 모두 치명적인 부작용만 남기고 역사 속으로 사라졌다. 그리고 이전에 사라졌던 항암제가 이름을 바꾼 채 새로운 암 치료제로 계속해서 나타나고 있다. 치료제가 사라지기 직전까지 주류 의사들은 환자의 생명과 바꾼 거대한 부를 움켜쥐고 미소를 짓고 있을 것이다. 그리고 새로 출시된 항암제로 다시 한 번 거대한 부를 움켜쥘 것을 상상하면서 그들은 마냥 행복해 할 것이다.

자궁경부암(흔히 자궁암 또는 성기사마귀라고 한다)을 유발하는 것으로 알려진 인간유두종 바이러스(HPV)* 는 사마귀 바이러스로 섹스를 통해

---

* 인간유두종 바이러스는 120여 종에 이르지만 모든 바이러스가 자궁경부암을 일으키는 것은 아니고 HPV16, 18형만이 암을 일으킨다. 그리고 일반적으로 이 두 가지 바이러스에 감염된 경우에 암 발병률

서 전염되는 성병의 일종이라고 한다. 그러나 이 바이러스가 체내에 침입했다고 해도 대부분 그냥 지나치고 자궁경부암을 일으키는 경우는 0.1퍼센트에도 미치지 않는다. 이렇게 발병률이 0.1퍼센트에도 미치지 않는다는 것은 의학적으로 질병의 원인이 아니라는 말이다. 약물 등 합성화학물질로 면역체계가 약해진 극소수의 경우에만 사마귀가 변종을 일으켜 암으로 발전한다.

　얼굴, 목, 손발 등에 나타나는 사마귀도 이 바이러스에 의해 생기지만 인간에게 아무런 해를 주지 않고 저절로 사라진다. 게다가 자궁경부암은 상대적으로 드문 질병이다. 현재 미국에서 유방암과 전립선암 환자는 각 20만 명을 넘어서지만 자궁경부암 환자는 1만 명도 되지 않는다. 그것도 대부분 질 세척제와 콘돔, 생리대(특히 탐폰) 등이 원인으로 밝혀지고 있다. 한 연구에 의하면 미국 여성에 비해 베트남 여성이 자궁경부암에 걸릴 위험이 5배나 높다고 한다.[32] 그 이유는 베트남 전쟁 당시 미군에 의해 살포된 강독성 물질인 다이옥신(고엽제에 함유된 부산물)에 노출되었기 때문이다.

　자궁경부암은 드문 질병이지만 이를 찾아내기 위해 실시하는 선별검사는 오히려 과잉진단을 불러올 수 있는 위험한 과정이다. 이 때문에 자궁경부암은 의료계에서도 "검사가 의미 없는 비정형편평세

이 1퍼센트라고 하지만 우리나라에서는 흔히 4퍼센트라고 한다. 1985년에 A. 스트렘라우 등에 의해 이 바이러스가 폐암 환자에게서 발견됐다고 해서 폐암의 원인이라고 주장되기도 했지만 폐암환자에게서 거의 발견되지 않는다는 것이 확인되자 자궁경부암의 원인이라고 돌리게 된다.

포"라고 부른다. 자궁경부암으로 사망할 가능성은 0.2퍼센트도 되지 않지만 검사를 받는 15세 소녀의 75퍼센트가 위험한 정밀검사로, 다시 자궁절제술로 이어질 수 있다.

그 결과 여성성의 상실로 평생 우울증을 앓으며 우울증치료제와 항암제, 방사선 치료, 진통제, 위궤양치료제, 간질환치료제 등을 처방받으며 심각한 고통을 겪어야 한다. 이 때문에 미국 산부인과협회에서는 젊은 여성들에게 자궁경부암 검사를 줄일 것을 권고하고 있다.[33] 그러나 탐욕에 젖은 주류의사들은 대대적인 공포를 조장하며 백신 장사에 여념이 없다.

현재 자궁경부암 백신으로 서바렉스와 가다실이 시판되고 있다. 가장 많이 팔리고 있는, 고가의 가다실은 이미 HPV가 인체에 들어와 있는 경우에는 아무런 효능이 없기 때문에 자궁절제술을 해야 한다고 말하며, 섹스를 시작하기 전에 예방 차원에서 이 백신을 접종받기를 권한다. 그러나 미국에서 9~26세의 여성을 상대로 시판을 시작한 2006년 이후 백신 부작용으로 103명 이상이 사망하고, 전신마비와 뇌졸중, 심장질환, 유산 등의 부작용 370여 건이 FDA에 접수되어 있다.

그러나 중요한 사실은 HPV는 어떤 암도 일으키지 않고 자연적으로 사라지며, 오히려 백신의 부작용으로 질병을 일으킬 위험성이 44.6퍼센트나 높다는 사실을 FDA가 2003년 보도자료로 공개한 것이다. 미국 질병관리센터(CDC)에도 7,802건의 부작용이 접수되어 조사 중인데, 그 와중에도 제약회사와 주류 의사들의 압력에 의해 11~12

세의 남자아이에게도 가다실을 접종할 것을 권고하고 있다. 우리나라도 2007년 9월에 가다실이 승인된 후 1년 만에 40여 건의 부작용이 식약청(KFDA)에 보고된 상태다.[34]

스페인에서는 2009년에 전신마비 등의 치명적인 부작용이 확인되어 전량 회수되었고 같은 해 영국에서는 서바렉스를 투여받은 여학생이 급사하는 등의 부작용이 계속해서 보고되고 있다. 미국에서는 서바렉스를 승인하려다가 갑자기 취소하고, 후에 다시 승인했다. 일본에서는 2012년 5월부터 자궁경부암 백신 접종을 권장한 결과 2012년 5월부터 2013년 5월까지 보고된 신체마비, 간질 등 부작용 사례만 1,968건에 달한다. 그러나 현재 우리나라에서는 이러한 부작용들이 철저히 감춰진 채 주류 의사들에 의해 자궁암이 99퍼센트 예방된다며 60여만 원에 달하는 고가의 백신이 선전되고 있다.[35]

백신 접종의 안전 수칙

1. 유아기에는 아직 면역력이 정상적으로 형성되지 않은 상태이므로 갓난아이 때에는 부득이한 경우를 제외하고는 가능한 한 백신 접종을 피한다(면역력이 정상적으로 형성되는 4세 이전에는 가능한 한 백신 접종을 피하는 게 현명하다).

2. 몸이 아픈 상태에서는 백신 접종을 피해야 한다(감기나 상처 등 경미한 상태에서도 면역력은 감기와 상처 등을 치유하기 위해 그곳으로 집중되기 때문에 외부에서 수은 등 치명적인 이물질이 들어오면 이에 제대로 대응하지 못한다).

3. 여러 개의 백신 접종은 각각 다른 날에 하되, 시간 간격을 최대한 길게 한다(체내에 들어온 이물질을 면역력이 이겨내는 데는 충분한 시간이 필요하다).

4. 백신 접종 전후에는 충분한 휴식을 통해 면역력이 제대로 기능할 수 있도록 정신적, 육체적 상태를 양호하게 한다(면역기능은 정신적, 육체적 상태에 크게 영향을 받으므로 충분한 안정이 필요하다. 야채, 과일 등을 충분히 섭취해 컨디션을 좋게 하는 것도 방법이다).

5. 가능한 한 수은(티메로살)이 들어 있지 않은 백신을 선택해야 한다(미국에서 수입된 백신은 거의 100퍼센트 수은이 들어 있으므로 미국산은 피하고 유럽산이나 호주, 일본, 국내산의 경우에도 수은 함유 여부를 확인하는 것이 현명하다).

6. MMR(홍역, 볼거리, 풍진 종합 백신)이나 DTaP(디프테리아, 파상풍, 백일해 종합 백신) 등을 피하고 개별적으로 분리해 접종하는 것이 부작용의 위험을 줄일 수 있다(종합 백신에는 다양한 중금속이나 합성물질이 다량 들어 있으므로 각 성분 사이에 상승작용으로 인한 부작용을 크게 유발시킬 위험이 있으므로 분리해서 접종 받는 것이 현명하다).

7. 백신 부작용을 겪었던 사람은 이후 어떤 백신도 피해야 한다(다행히 이전에 겪었던 백신 부작용이 경미했다 해도 앞으로 겪게 될 부작용은 사망, 신체마비, 자폐증, 류머티스 관절염, 루게릭병 등 치명적일 수 있기 때문이다).

8. 임신한 상태에서는 어떠한 종류의 백신도 접종해서는 안 된다. 모유 수유를 할 때에도 수유기간이 끝날 때까지 백신을 피해야 한다(물론 임신 중에는 백신뿐만 아니라 어떠한 종류의 합성물질로 만들어진 약이나 화장품, 그리고 합성첨가제가 들어간 가공식품 등도 복용해서는 안 된다).

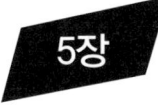

조기 검진 받으면 더 오래 살까?

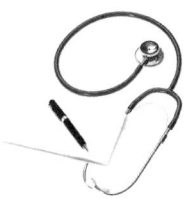

27

조기검진은
조기사망이다

현대의학에서 암은 불치병의 대명사이다. 게다가 미국의 청교도 사상에 의해 '암 환자는 신의 저주를 받은 자'라는 주홍글씨까지 환자들의 이마에 새겨 몸과 마음을 이중으로 고통스럽게 한다. 암이라는 진단을 받으면 환자의 정신은 나락으로 떨어지고 의사는 절대권력을 쥐게 된다. 환자는 의사 앞에 알몸이 된 채 그들이 원하는 대로 신체의 일부를 잘라내고, 독극물을 투여받으면서 서서히 생명을 파괴당한다.

주류 의사들은 이 같은 저주스러운 질병에 걸리기 전에 조기에 정기 검진을 받으면 암의 공포에서 벗어날 수 있다고 선전한다. 때문에 조기검진을 위한 고가의 의료기기는 대부분 암 검진용이다. 미국에서는 매년 148만 명이, 우리나라에서는 매년 16만 명이 암 진단이라는 사형선고를 받는다.

조기검진은 질병을 조기에 찾아낼 확률이 10퍼센트에도 미치지 못하는 반면 검사 과정에 투여되는 1급 발암물질인 마취제, 조영제, 방사선, 초음파 등으로 인해 오히려 건강했던 사람이 심장질환, 뇌졸중, 신부전증, 류머티스 관절염, 각종 암 등 치명적인 질병에 걸릴 위험이 90퍼센트에 달하는 극도로 위험한 도박이다. 게다가 방사선으로 찾아낸 암은 쉽게 악성으로 변형되고 진행 속도도 빠르기 때문에 수술, 항암제, 방사선을 투여해야 하는 지경에 이른다. 결국 20년을 고통 없이 살 수 있는 사람을 극심한 고통 속에 조기사망으로 내몰고 있다. 거액의 의료비까지 청구하면서!

많은 사람들이 조기검진에 많은 비용을 지출하지만 암은 오히려 계속 증가하고 있다. 사실 조기검진은 판독 오류로 건강한 사람을 암 환자로 잘못 진단해 수술과 약물중독자로 만드는 경우가 흔하다. 1998년, 「미국의사협회지(JAMA)」에 게재된 한 연구에 의하면 암 진단을 받은 환자의 44퍼센트 이상이 양성 종양이었다.

특히 유방암의 경우에는 77퍼센트가 오진이었다. 심지어 1950년대의 오진율과 거의 비슷한 수치로 암 진단에 있어서는 60년이 지난 지금까지 나아진 것이 없다. 미국 암학회의 오티스 브롤리는 매년 194,280명의 여성이 잘못된 조기검진에 의해 유방이 뿌리째 절제되고 있는데 이는 100억 달러에 달하는 유방암 시장을 장악하려는 주류 의사들의 탐욕에 의한 허구라며 이에 속지 말 것을 강력히 경고했다.[1]

오진률이 전혀 개선되지 않는 까닭은 주류 의사들의 수입과 관련이 있기 때문이다. 사실 암 등 만성 질환이 급증하는 이유는 약과 가공식품을 통해 섭취하는 합성화학물질이 제일 큰 원인이지만 동시에 탐욕에 젖은 주류 의사들의 과잉진단도 중요한 원인이다.

특히 유방암이 급증하는 상황에 대해 "유방의 유선은 여성의 몸 가운데 X-선에 가장 예민한 부분으로 백혈병을 일으키는 골수보다 더 민감하다."면서 상체 X-선 촬영이 많을수록 유방암에 걸릴 위험이 크게 증가한다고 물리의학 교수인 잉게 슈미츠 포이어하케는 말한다. X-선 촬영이 유방암을 조기에 찾아내기보다는 오히려 유방암 발병률을 크게 높인다는 연구는 전 세계에서 수없이 발표되고 있다.[2]

영국의 의학 전문지 「랜싯」의 논평에서는 "암과의 전쟁에서 의사들은 승리를 외치며 계속해서 암 정복의 기적들을 조작해 언론에 발표하지만, 유방암으로 사망하는 여성들의 숫자는 오히려 늘고 있다. 우리는 조기검진의 허구와 실망스러운 결과에 대해 반성해야 한다."고 지적하고 있다. 그러면서 자궁 도말 검사에서 이상으로 나온 2천 명의 여성 중 단지 3명만이 암으로 진행되는 악성 종양이었다고 한다.[3]

유능한 의료진과 고품질의 X선 촬영으로 유방암을 검진하는 경우에도 위양성* 위험은 25퍼센트라고 한다. 즉 4명 중 1명은 오진으로

---

* 위양성이란 질병이 없음에도 불구하고 오진으로 질병이 있는 것으로 진단이 내려지는 경우를 말하고, 위음성이란 질병이 있음에도 불구하고 오진으로 질병이 없는 것으로 진단이 내려지는 것을 말한다. 위양성 판정이 내려질 경우 건강한 사람이 환자로 바뀌어 받게 되는 정신적 중압감, 절제수술, 경제적 손실 등은 치명적이지만 이 경우에도 의사는 고의 또는 중대한 과실(큰 실수)이 밝혀지지 않는 한 법적으로 아무런 책임을 지지 않는다. 사실 법정에서 의사의 고의나 중대한 과실이 입증되는 경우는 거의 없다.

유방암 판정이 내려진다는 것이다. 건강한 여성이 매년 유방 X선 촬영을 한다면 언젠가는 오진으로, 혹은 거짓 유방암 판정으로, 혹은 방사선 누적으로 유방암이 생겨 유방과 림프절을 절제당하고, 항암제와 방사선을 투여받아 죽음으로 내몰리게 될 것이다. 실제로 유방암 판정을 받아 유방이 절제되거나 위험한 검사를 받은 여성의 97퍼센트는 유방암이 아니었다고 한다.

2001년 코크란 연합에서 전 세계 50만 명의 여성을 상대로 평균 10년간 추적 조사한 7개의 자료를 분석한 결과, 정기적으로 X선 검사와 건강진단을 받은 그룹의 여성과 건강진단만 받은 그룹 여성의 사망률은 동일했다고 한다. 즉 방사선으로 유방암을 좀 더 조기에 발견해 수술할 수는 있었지만 방사선의 치명적인 부작용으로 인해 유방암 환자는 더욱 많이 발생했고, 또한 유방암도 악성으로 빠르게 진행됐던 것이다. 일반적으로 유방암은 갑상선암이나 전립선암과 같이 아주 느리게 진행되는 암이다.

그럼에도 불구하고 미국이나 우리나라의 주류의사들은 이 같은 연구를 잘못된 연구로 치부하며 조목조목 오류를 반박하고 있다. 그 이유는 거대한 시장을 놓치지 않기 위한 끝없는 탐욕 때문이다. 대장내시경으로 대장암을 찾아낼 확률은 좀 더 높아지겠지만, 대장 천공이나 심각한 출혈이라는 부작용을 감안하면 이득은 전혀 없다.

또한 CT 촬영으로 폐암을 좀 더 일찍 찾아낼 확률은 높아질 수 있다 해도 치명적인 방사선의 노출로 폐암은 더 악성으로 진행되며 폐암을 비롯해 새로운 뇌졸중, 심장질환, 신부전증 등 치명적인 다른 질병이 야기되는 것을 감안하면 CT 촬영으로 폐암을 조기에 발견하는 것은 아무런 이득이 없다. 더욱이 현대의학이 암을 치료하는 유일한 방법은 효과는 전혀 없으면서 치명적인 부작용만 유발하는 수술, 항암제, 방사선, 몰핀 투여뿐이지 않은가?

우리나라에서 있었던 일이다. 한 환자가 종합검진을 통해 췌장암 진단을 받았다. 병원에서는 췌장암은 가장 위험한 암이라고 협박하며, 환자의 상태가 좋지 않으니 빨리 절제수술과 항암제, 방사선을 투여할 것을 종용했다. 그러나 다른 대형병원 3곳을 찾아가 다시 검진을 받은 결과 1곳은 췌장암 진단을, 2곳은 암이 아니라는 진단을 내렸다고 한다. 그는 다수결의 원칙에 따라 치료를 거부했다. 몇 년이 지난 현재, 그는 건강하게 일상생활을 하고 있다고 한다.[4]

유방의 양성종양을 발견해 미리 유방을 절제하면 당연히 유방이 없으니 유방암에는 걸리지 않는다. 그러나 유방암이 나타나지 않는 대신 면역력이 파괴돼 전신에 치명적인 다른 질병이 나타난다. 주류 의사들은 환자에게 평생 유방암이 나타나지 않았다며 현대의학의 효과를 자랑한다. 이것이 조기검진과 조기치료의 실체다.

일본의 곤도 마코토 교수나 미국의 하딘 교수 등은 "암의 조기발견은 곧 조기사망을 의미한다. 암이 아닌 양성 종양을 암이라고 단정하여 치료가 시작되면서 그 부작용으로 결국 진짜 암이 발생한다. 현대의학은 양성종양에 대해서만 치료할 수 있고, 악성 종양은 전혀 치료

효과가 없다."고 한다. 사실 양성 종양은 암이 아니다. 하루에도 수만 개의 양성 종양이 생기지만 면역체계의 일부인 림프구가 이를 제거하기 때문에 스스로 없어지는 사마귀에 불과하다.[5]

인체에서 악성 종양으로 진행될 잠재성이 있으면 무조건 암에 포함시켜 수술, 항암제, 방사선, 몰핀이 투여된다. 몰핀은 합성 진통제로 간, 척수, 뇌, 폐 등을 빠르게 파괴하는 독극물이다. 하지만 진단 범위가 지나치게 넓은 데다 기준이 모호해 환자에게 불필요한 공포심을 일으키고 과잉 치료를 초래하고 있다.

미국 국립암연구소(NCI)는 2013년 7월에 발표한 자료를 통해 "의사들의 과잉진단을 막기 위해 악성이 되기 전인 전암(前癌) 상태의 병변까지 포괄하는 암의 정의를 바꾸자."고 제안했다. 연구팀은 지금 암으로 분류된 것 중 악성이 되기 전 단계의 것은 21세기 기준에 맞게 '암이 아닌 상피세포 증상'으로 재분류해야 한다고 주장했다.

이러한 상피세포 증상은 유방암, 전립선암, 갑상선암, 폐암 등에서 발견되는 초기 단계의 병변들로 치료하지 않는 것이 더 쉽게 회복되는 증상들이다.[6] 유방암으로 진단해 수술, 항암제, 방사선, 몰핀 등을 투여하는 유방암 환자의 대부분은 상피내암종이다. 그러나 사실 상피내암종은 암이 아니라 양성종양으로 면역력을 회복시키면서 시간을 두고 관찰하면 거의 전부가 저절로 사라지는 양성종양이다.

주류 의사들은 헤파티티스 C바이러스(C형 간염을 일으킨다는 바이러스)가 발견되면 20년 안에 간암에 걸릴 것이라며 공포심을 부추긴다. 아무런 해가 없는 양성 종양이 장에서 발견되거나 심장이나 폐, 간에서 석회질이 발견되면 정밀검사를 실시하고 암 전 단계라고 경고한다. 영상에 석회질로 나타나는 대부분의 염증이나 양성 종양은 X선, CT, PET 촬영으로 인해 방사선에 노출되거나 1급 발암물질인 조영제나 마취제에 노출되지 않으면 저절로 없어진다는 사실을 알면서도 말이다.

특히 폐암의 경우 X-선 촬영이나 CT, MRI, PET로는 암을 발견할 수 없고, 발견한다고 해도 수술, 항암제, 방사선, 몰핀을 투여하는 경우나 아무런 치료를 하지 않는 경우나 생존율에는 차이가 없다는 사실을 알면서도 주류 의사들은 이런 고가의 촬영과 치료를 권장한다.

28
갑상선암은 가짜 암이다

갑상선은 우리 몸의 각종 대사과정을 조절해주는 호르몬 분비기관이다. 이를 절제하게 되면 갑상선 호르몬이 분비되지 않아 대사가 제대로 이뤄지지 않는 심각한 부작용을 유발한다. 이 때문에 의사들은 갑상선 환자에게 방사성 요오드 호르몬을 처방하지만 이는 방사능이 다량 들어 있는 독극물이다. 의사 자신들도 가까이 하기를 피하기 때문에 방사성 요오드 호르몬제를 환자에게 복용시킬 때도 대부분 간호사에게 시키는 실정이다. 이토록 위험한 독극물을 처방하는 것은 얼마나 끔찍한 일인가? 사실 이는 치료가 아니라 끔찍한 의료적 폭행이다.

천연 요오드는 인체에 꼭 필요한 영양 성분으로 특히 갑상선 세포들이 이를 흡수해 티록신이나 갑상선 호르몬 등으로 합성해내는 필수 물질이다. 일반적으로 천연 요오드의 분자량은 126인데 강한 방사선을 투여하면 높은 에너지로 인해 분자가 변형되어 분자량이 131인 방사성 동위원소로 변한다. 자연 상태의 요오드인 126은 우리 몸의 필수 영양 성분이지만, 치명적인 독극물인 131의 방사성 요오드는 세포를 파괴시키는 독성 물질이다. 이 때문에 테트로닌, 신지로이드 같은 방사성 요오드를 복용하면 면역력이 크게 무너져 비만과 극심한 피로, 구토로 이어지는 경우가 흔하다. 그리고 갑상선을 절제했기 때문에 갑상선암은 발생하지 않지만 치명적인 방사선과 합성 약으로 인해 간암, 유방암, 췌장암, 폐암, 뇌졸중, 심장질환 등을 유발시킬 위험이 크다. 무지한 현대의학은 방사능을 이용해 갑상선결절이나 갑상선 암세포를 파괴시키는 방법으로 치료하지만 이는 부작용을 전혀 고려하지 않는 어리석은 방법이다.

 방사성 요오드를 장기간 복용하면 면역력이 크게 파괴돼 극심한 비만과 변비, 간 파괴, 심장 파괴 등을 불러올 수 있다. 이런 갑상선암이 특히 우리나라에서 급증하고 있다. 1999년 우리나라의 여자 인구 10만 명당 11.9명에게 갑상선암이 발병했는데 2007년에는 64.8명에게 갑상선암이 발병했다. 연간 증가율 26퍼센트에 달한다. 남자의 경우도 같은 기간 2.3명에서 11.6명으로 증가해 증가율 24.5퍼센트로 일본의 16배에 달하고 미국의 4배에 달한다. 이런 추이에 대해 주류 의사들은 진단 방법이 발달했기 때문이라고 한다.[7] 그러나 사실은 진단방법이 발달해서가 아니라 탐욕에 젖은 주류의사들의 과잉진단과 방사선의 과다 노출, 저염식 등이 주된 원인이다.

 갑상선암은 전립선암이나 유방암과 같이 느리게 진행하는 암이다.

특히 갑상선암은 암이라고 할 수 없을 정도로 아무런 증상도 없고, 대부분이 아예 진행하지 않는 가짜 암이다. 다시 말해 갑상선암은 치료가 필요 없는 증상으로 그냥 두면 사라질 것인데 돈과 시간을 들여 과잉진단을 하고, 방사성 요오드인 신지로이드 등의 독극물을 평생 투여하며 그 부작용으로 간암, 폐암, 심장질환, 뇌졸중 등의 심각한 질환자로 이행하게 된다. 또한 갑상선절제수술 과정에서 목에 있는 되돌이 후두 신경이 손상되어 숨 쉬거나, 음식을 삼키기 어려워지거나, 부갑상선이 파괴돼 칼슘 대사에 장애를 초래할 위험이 크다.

미세한 갑상선암은 건강한 사람도 거의 대부분 갖고 있고 또한 아무런 증상을 보이지 않기 때문에 암이라고 할 수 없다. 미국예방센터에서는 갑상선암 선별 검사를 하지 말도록 권고하고 있지만 탐욕에 젖은 주류 의사들은 거짓 연구를 바탕으로 초음파 기기를 더 많은 사람들에게 들이대고 있다.[8]

사실 전립선암과 함께 갑상선암이 우리나라에서 유독 급증하는 까닭은 탐욕에 젖은 주류의사들의 과잉진단이 가장 큰 원인이고, 둘째로는 천일염의 섭취량 감소, 셋째로는 방사선에 과다 노출되기 때문이다. 갑상선이나 유방의 유선은 방사선에 특히 취약하다. 많은 병원에서 무료로 초음파검사를 해주며 과잉진단을 늘리고 있으며, 소금 섭취가 줄어 갑상선호르몬의 재료인 천연 요오드가 부족하고, 조기 검진으로 방사선에 자주 노출돼 갑상선 결절이 흔하게 생기게 된다.

이를 탐욕에 젖은 주류의사들이 갑상선암으로 진행될 가능성이 높다고 공포심을 주며 갑상선 절제수술과 방사성 요오드 호르몬을 처방하기 때문에 갑상선암 환자가 급증하는 것이다. 항암제인 방사성 요오드 호르몬제는 방사능이 다량으로 방출되기 때문에 DNA를 변형시켜 폐암, 간암, 유방암 등을 유발할 수 있는 위험한 독극물이다.

바다에서 생산되는 미역이나 다시마, 천일염 등에는 천연 요오드가 풍부하게 들어 있고, 마늘, 버섯, 참깨, 시금치 등에도 요오드가 필요한 만큼 함유되어 있기 때문에 이들 천연음식을 적절히 섭취하면 갑상선결절이나 갑상선암에서 쉽게 해방될 수 있다. 특히 갑상선 결절은 양성종양이어서 갑상선암으로 진행될 가능성은 거의 없다. 게다가 갑상선암으로 진행된다 해도 전립선암이나 유방암 같이 가짜 암이라고 할 정도로 극히 느리게 진행되므로 치료가 필요 없는 것이어서 유럽, 캐나다, 호주, 일본 등에서는 갑상선암에 대해서는 절제수술과 항암제인 방사성 요오드를 처방하는 일이 거의 없다.

우리나라에서도 갑상선암에 대한 과잉진단이 사회문제가 되면서 갑상선학회는 5mm 이하의 결절에 대해서는 검사를 하지 말도록 가이드라인을 정했지만 이 같은 가이드라인에는 처벌규정이 없어 이를 지키는 의사가 거의 없는 상태. 필자가 갑상선암으로 진단 받은 환자들을 취재한 결과, 1mm 정도인 경우에도 갑상선암 진단을 내리고 절제수술과 방사선 요오드를 처방하고 있음이 확인되었다.

미숙씨는 친구들과 등산도 하고, 헬스클럽에도 다니는 50대 초의 건강한 여성이다. 그녀는 2년 전에 끔찍한 일을 겪었다. 친구의 딸이 간호사로 근무하고 있는 모 대학병원에서 골다공증 검사를 무료로 해준다는 말에 검사를 받게 되었다. 검사에서 골밀도 -1.4가 나왔다. -1.4는 정상적인 수치보다 조금 낮은 수치였다. 그러나 담당의사는 전혀 골절의 위험이 없는 그녀에게 골절 위험이 높은 상태라고 경고하며 호르몬제를 복용할 것을 권했다. 담당의사가 처방한 유전자조작 호르몬제는 심장발작, 뇌졸중, 유방암 등의 부작용을 크게 일으킨다는 사실이 확인되면서 처방이 점차 줄어드는 약이다. 미숙씨는 호르몬제를 복용한지 1개월도 되지 않아 식도의 염증과 위궤양 진단을 받았다. 이에 담당의사는 호르몬제를 중단할 것을 지시하고, 소염제와 위궤양치료제를 처방했고 증상은 곧 사라졌다.

골다공증 치료를 계속 하기 위해 담당의사는 그녀를 내분비과로 의뢰했고, 내분비과에서는 모든 내분비기관과 호르몬에 대해 철저한 정밀검사를 했다. 그 결과 갑상선 초음파검사에서 작은 결절이 발견됐다. 내분비과 의사는 암세포일 가능성이 높다며 갑상선 절제수술을 권했다. 갑상선결절이 암인지 여부를 확인하려면 갑상선을 절제해서 정밀검사를 하는 것 외에는 방법이 없다. 그녀는 1주일 후로 수술 일자를 잡았다.

그런데 사실 갑상선결절은 양성종양으로 건강한 사람에게 흔히 발견되고 쉽게 사라진다. 즉 초기 암이 아니고, 암으로 진행될 가능성도 거의 없는 정상 상태인 것이다. 다행히도 그녀는 수술을 기다리는 1주일 사이에 의학서적과 인터넷 등을 뒤적이며 갑상선암과 관련된 정보를 수집하기 시작했다. 결국 그녀는 갑상선암이 급증하는 가장 큰 원인이 과잉진단이라는 사실과 갑상선결절은 저절로 사라지는 양성종양이라는 사실, 나아가 유전자조작 호르몬제가 얼마나 위험한지 등에 대해 알게 됐다. 그녀는 수술 전날 병원으로 전화를 걸어 수술을 거부하겠다는 의사를 명백히 밝혔다. 물론 병원에서는 수차례에 걸쳐 갑상선암일 가능성이 크고, 갑상선암일 경우 초기 치료는 쉽지만 방치하면 치명적으로 위험해질 수 있다며 수술을 계속 권고했다.

2년이 지난 지금 그녀는 목에 아무런 혹도 잡히지 않고, 식사 때나 말을 할 때나 아무런 불편을 느끼지 않는다. 물론 호르몬제도, 위궤양치료제도 모두 중단했다. "질병은 의사들이 일부러 만들어 내더군요. 건강했던 저도 암수술을 하고 항암제를 복용할 뻔 했어요. 건강을 지키려면 병원에 가지 말아야 한다는 사실을 알게 됐어요. 이제부터는 증상이 있을 때만 한의원을 찾기로 했어요." 그녀가 가슴을 쓸어내리며 한 말이다.

29

방사선으로
없던 암도 생긴다

코미디언 이주일은 10년 이상 정기 검진을 받아왔다. 그는 2001년 7월, 종합 검진에서 정상 판정을 받았지만 4개월 후인 11월에 폐암 말기 판정을 받고 수술과 항암 치료, 방사선 치료를 받으며 극심한 고통에 시달리다가 다음 해 8월에 사망했다. 조기검진으로는 아무것도 찾아내지 못했고 오히려 검사 과정의 방사선과 조영제 등 약물로 면역력이 무너진 결과였다. 주류 의사들은 조기 검진만이 유일한 암 예방법이라고 자신 있게 선전하지만 그 실체는 참담하다. 암은 250여 가지로 분류되는데 각종 암을 별도로 검진 받으려면 얼마나 많은 비용을 지출하고 얼마나 자주 위험한 장비에 의존해야 하는가?

암 진단을 위해 초음파, X선, CT, PET 촬영 등을 할 때 결절(혹 또는 석회질)이 가장 자주 발견되는 곳은 폐와 간이다. 그러나 이 결절들 가운데 나중에 암으로 진행되는 경우는 거의 없다. 신장, 갑상선, 부신, 췌장 등 다른 대부분의 장기에서도 쉽게 결절이 발견되지만 이들 역시 암으로 진행되는 경우는 거의 없다. 모두 양성종양이어서 그대로 두면 저절로 없어진다. 생명체는 자연치유력이 있기 때문에 외부에서 침입하는 박테리아나 바이러스 또는 합성물질 등 이물질에 대해 항체가 형성되면서 자신도 모르게 이를 스스로 극복해낸 흔적들이 결절이다. 이 결절이 영상으로 나타나면 의사들은 극히 낮은 위험성을 과장하며 치명적일 수 있는 각종 조직검사나 방사선검사를 추가로 실시한다. 추가검사를 할수록, 그래서 환자가 많이 발견될수록 의사들의 수입은 늘기 때문이다. 그러나 환자들은 검사를 받을 때마다 방사선과 조영제, 마취제 등에 더 자주 노출되기 때문에 면역력이 빠르게 무너져 건강한 사람도 진짜 암환자로 발전할 수 있는 위험에 처하게 된다.

충격적인 사실은 조기 검진 등으로 암이 아닌 환자를 암으로 진단해 치명적인 절제 수술과 항암제, 방사선 투여로 건강한 생명과 재산을 빼앗는 상황이 너무도 흔하다는 것이다. 2007년 「미국의학학술지」에 발표된 연구에 의하면, 1999년 1월부터 2005년 9월 사이에 폐암, 췌장암 등으로 진단받고 치료 도중 사망한 환자 658명 중 동의에 의해 86명을 부검한 결과 22명(26퍼센트)은 암이 아니었다고 한다.

루이지애나 주립대 연구팀이 1998년 암으로 사망한 환자 250명을 부검한 결과에서도 111명(44퍼센트)의 환자는 암이 아닌 것으로 밝혀졌다. 물론 이러한 오진과 잘못된 치료로 인해 죽어가는 환자는 암 환자뿐만이 아니다. 대부분의 질병에서도 수술과 강독성 약으로 치료받는 환자들은 암에서의 오진과 비슷한 비율로 죽어가고 있다.[9]

현대의학의 환상을 부추기기 위한 전형적인 통계 조작이었다. 때문에 영국, 미국 등에서 의사들의 대대적인 선전으로 X-선 촬영 등 조기 검사자의 수가 늘어남에 따라 유방암 발병자도 늘고 있다. 우리나라의 경우 2000년 5,789명이던 유방암 환자가 2002년에는 7,928명으로, 2005년에는 10,000명으로, 2007년에는 11,606명으로 꾸준히 급상승하고 있다. 미국식 생활, 특히 각종 약물, X-선 검사, 예방 백신 등 병원에 대한 의존과 가공식품, 화장품 등의 사용 증가와 비례해서 늘어나는 추세다.

2009년 11월, 미국 국립 기관인 '유방암태스크포스'에서는 조기 검진의 위험성을 지적하며 40대 미만의 여성은 유방조영술을 정기적으로 받을 필요가 없으며 50대 이후에도 신중하게 받을 것을 권고했다. 이에 의하면 유방조영술을 정기적으로 받는다고 해서 생존율을 높인다는 과학적 근거는 없으며 오히려 진단 오류와 항암제, 방사선으로 인한 치명적인 부작용만 나타날 수 있다고 지적했다. 이는 매년 유방조영술을 받을 것을 권고한 2002년의 지침을 수정한 것이다. 그러나 아직도 미국암협회나 세계보건기구, 우리나라 대한의사협회에서는 40대 이상부터 매년 정기적으로 유방조영술을 받을 것을 권고하고 있다.[10]

이 때문에 유방조영술 검사를 받은 40대 여성들이 검사를 받지 않은 여성들에 비해 유방암 발병률이 훨씬 높다. 1993년 캐나다의 국립암센터에서 40대 여성 5만 명을 대상으로 조사한 결과에 의하면, 검사를 자주 받은 여성들에게 유방암이 발병하는 사례가 50퍼센트 더 많았고, 또한 조기사망으로 이어지는 사례도 30퍼센트나 더 많았다. 뉴욕의 연구나 스웨덴의 연구도 거의 비슷했다.[11]

이런 결과가 나오는 까닭은 합성화학물질인 요오드로 만들어진 조영제와 X-선, CT, PET 등에서 방출되는 방사선의 부작용으로 검사를 받은 여성들의 면역체계가 파괴되었기 때문이다. 조영제는 특히 천식과 아토피를 크게 악화시키기 때문에 천식환자나 아토피환자는 피해야 한다. 천식이나 아토피는 항생제 등의 약과 X-선으로 면역계가 약해지면서 생기는 알레르기 증상이다. 그리고 필자의 수많은 취재와 연구 결과에 의하면 수술, 항암제, 방사선 투여를 일절 받지 않고 면역체계를 보존한 채 자연의학에 의지할 때 암세포가 쉽게 사라지는 경우가 많다. 일단 병원 치료를 받게 되면 면역력이 급속도로 무너지기 때문에 자연의학으로도 힘들어진다.

유방암의 90퍼센트 이상은 위험한 의료 검사에 의하지 않고 의사의 촉진, 시진, 문진 등 전통적인 진찰을 이용해 찾아낼 수 있다. 자가검진으로 덩어리가 잡힐 경우에도 모두 암은 아니므로 양성인 낭종(물혹, 단순히 물이 차있는 풍선 같은 종괴)인지, 악성인지 시간을 두고 변화를 판단해야 한다. 덩어리의 대부분은 양성 종양인 낭종으로 암과는 아무 관련이 없고 일정 시간이 지나면 자연히 사라진다. 사라지지 않는 낭종이 있을 때는 그나마 방사선이 방출되지 않아 위험이 덜한 초음파 검사를 받는 것이 현명하다.

주류 의사들은 "유방암은 전이가 가장 빠른 암이므로 신속히 검사하고 완전하게 절제해야 전이를 막을 수 있다."고 하지만 그것은 단지 수익을 위한 거짓 선전일 뿐이므로 현명한 판단을 해야 한다. 유방암이나 전립선암, 갑상선암 등은 극히 느리게 진행되는 질병으로 가짜 암이라고 불릴 정도다. 그리고 일단 모든 암은 수술과 항암제, 방사선 투여를 하면 면역체계가 완전히 파괴되기 때문에 100퍼센트 재발한다는 사실을 기억해야 한다. 사실 유방암이나 전립선암, 갑상선암 등은 수술과 항암제, 방사선 투여를 하는 경우나 그대로 놔두고 음식으로 치료하는 경우나 생존기간은 비슷하다. 오히려 병원 치료를 하지 않는 경우 육체적, 심리적, 경제적 고통은 훨씬 줄어들고 면역력이 회복되기 때문에 치유될 확률도 훨씬 높아진다.

유방암, 폐암, 간암 등을 비롯해 대부분의 고형 암은 수십 년을 거치면서 서서히 축적된 합성화학물질과 방사선이 원인이 되어 발병한다. 유방암도 10대에 발현되어 폐경기가 된 60~70대에 발병하는 경우가 대부분이다. 즉, 중년 여성들이 10대에 발현된 유방암을 가지고 생활하지만 폐경기 전까지는 발병하지 않는 경우가 대부분이다. 어려서부터 유방암 예방약인 타목시펜을 복용하거나, 절제술을 받고 항암제를 투여하면서 5년 이상을 생존하는 진짜 이유는 아직 충분히 남은 생애 때문이다. 오히려 약물과 수술이 없다면 5년보다 훨씬 긴

기간을 아무런 고통 없이 생존할 수도 있다.

　주류 의사들이 말하는 거짓 선전의 예를 보자. 이 사례는 필자가 직접 취재한 사건이다. 한 여성이 2003년 초에 유방암 조기 검진을 받아 유방암을 발견하고 수술과 항암제, 방사선 투여를 통해 5년간 고통스런 투병 생활을 하며 힘겹게 생명을 유지하다가 2008년 8월에 사망했다. 반면 다른 사람은 병원에서 어떤 진단도 받지 않고 행복한 삶을 유지하다가 2008년 2월에 유방암 말기 판정을 받고 6개월간 투병 생활을 하다가 2008년 8월 같은 시기에 사망했다. 이 사례에서 주류 의사들은 한 사람은 조기검진을 통해 생명을 5년간 늘렸지만 다른 사람은 조기검진을 하지 않아 6개월 만에 사망했다고 한다. 이 얼마나 황당한 해석인가? 암 조기검진과 5년 생존율의 허구다. 치료효과에는 아무런 영향도 미치지 못하면서 진단 시기만 앞당겨 위험을 과장하고 환자가 평생 땀 흘려 모은 재산과 생명을 앗아가는 것이다.

30

유전자 검사와 유전자 치료는 사기다

1980년대에 미국에서 유전자에 대한 특허가 인정되면서 유전자는 곧 부를 상징하는 단어로 떠오르게 됐다. 누구든지 유전자만 최초로 발견하면 하루아침에 억만장자의 대열에 합류할 수 있게 되었다. 유방암을 비롯한 비만, 당뇨병 등 각종 질병의 원인을 유전자에서 찾으려는 광풍이 일면서 1994년 미리어드 제네틱스 사는 BRCA1이라는 유방암 유전자를 찾아내 특허*를 확보했다. 1년 6개월 후에 제네틱스가 BRCA2라는 두 번째 유방암 유전자를 찾아내

---

* 미국 특허법에는 "자연물에 대해서는 특허를 신청할 수 없다."고 규정되어 있지만 특허청은 "유전자에 대해서는 예외적으로 특허의 대상이 된다."고 인정하고 있다. 따라서 현재 밝혀진 인간 유전자의 30퍼센트에 대해 기업 또는 대학이 특허를 보유하고 있어서 이 유전자를 사용할 때마다 특허료를 지불해야 한다. BRCA 유전자를 검사할 때마다 환자는 「미리어드 제네틱스」사에 특허료를 지불해야 하기 때문에 검사비는 상대적으로 비싸다. 그러나 BRCA 유전자를 가지고 있는 사람은 유방암, 난소암, 전립선암, 대장암 등에 걸릴 위험이 높다는 결과를 도출해낸 연구는 모두 제약회사가 관여한 조작된 연구라는 비난이 일고 있다.

자 의학계는 흥분의 도가니에 빠졌다. 그 후 유전자 찾기 광풍은 계속되어 현재는 TP53, PTEN, CASP8, CFTR 등 암을 일으키는 유전자라며 특허를 받은 것만 100여 가지가 넘는다. 이제 유방암이 발병할 사람을 미리 찾아내 유방과 림프절을 제거하면 유방암을 예방할 수 있을 것이라고 한다.

암이 유전자에 의해 결정된다는 가설이 현대의학의 교리로 받아들여지면서 1990년대부터 3세대의 가족 중에 유방암 환자가 2명 이상인 경우에는 여자아이에게 미리 유방을 절제하고 항암제인 타목시펜을 평생 복용하게 하는 예방 조치가 유행하고 있다. 그러나 연구가 계속되면서 유전자에 의해 결정되는 유방암은 5퍼센트에도 미치지 못한다는 사실이 밝혀졌고, 게다가 그 유전자도 다른 변형된 유전자들과 상호작용을 통해 유방암을 일으킨다는 사실까지 밝혀지면서 이 광풍은 줄어들었다.[12]

유전자가 유방암을 일으킨다는 가설에서 중요한 것은 유방암 환자 중 이 돌연변이 유전자를 갖고 있는 여성은 단 0.2퍼센트밖에 되지 않는다는 것이다. 게다가 이 유전자를 가진 여성의 4분의 3 이상은 유방암이 발병하지 않는다. 즉, 유전자보다 더 중요한 것은 음식, 화장품, 대기오염, 실내오염 등 환경적 요인이다. 그리고 유전자를 통한 진단 기준도 허구라는 사실이 미국립암센터(NCI)에서 밝혀졌다. BRCA 유전자를 검사하여 사전에 근치적 유방절제술을 받고 항암제를 복용한 여성이나 어떤 검사도 하지 않은 여성이나 60세 이후에 유방암에 걸릴 확률은 동일하게 13퍼센트라고 한다.[13]

전체 유방암 환자의 3% 정도가 유전적 요인으로 인해 발병하는 것으로 알려져 있다. 그러나 주류 의사들은 두 개의 BRCA 유전자 중 한 가지를 갖고 있는 경우 유방암에 걸릴 위험성은 80% 높아지다고 한다. 또한 난소암에 걸릴 가능성은 BRCA1 유전자에 돌연변이가 생겼다면 60%, BRCA2 유전자에 돌연변이가 생긴 경우엔 30% 정도 높아진다고 과장하며 유전자 검사를 통해 조기 진단하면 100퍼센트 예방할 수 있다고 주장한다. 매년 미국에서만 45,000명의 여성이 유방암에 걸리고, 비록 빈도는 극히 낮지만 남성의 경우 300명이 유방암에 걸린다고 한다.[14]

주류 의사들은 아직도 유전자 검사를 통한 유방암, 전립선암 등의 조기 검진을 권한다. 펜실베이니아 의과대학의 홈페이지에 실린 연구 논문에 의하면, BRCA 유전자를 가지고 있는 여성이 미리 난소절제술을 시행한 후에 장기적으로 호르몬 대체 요법(HRT)을 실시하면 유방암으로 진행하지 않기 때문에 생존율을 크게 높일 수 있다고 한다. 우리나라에서도 대부분의 주류의사들은 유전자 검사를 통해 암의 조기발견이 가능하다고 한다.[15] 그러나 조기발견이라는 미명 아래 행해지는 고가의 위험한 각종 검사와 절제 수술의 부작용은 오직 환자가 고스란히 떠안아야 한다.

1995년 영국에서 희소병인 낭포성 섬유증**을 일으키는 CFTR이라

** 낭포성 섬유증은 점액 분비선이나 땀샘과 같은 외분비선 기능에 이상이 생겨 호흡기관과 소화기관의 점액이 비정상적으로 진하고 끈적끈적하며 분비량이 많아지는 선천성 질병이다. 진하고 끈적끈적한 점

는 유전자를 발견했다. 제약회사와 주류 의사들은 흥분에 겨워 연일 파티를 즐겼다. 유전자 선별 검사를 통해 이 유전자가 있는 경우 유산시키는 조치로 이 질병을 예방할 수 있다고 믿었고 그렇게 시술했다. 먼저 부모 양쪽의 유전자를 검사하고 둘 다 이 유전자를 보유하고 있는 경우, 태아의 유전자를 검사했다. 태아도 이 유전자를 보유하고 있으면 유산시켰다. 그 후 많은 임신부들이 1천만 원 이상에 달하는 검사 비용을 들여 이 검사를 받았고, 많은 태아가 세상의 빛을 보지 못했다. 그러나 영국뿐만 아니라 전 세계에서 낭포성 섬유증에 걸려 태어나는 아기들의 숫자에는 아무런 변화가 없었다. 후에 탐욕에 젖은 주류 의사들의 사기였음이 밝혀지며 이 광란도 사라졌다.

주류 의사들은 유방암 유전자와 낭포성 섬유증 유전자뿐만 아니라 폐암 유전자도 선전하고 있다. 2000년 12월, 미 국립 암연구소 저널에 의하면 폐암에 걸린 여성 흡연자에게 K-ras 유전자의 손상이 발견되는데 남성 폐암 환자와 비흡연자에게는 발견되지 않는다고 한다. 폐암에 걸린 여성 환자에게서 이 유전자가 발견되면 그렇지 않은 폐암 환자에 비해 5년 이내에 사망할 확률이 4배나 높다고 한다.

또한 이 유전자는 대장암, 위암, 난소암, 췌장암 환자에게서도 발견된다고 한다. 따라서 여성은 유방암 유전자 검사(BRCA)를 꼭 받아야 하듯이 폐암, 대장암, 난소암 등이 발병하기 전에 K-ras 유전자

액이 폐 속에 축적되고 기관지를 막아 호흡 곤란이 생기는데, 이는 때로 황색 포도상 구균 등에 의해 만성 호흡기 감염으로 발전된다. 낭포성 섬유증 환자의 가장 흔한 사망 원인인 폐질환의 주요 증상으로는 만성적 기침, 폐렴, 폐 기능 상실 등이 있다. 또한 진한 점액 분비로 소화효소를 지나가지 못하게 하여 체내로 필수 영양소가 흡수되지 못하기 때문에 영양실조에 걸리게 된다.

검사를 꼭 받고 타목시펜을 복용해 손상된 세포에 에스트로겐이 결합하는 것을 막아주어야 한다고 강조한다.[16]

2011년 12월 「뉴욕타임스」는 "유전자 치료법은 완전히 실패했다."라는 기사를 통해 극히 드문 질병에서 극히 드문 성과도 있긴 했지만, 75~90퍼센트의 치료율은 허구에 불과하고, 20년간 진행된 기록을 보면 유전자 치료는 전체적으로 전혀 진척이 없다고 지적한다. 사실 유전자 치료는 완전히 실패했음에도 불구하고 아직도 과장된 채 선전되고 있다.[17] 결국 지금까지 과장됐던 모든 유전자 치료와 생명공학***은 타목시펜이나 유전자조작 인슐린과 같이 치료 효과는 거의 없고 부작용만 심각한 것으로 드러나고 있다.

2009년에 5,748명을 대상으로 키와 관련이 있는 것으로 알려진 54개의 유전자를 근거로 사람의 키를 예측하는 연구가 시행됐다. 그러나 유전자를 근거로 한 예측은 참담했다. 유전자를 통한 예상치의 정확성은 부모의 키를 성별로 구분하여 평균치를 내던 125년 전의 예상치의 10퍼센트에도 미치지 못했다. 지능과 관련한 유전자의 상관성은 0.5퍼센트에도 미치지 못하는 것으로 밝혀졌다.[18]

물론 유전자는 우리 몸의 모든 것을 결정하는 암호이기 때문에 질병의 유발은 유전적 요인에도 원인이 있을 수 있다. 그러나 우리 몸

***1996년 스코틀랜드 로슬린연구소에서 277개의 난자 중에서 유일하게 복제에 성공한 돌리는 3살이 되던 1999년부터 텔로미어의 급격한 노화로 비만, 관절염, 간부전, 각종 암 등에 시달리다가 양의 평균 수명인 13년의 반밖에 채우지 못한 6년 6개월 만인 2003년에 안락사 당했다. 그리고 돌리에게 태어난 6마리의 새끼 양들도 다른 정상적인 양에 비해 사산율이 8배나 높았고 모두 각종 질환에 시달리고 있거나 안락사 당했다.

에 있는 3만개 미만의 유전자가 생애 동안 모두 발현되는 것은 아니며 많은 유전자들이 삶을 마칠 때까지 휴면 상태로 있기도 한다. 발현되지 않는 유전자는 우리 몸에 아무런 영향을 주지 않는다. 중요한 것은 유전자를 발현시키거나 휴면 상태로 잠재우거나 하는 역할을 하는 것이 천연의 영양소다. 균형 있게 천연의 영양소를 섭취하면서 햇빛을 자주 쬐어 면역력을 회복시키면 모든 질병을 예방하고 치료할 수 있다. 천연의 영양소는 우리 몸에 축적된 합성화학물질도 배출시킬 수 있다.

일반적으로 가족성 용종증(FAP)이라는 유전적 질병에 걸린 사람은 대장암이 발병할 확률이 높다고 한다. 그러나 통계적으로 보면 100만 명 당 1명꼴로 이 FAP를 가지고 있으며, 전체 대장암 환자 중 0.1퍼센트만이 이 FAP 보유자라고 한다. 다시 말해 10억 명 중 1명꼴로 FAP 유전자가 대장암을 유발한다는 말이다.

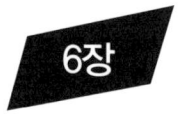

암 치료율은 정말 높아졌을까?

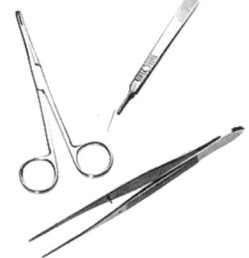

31
암은 항암요법으로 치료되지 않는다

전 세계적으로 암이 주체할 수 없을 정도로 증가하자 1971년 닉슨 대통령은 '암과의 전쟁'을 선포하고 독립 200주년이 되는 1976년까지 암을 정복하겠다는 의지로 1,050억 달러라는 막대한 예산을 투입했다.

100여 년간 암 연구에 투입된 예산은 수조 달러였지만 환자들의 삶은 특별히 나아지지 않았고 극심한 통증만 유발시키는 항암제와 효과가 검증되지 않은 수술로 인해 더욱 비참한 상태가 되었다. 막대한 예산은 주류 의사들이 독차지한 채 암 정복에 처절한 패배를 맛본 것이다. 인간이 달을 정복한 자신감으로 암도 쉽게 정복할 수 있으리라고 확신했지만 잘못된 경로를 탐구했기 때문에 실패는 당연한 결과였다.

게다가 1950년대 이후 현재까지 암을 비롯해 대부분의 질병에 관한 연구는 사람을 대상으로 하지 않고 동물을 대상으로 한다. 사람을 대상으로 하는 임상 시험은 전체 암 연구에 투자되는 비용의 5%에도 미치지 못하고 나머지 95퍼센트 이상은 동물실험에 투자된다.[1]

언론의 화려한 조명을 받으며 나타나는 현대의학의 새로운 신약이나 수술들이 후속 기사 없이 사라지는 까닭은 거의 전부가 동물을 상대로 한 결과였기 때문에 사람에게 적용했더니 처참한 부작용만 일으키고 사라진 것이다.

사람과 동물은 생체구조가 다르다. 따라서 동물에게 짧은 시간 효능이 있다고 해서 사람에게도 동일하게 효능이 나타날 리가 없다. 사실 동물실험은 의학연구가 아니라 주류의사들이 탐욕을 불태우기 위한 또 하나의 거대한 산업일 뿐이다.

대부분의 주류 의사들은 원인의 제거가 아니라 이미 암에 걸린 환자들의 암세포 제거에만 몰두했고, 진짜 원인에는 눈을 감고 엉뚱한 담배와 술, 바이러스 등에 화살을 돌렸다. 즉 주류 의사들은 '잘라내고(제거 수술), 독극물을 투여하고(항암 요법), 태우는(방사선 투여) 치료'에만 몰두한 것이다. 사실 암 증가의 가장 큰 이유는 합성화학물질이다. 합성물질의 사용량을 줄이려는 의지 없이 암세포만을 수술과 화학요법, 방사선으로 제거하려 했으니 당연히 패배할 수밖에!

각종 약과 가공식품, 화장품, 건축자재에서 방출되는 납, 수은 등의 중금속과 프탈레이트, 비스페놀A 등의 합성화학물질, 그리고 시멘트와 석고보드 등에서 방출되는 라돈[*], 석면^{**}, 유리섬유, 조리기구의 테플론 등에서 발생하는 일산화탄소와 불소, LPG가스에서 방출되는 수은, 화장품에 들어 있는 벤젠 등 유해물질이 폐암을 비롯해 각종 암의 원인으로 밝혀지고 있다. 이 때문에 실내와 주방에서 주로 생활하는 여성의 폐암 발병률이 급증하고 있다.

무지와 탐욕에 젖은 주류의사들은 합성물질의 위험을 감추기 위해 폐암의 원인을 담배로 돌리고 있으나 담배가 폐암을 유발한다는 사실은 단 한 번도 의학적으로 확인되지 않은 가설일 뿐이다. 일본에서 실시한 연구에 의하면 목조건물에 사는 사람의 평균 수명이 시멘트 건물에 사는 사람보다 9년 이상 길고, 건강상태도 월등히 좋다고 한

---

* 라돈은 세계보건기구(WHO)와 미국 환경보호국(EPA)에서 폐암과 진폐증의 가장 큰 원인으로 지정하고 있는 방사성 물질로 우라늄이 산화하면서 방출하는 가스다. 자연 속의 화강암에서 방출되는 라돈은 극미량이고 인체에 해를 미치지 않는다. 반면 시멘트에서 방출되는 인공 라돈은 자연에서 방출되는 양에 비해 수천 배에 달하고 각종 발암물질인 합성 6가 크롬과 중금속인 납, 비소, 카드뮴, 수은 등이 다량 함유되어 있다. 게다가 석유의 폐기물인 코크스와 암을 유발하는 물질로 알려진 라텍스로 만들어진 폐타이어 등이 다량 함유되어 있어 면역세포가 처리할 수 없는 인공 방사능을 방출한다. 천연의 4가 크롬은 혈당을 조절해주는 중요한 미네랄이지만 인공적인 6가 크롬은 치명적인 독이다. 라돈은 특히 공기보다 9배나 무겁기 때문에 환기가 제대로 이뤄지지 않는 지하실이나 폐쇄된 시멘트 건물에서 문제가 된다. 따라서 라돈의 위험을 피하기 위해서는 가능한 한 시멘트를 피하고, 수시로 환기를 시키는 것이 좋다. 특히 폐타이어 자체에도 수많은 중금속과 합성물질이 다량 포함되어 있어 아스팔트 도로에서의 운전은 줄이는 것이 좋다.
** 석면은 배관을 감싸는 단열재, 벽에 붙이는 단열재와 방음재, 접착제, 각종 불연재 및 자동차의 브레이크 라이닝 등에 사용된다. 많은 추적 조사에 의하면 석면 공장에서 근무했던 근로자는 대부분 20~30년 후에 폐암이 발병되었다고 한다. 석면의 위해성이 대중에게 알려지면서 최근에는 석면 대체용으로 유리섬유가 개발되어 단열재, 방음재, 석고판, 광통신 용재 등으로 광범위하게 사용되고 있다. 그러나 유리섬유 역시 치명적인 발암물질인 실리콘과 유리가루를 고압으로 처리해 생산한 합성물질이고, 또한 쉽게 미세먼지로 부서지기 때문에 기침, 알레르기를 비롯해 폐암, 유방암, 간암 등 각종 질병을 유발하는 것으로 확인되고 있다.

다. 특히 최근에 새로 지은 시멘트 주택은 에너지 효율을 높이기 위해 이중창으로 되어 있기 때문에 외부와의 공기 소통이 더 어렵다는 문제가 있다.[2]

다이옥신, 벤젠, 클로라이드(염소), 비소, 수은 등 모든 합성화학물질과 중금속은 발암 물질이고, 이 발암 물질에는 한계 용량이 존재하지 않기 때문에 극미량에 노출돼도 인체에 축적되어 병을 유발할 수 있다. 1992년 미국 코네티컷 의과대학 교수인 프랭크 팔크는 유방암 진단을 받은 40명의 여성으로부터 악성 조직을 채취해 분석한 결과, 이들의 악성 조직에는 유기 염소 등 합성화학물질이 훨씬 많이 농축되어 있음을 밝혀냈다.

1993년에는 메리 울프가 1985년부터 1991년 사이에 유방암 진단을 받은 14,290명으로부터 악성 종양 표본을 추출해 분석한 결과 DDT와 PCB 등 합성화학물질이 정상 조직에 비해 많게는 4배까지 더 농축되어 있다는 사실을 밝혀냈다.[3] 합성화학물질의 위험성에 대한 연구는 1960년대부터 현재까지 꾸준히 발표돼 왔지만 주류 의사들은 암의 원인을 밝히는 이러한 연구는 철저히 무시하고 주요 원인을 담배와 알코올, 지방 등으로 돌리고 있다. 현대의학의 '관심돌리기' 전략인 것이다.

주류 의사들은 화학회사와 제약회사를 보호하려는 차원에서 1990년대 이후부터는 합성화학물질이 아닌 유전자에서 원인을 찾으려는 연구를 시도하고 있다. 연구가 축적됨에 따라 종양을 일으키는 돌연변이 유전자는 2006년까지 189개가 확인됐다. 유전자의 수가 너무 많아 유전자를 이용한 암 발생 위험률을 예측하는 것은 불가능했고, 종양 형성 유전자를 대상으로 하는 화학요법은 아무런 치료 효과가 없었다. 이제는 유전자 연구도 처참한 실패로 막을 내리고 있다. 결국 수많은 암 치료법이 개발됐지만, 1950년 이후 암 치료율 2퍼센트란 수치에는 아무런 변화가 없다.

 DNA복제 기술을 개발한 공로로 1999년 노벨화학상을 수상한 버클리 대학 생화학 교수 케리 멀리스는 "유전자는 암과 아무런 관련이 없다. 다시 말해 암이 유전된다는 것은 거짓이며 항암제나 방사선은 암을 치료하지 못한다. 의사들은 항암제를 무차별적으로 처방하기 때문에 환자들은 자신을 죽이게 될 약들을 의사에게 속은 채 복용한다. 의사들은 심장마비나 뇌졸중, 골절 등 응급 상황 이외에는 아무것도 할 수 없다. 사실 의사들은 악마다."라며 생명을 담보로 권력과 부를 쌓아가는 주류 의사들의 실체에 대해 경고한다.[4]

남편인 존 F 케네디 미국 대통령을 총탄으로 잃고 그리스의 세계적 선박왕과 재혼했던 재클린 케네디 오나시스는 1993년 12월에 오른쪽 겨드랑이의 림프절이 부은 것을 알고 병원에 갔다. 주류 의사들은 그녀의 림프절에서 악성세포를 발견하고 '비호지킨 림프종'이라는 진단을 내린 후 목과 겨드랑이의 림프절을 절제하고, 항암제와 방사선을 다량 투여한다.

독극물인 항암제와 방사선의 부작용으로 그녀의 위장이 녹아내렸고, 뇌에 다시 악성종양이 자라나게 됐다. 이에 대해 주류 의사들은 위절제수술을 단행하고, 뇌에 고용량의 방사선을 투여한다. 그리고 온갖 항암제와 방사선뿐만 아니라 스테로이드가 함유된 합성 마약을 다량 투여한다. 마침내 림프종 진단을 받고 수술을 시행한 지 5개월만인 1994년 5월, 64세의 젊은 나이에 그녀는 고통 속에 삶을 마감한다.

임파선, 맹장 등 우리 몸 속 500여 곳에 존재하는 림프절은 박테리아, 화학물질 등 외부에서 들어오는 이물질을 파괴하는 면역체계의 중요 장기다. 다시 말해 적군을 감시하고, 적군의 침입과 이동을 방어하는 초소다. 따라서 림프절에는 인체의 적군인 악성세포나 박테리아, 바이러스 등이 자주 발견된다. 다른 조직으로 이동하는 적군을 포위해 유인한 후 이곳에서 격파하기 때문이다. 눈에 보이는 증상을 질병으로 규정한 후 절제하고, 합성 마약을 투여하는 대증요법에 치중하는 현대의학은 림프절에서 악성세포가 발견되면 이를 림프절로 전이됐다고 하며 이를 아무런 고민 없이 절제한다.

중요한 면역체계인 아군의 초소를 스스로 폭파시키는 행위는 치료가 아니라 살인행위다. 면역력을 회복시켜 질병에서 이겨내기 위해서는 인체의 모든 조직이 정상적으로 작동해야 한다. 특히 면역의 주요 조직인 림프절은 반드시 회복시켜야 하는 장기다. 맹장절제수술, 편도선절제수술, 림프절절제수술 등은 현대의학의 가장 무지하고 탐욕스런 폭력행위 중의 하나다.

32
항암제의 원료는 독가스이다

암 치료를 위한 화학요법은 핵무기에 비유된다. 화학요법이 처음 등장한 것은 2차 세계대전 직후였다. 전쟁 중에 무차별로 살포했던 독가스로 죽어간 병사들을 부검한 결과, 위장관의 세포들이나 골수, 그리고 림프계의 세포들처럼 빠르게 분열하는 세포들이 파괴되었다는 사실이 알려졌다. 의사들은 암이 빠르게 분열하는 세포들로 구성되어 있으므로, 독가스로 암세포를 죽일 수 있으리라 생각했다. 전쟁이 끝나 창고에 가득 쌓인 독가스*의 원료들로 값싸게 생산한 항암제는 고통으로 죽어가는 환자들에게 고가로 팔 수 있는 수익재였다.

마침내 미국의 화학전쟁부 책임자였던 코넬리우스 D. 로즈의 지

---

* 석유폐기물인 합성화학물질로 만들어진 독가스의 원료는 항암제 등 의약품으로 이용되고, 화약의 원료인 질산암모늄은 주로 비료의 원료로 사용된다.

원을 받은 예일 대학의 앨프레드 길먼과 루이스 굿맨이 국가 기밀인 '질소머스터드'와 '나이트로젠', '치클론B'라는 독가스를 이용해 1942년 처음으로 암 치료를 시작했다. 미국 FDA는 '암과의 전쟁' 이후 어떤 성과라도 거두어야 한다는 조급한 마음에 암 치료용 화학제들이 암세포를 줄인다는 작은 결과에도 만족하며 공식적으로 승인을 해주었다. 실적 위주의 조급함은 조작된 임상실험도, 심각한 부작용도 문제 삼지 않았다. 암 치료에 효과가 있다는 과학적이고, 합리적인 증거를 제시할 필요도 없었다. 이런 상황에서 심포지엄에 참석한 한 의사는 특정 암이 전신에 퍼져 있던 자신의 환자를 사망 후 부검해보았더니 암세포가 많이 사라졌다며 자랑스럽게 떠벌렸다. 그 환자가 화학요법으로 인한 폐 부전으로 사망했다는 것은 아무도 문제 삼지 않았다. 지금도 항암제나 방사선을 투여받는 환자의 대부분은 폐, 간, 신장, 심장, 뇌 등이 파괴되는 부작용으로 사망한다.

현대의학이나 현대화학은 항암제를 포함해 합성 약의 부작용을 감추기 위해 간경화나 간암의 원인은 62퍼센트가 한약이고, 29퍼센트가 민간의학과 건강보조식품이고, 합성 약은 7퍼센트밖에 영향을 미치지 않는다며 거짓 연구를 발표하고 선전한다. 그러면서 암을 유발시키는 3대 발암물질도 담배, 술, 햇빛이라고 한다. 그러나 담배, 발효술, 햇빛은 오히려 암을 예방해주는 천연의 물질이다.[5]

항암제로 가장 많이 처방되는 '사이클로포스파미드'는 독가스를 액체로 개발한 약으로 위장, 심장, 폐, 혈액을 손상시킨다. 또 다음으로 많이 처방되는 '시스플라틴'은 중금속인 플래티나(백금)에서 추출한 약제로 신경, 콩팥, 골수를 손상시켜 전신을 마비시키기도 한다. 호지킨병을 치료하는 '메클로레타민' 역시 강독성 독가스로 이를 다루는 사람도 피부에 닿거나 흡입하지 않도록 철저히 조심해야 하는 약제다. 때문에 항암치료나 방사선치료를 직접 시행하는 의사는 거의 없다고 한다. 이 같은 강독성 화학물질로 치료를 받은 환자는 운이 좋아 호전되어도 몇 개월 후에는 다시 더 나쁜 악성 종양이 생길 가능성이 아주 높다. 1999년에 영국의 의학 전문지 「랜싯」에 발표된 연구에 의하면 아동기에 발생한 암으로 화학 치료를 받고 3년간 생존한 13,000명의 환자가 대부분 골수암으로 사망했다고 한다.[6] 다시 말해 특정 암을 치료해서 당장에는 다소 효과가 있다 하더라도 얼마 가지 않아 그 부작용으로 더 나쁜 암이 생긴다는 것이다.

세계적인 초거대 제약회사인 영국의 '글락소스미스클라인'의 유전 분야 부책임자인 앨런 로즈는 영국의 일간지 「인디펜던트」와의 인터뷰에서 "글락소를 포함하여 제약회사에서 생산하는 약은 50퍼센트 이상의 환자들에게 아무런 도움을 주지 못한다. 알츠하이머병 환자나 암 환자의 4분의 3 이상에서 아무런 효능이 없다."고 고백하기도 했다. 「뉴 사이언티스트」도 "오늘날 의학에서 이용되는 약의 80퍼센트가 적절한 검증을 거치지 않았다."고 시인했다.[7] 그럼에도 불구하고 암 환자가 수술과 항암 요법, 방사능 투여에 의존하는 까닭은 주류 의사들이 제약회사가 이뤄낸 현대의학이라는 신흥 종교를 맹신하기 때문이다.

33
암으로 죽는 것이 아니라 항암제의 부작용으로 죽는다

항암제는 정상적인 세포와 암세포를 구별하지 못하고 빠르게 증식하는 모든 세포를 죽인다. 피를 만드는 척수 세포, 항체를 만드는 골수 세포, 털을 만드는 모근 세포, 정자와 난소를 만드는 생식 세포, 위와 장의 점막 세포, 호흡기와 피부 세포도 빠르게 증식하기 때문에 함께 죽는 것이다. 항암 치료를 받으면 백혈병에 걸리고, 머리카락이 빠지며, 의식장애, 소화장애, 구토, 극심한 피로, 심장마비, 급성 신부전, 구강 점막염, 면역체계 파괴 등이 따르는 까닭이 그 때문이다. 항암제가 빠르게 증식하는 세포를 죽일 수 있는 까닭은 항암제가 독성이 강한 활성산소를 대량으로 만들어내기 때문이다. 이같이 모든 항암제는 발암제로 작용한다. 수술, 항암제, 방사선을 투여하는 현대의학의 암 치료법은 마치 사람 몸에 붙어 있는 모기를 잡기 위해 권총을 쏴대는 것과 비슷하다.

호들갑에 모기는 죽겠지만 사람은 어떻게 되겠는가?

　항암제를 정맥 주사로 투여하는 까닭은 독극물인 항암제가 심한 통증을 유발하기 때문에 통증이 전달되지 않는 정맥에 투여하는 것이다. 투여 중에 항암제가 주위 조직으로 누출되면 조직을 괴사시키기 때문에 의사들도 극히 조심한다. 그리고 정확한 용량을 초과하게 되면 환자를 치사시킬 수도 있으므로 항암제는 대부분 '다제병용 요법'으로 처방된다. 항암제를 처방하면서 부작용이 나타날 것을 예상해 이를 억제해주는 강력 진통제나 혈류 차단제 등을 처방하고, 강력 진통제나 혈류 차단제의 부작용을 억제하기 위한 또 다른 진통제를 함께 처방한다.

　1977년 제약회사 제네카가 '놀바덱스'라는 이름의 타목시펜 계열 항암제에 대해 FDA의 승인을 받았을 때 FDA 대변인은 "전 세계 여성들의 유방암을 45퍼센트나 줄여 수천만 명의 여성을 유방암으로부터 구해줄 것"이라면서 흥분한 목소리로 광고해주었다. 그러나 20년도 되지 않아 화학물질로 제조된 타목시펜은 45퍼센트의 유방암을 예방해준다는 선전과는 달리 단지 1.7퍼센트의 예방 효과만 있을 뿐이고 반면에 자궁암, 뇌일혈, 골절, 백내장 등을 크게 증가시킬 수 있음이 밝혀졌다.

　사실 1950대 이후 20년간 유산 방지제로 권장돼 수많은 기형과 유산을 일으키고 시장에서 퇴출된 DES의 분자 구조를 변형시켜 다시 특허를 취득한 항암제가 타목시펜이다. 일반적으로 유방암은 여성의 평균 수명을 20년 앗아간다고 한다. 그런데 조기에 유방암을 발견해 유방을 절제하고 타목시펜 등의 항암제를 복용하는 경우에는 평균 수명의 40년을 앗아간다. 그것도 수시로 정신을 잃을 정도의 극심한 고통 속에서!

더욱 충격적인 것은 제네카의 모기업인 '임페리얼'사는 각종 암을 일으키는 화학물질인 살충제와 플라스틱을 생산하는 세계 굴지의 회사라는 사실이다. 모기업은 암을 일으키는 화학물질로 연간 수억 달러를 벌어들이고, 자회사인 제네카는 효과 없는 타목시펜으로 역시 연간 수억 달러를 벌어들이고 있다.

미국 FDA는 제넨테크가 개발해 유방암, 폐암 등에 사용하고 있는 '아바스틴'이 치료 효과는 거의 없고 고혈압, 과다 출혈, 심장마비, 위장 천공 등 부작용은 심각하다는 이유를 들어 승인 후 3년 만인 2011년 11월 승인을 취소했다.

노바티스사가 특허를 받고 FDA에 시판 승인을 신청한 후 임상 시험도 마치기 전인 3개월 만에 주류 의사들의 열광적인 환호를 받으며 2001년 5월에 태어난 백혈병 치료제 '글리벡'은 채 2년도 되지 않아 각종 부작용이 보고되고 있다. 부종, 혈소판과 호중구 수치 저하, 어지럼증, 뼈의 통증, 안면 부종, 근육통, 구토, 설사, 탈모, 불면증, 폐부종, 골격근의 근육 섬유가 파괴되는 횡문근융해증 등 다른 항암제와 동일한 부작용을 나타내고 있다. 항암제 중에서도 가장 고가인 글리벡이 처음 탄생하면서 주류 의사들이 선전한 내용은

'암세포만 추적해서 죽이는 미사일로 부작용이 거의 없다.'는 것이었지만 이 말은 단지 근거 없는 선전 문구에 불과했고 효과도 부작용도 이전의 약과 거의 비슷한 것으로 밝혀졌다.

2011년에 사망한 애플사 창업주 스티브 잡스는 2003년에 췌장암의 일종인 섬세포암(신경내분비암)에 걸렸다는 진단을 받았지만 그가 어려서부터 생활화해 온 채식과 단식, 약초와 침 치료 등 전통의학에 귀의하며 병원 치료를 거부한다. 그러나 그는 주류의사들의 집요한 설득과 공포심 자극으로 9개월이 지난 2004년에 결국 수술과 항암 치료, 방사선 치료를 받게 된다. 그러나 항암 치료의 부작용으로 간암도 발생해 2009년엔 교통사고로 죽어가는 20대 젊은이로부터 간 이식 수술을 받고 1년 9개월간 생명을 이어가다가 2011년에 사망한다.

잡스는 완전히 해독한 유전자 풀을 갖고 있는 세계 100인 중의 한 사람이다. 현대의학은 암을 비롯해 어떠한 질병도 쉽게 치료할 것이라고 장담했지만, 유전자 풀은 아무런 기능도 하지 못했다. 사실 간암이나 간부전은 대부분 항암제 등 약의 부작용에 의해 발생한다. 그러나 주류 의사들은 이를 숨기기 위해 그 원인을 주로 담배와 술로 돌리고 있다.

이에 대해 하버드 대학 의대 교수인 람지 아미르 등 주류 의사들은 잡스가 현대의학을 불신하며 비과학적인 전통의학으로 치료하려고 하다가 적절한 치료 시기를 놓쳤기에 8년밖에 생존하지 못했다고 한다. 그들은 암이나 그가 이전에 앓았던 신장병도 채식 위주의 생활 습관 때문이라고 한다. 그리고 췌장암은 미국에서 5년 생존율이 5퍼센트에도 미치지 못하는 악성이지만 그나마 8년간 생존할 수 있었던 까닭은 늦게라도 현대의학으로 치료했기 때문이라고 한다.[8]

그러나 사실 잡스가 앓았던 암은 췌장암의 일종인 섬세포암으로 전립선암이나 갑상선암, 유방암처럼 늦게 진행하는 순한 암이고 완치율이 높아 유럽에서는 대부분 수술, 항암제, 방사선 투여를 하지 않고 자연치료를 한다. 그의 암은 그가 바쁘게 활동하며 건강을 제대로 돌보지 못하던 1997년부터 진행된 것으로 추측된다. 이렇게 느리게 진행되던 암을 수술, 항암제, 방사선으로 치료하는 과정에서 그 부작용으로 간암이 생긴 것으로 보인다. 필자는 잡스가 끝까지 채식, 약초, 침, 자연 생활 등 전통의학에 의존했다면 섬세포암과 같은 순한 암은 틀림없이 완치되어 지금도 건강한 모습으로 애플사를 경영했을 것으로 확신한다.

'침묵의 봄'이라는 책을 통해 합성물질의 위험을 세상에 처음 알린 레이첼 카슨도 유방암 진단을 받고, 수술과 항암제, 방사선을 투여해 극심한 고통을 겪으며 18개월 후인 56세의 젊은 나이에 사망한다. 그녀는 1960년 침묵의 봄과 관련한 취재, 자료연구 등을 하면서 집필에 몰두하던 중에 유방암 진단을 받았다. 종양은 임파선과 뼈를 타고 온몸으로 퍼졌다. 독극물인 항암제와 방사선은 관절을 파괴했고, 심장 기능을 앗아가기 시작했다.

마침내 항암제와 방사선은 글 쓰는 손을 마비시키고야 말았다. 항암제와 방사선의 부작용으로 온몸이 파괴되는 극심한 고통과 주류 의사들이 쏟아내는 조소와 욕설 등 모욕을 참아내며 그녀는 마지막 원고에 혼신을 쏟았고 마침내 '침묵의 봄'은 세상에 발표됐다. 적어도 항암제와 방사선만이라도 거부했다면 그녀는 20년은 족히 평안하게 남은 생을 엮어갔을 것이다. 그녀의 후속 작품들과 계획들도 제대로 추진되어 세상은 한층 더 건강해졌을 것이다.

미국인 스타마티스 모라이티스는 1976년 폐암 진단을 받았다. 9개월 남았다는 진단을 받고 고향에서 임종을 준비하기 위해 그리스의 이카리아 섬으로 돌아갔다. 그는 고향에서 자연으로 돌아가 약을 끊고 천연의 생수와 천연의 야채, 과일, 술, 커피를 즐기며 틈틈이 농사 일을 도왔다. 그 결과 모든 악성종양이 사라지고 36년이 지난 2012년 11월, 97세가 된 현재까지 건강하게 살고 있다. 자연친화적 생활을 하는 이카리아 사람들에게는 암뿐만 아니라 심장질환도, 신부전증도, 뇌졸중도, 관절염도 심지어 알레르기도 없다고 한다.[9]

폐암뿐만 아니라 유방암, 췌장암, 간암 등의 말기 판정을 받은 후 수술, 항암치료, 방사선치료 등 현대의학이 강행하는 모든 치료를 거부하고 요양을 위해 산으로 들어간 환자들이 6개월~1년 만에 완쾌되었다는 소식을 종종 듣는다. 그들이 현대의학으로 포기한 질병을 쉽게 치료할 수 있었던 까닭은 약과 가공식품을 중단하고 맑은 공기, 자연의 음식과 천일염, 계곡물을 섭취하고, 햇빛을 자주 쬐어 면역력이 회복됐기 때문이다. 모든 만성질병은 약, 가공식품, 화장품, 대기오염, 오염된 물 등으로 면역체계가 무너졌기 때문에 생기는 것이다.

1985년, 미국의 레이건 대통령은 대장암 판정을 받았지만 메릴랜드 주 국립해군병원에서 암세포를 제거하는 수술을 한 후 항암요법과 방사선 치료를 거부한 채 채식 위주의 식단으로 바꿔 대장암에서 완전히 해방됐다. 클린턴 대통령도 관절 수술을 받은 후 채식 위주로 식단을 바꿨다. 그러나 대부분의 미국인들은 수술과 항암 치료, 방사선 치료를 하나의 신앙으로 받아들이고 있다. 전통의학이 '음식을 통한 치료'를 중시하지만 미국에서는 오로지 수술과 항암제, 방사선 투여에만 의존하려고 한다. 수술, 항암제, 방사선 없이 음식으로 치료할 수 있다는 사실을 그들은 믿으려 하지 않는다. 현대의학은 암세포만 보고 생명은 보지 않기 때문이다.

34
암 치료율은 60년 동안 제자리걸음이다

"**외과의사로** 11년을 지낸 후 나는 암과 심장 질환에 대한 미국 의학의 표준치료에 환멸을 느꼈다. 암 치료에 있어 100년 전이나 지금이나 별로 변한 것이 없다. 심장질환이나 암 예방을 위한 진지한 노력이 없었다. 나는 이 질병과 관련해 놀라운 사실을 발견했다. 전 세계 인구 가운데 4분의 3은 심장병을 갖고 있지 않다. 이런 사실은 질병이 식생활과 강한 연관성이 있다는 것을 보여준다." 이는 클리블랜드 클리닉의 칼드웰 에셀스틴 주니어의 고백이다.

1890년 미국의 윌리엄 B. 콜리는 암 환자가 감염성 질병에 걸리거나 기생충에 감염되면 암세포가 줄어든다는 사실을 알아냈다. 바이러스나 박테리아에 대항하기 위해 비특이적인 면역 메커니즘이 작동을 해 열을 만들기 때문에 암에 대한 저항성이 커지는 까닭이다.

그 후 100년이 넘는 기간 동안 많은 학자들이 B세포와 T세포를 활성화하는 방법을 찾으려 했으나 실패했다. 유전자를 조작한 폴리오 바이러스를 이용하는 방법도 연구됐지만 역시 실패했다.

1992년, 콜리의 임상 기록을 연구하던 스탠퍼드 대학의 분자생물학자인 찰리 스탄즈는 박테리아를 암 환자의 몸속에 투여하여 면역체계가 박테리아를 이겨내는 과정에서 열이 나게 하고 그 열로 면역력을 증가시키는 치료법인 '콜리 독소 치료법'을 연구했다. 말기 암 환자를 대상으로 콜리 독소로 열을 내게 했더니 5년간 생존할 확률이 47퍼센트에 달했다. 스탄즈는 이 방법으로 312명의 암 환자를 치료했다. 그중 124명은 암과 관련된 증상이 완전히 사라졌고, 상당수는 5년 이상 생존했다. 반면 현대의학의 화학요법이나 방사선치료에 의존하는 경우 5년간 생존할 확률은 7퍼센트밖에 되지 않는다.[10]

영국 요크 대학의 연구팀은 토양에 다량 함유되어 있는 '클로스트리디아'라는 박테리아가 인체에는 아무런 해를 끼치지 않으며 암세포만을 골라 파괴한다는 사실을 확인했다. 이 박테리아는 생명체의 초기 진화 과정에서 산소가 부족한 상황에서 살아남은 미생물로 산소가 공급되지 않는 상항에서도 활발히 암세포를 파괴한다고 한다. 또한 펜실베이니아 대학 연구팀은 제2형 아데노바이러스(AAV2) 역시 다른 정상 세포에는 아무런 해를 미치지 않으면서 7일 이내에 유방암과 자궁경부암 세포만을 추적하여 파괴한다는 사실을 확인했다.[11]

1978년 일본의 국립예방연구소에서 실시한 연구에서 암세포가 열에 약하다는 사실이 증명되었다. 인간의 자궁에서 추출한 암세포와 정상 세포를 32도에서 43도 사이의 온도 변화에 노출시킨 결과, 39.6도 이상에서 모든 암세포는 파괴되었지만 정상세포는 아무런 영향을 받지 않았다. 일본 사이토 마사시 교수의 연구에 의하면 정상 체온인 36.5도에서 1도 상승할 때마다 면역력이 5~6배 증가하고, 체온이 1도 내려갈 때마다 면역력이 30퍼센트씩 감소한다는 사실을 확인했다.[12]

실험용 쥐에게 암을 유발시키려면 암세포를 100만 개 이상 투입해야 한다. 100만 개 이하의 암세포는 면역력에 의해 제거되기 때문이다. 그러나 실험용 쥐에게 방사선을 쪼이면 1,000개의 암세포만으로도 암을 유발시킬 수 있다. 면역체계가 파괴돼 극소수의 암세포가 유입돼도 이를 제거할 수 없기 때문이다.

현대의학이 암을 제대로 치료할 수 없는 까닭은 '암세포는 숙주(환자)가 살아 있는 한 무한 증식한다.'는 200년 전 루돌프 피르호의 주장에 세뇌됐기 때문이다. 그래서 주류 의사들은 암세포만 보이면 무조건 잘라내려 한다. 암세포가 생기는 근본 원인을 찾아 음식과 같은 자연의 치료제로 그 원인을 치료하면 쉽게 완치시킬 수 있는데도 말복구이다. 천연의 영양소로 면역체계를 강화하면 'p53 교정 유전자'가 변형된 유전자를 찾아 교정하기 때문에 암은 쉽게 사라진다.

그러나 면역력을 키워주는 자연적인 방법으로 암 치료에 성공한 연구들이 계속해서 발표되어도 주류 의사들은 이를 철저히 무시한다. 환자들이 참혹한 고통을 겪으며 죽음의 나락으로 몰린다 해도 항암제를 사용해야만 수입이 크게 늘기 때문이다. 현대의학을 통한 암의 치료에 있어 의사가 도움이 되는 경우는 3퍼센트에도 미치지 못한다고 한다. 게다가 암 치료로 효과를 본 경우는 젊고, 면역체계가 남아 있는 환자에 한한다.

일본 e-클리닉에서 2000년부터 2004년까지 말기 암에서 완치된 101명의 환자들을 상대로 조사한 결과, 암 치료에 의사가 도움이 된 경우는 운이 좋아서 치료된 경우(5퍼센트)보다도 낮은 3퍼센트 미만으로 나타났다. 반면 긍정적인 생각이 35퍼센트, 채식 위주의 식사가 25퍼센트로 나타났다. '암과의 전쟁'이 한창이던 1975년 영국 의학학술지에 보고된 연구에 의하면 수술을 할 수 없을 정도로 증세가 심한 188명의 기관지암 환자를 세 그룹으로 나눠 한 그룹에는 단일 항암제를, 다른 그룹에는 복합 항암제를 처방했고, 또 다른 그룹에는 아무 치료도 하지 않았다고 한다. 결과는 아무 치료를 하지 않은 그룹의 환자들이 생존기간이나 삶의 질 측면에서 월등히 우수했다고 한다.[13]

35
암 치료는 병원의 돈지갑을 채워줄 뿐이다

고가의 항암제와 방사선 치료를 받는 암 환자는 주류 의사들에게 가장 큰 수입원이다. 사실 화학요법은 암세포가 아닌 인간 몸 자체를 죽이고도 남을 정도로 독성이 강하다. 화학요법으로 암이 치료되는 비율은 2퍼센트도 안 되지만 수익률은 1만 배가 넘는다. 2퍼센트의 치료율도 암을 초기 단계에 발견한 경우이다. 오히려 암 환자들은 경제적으로, 육체적으로, 정신적으로 고통 속에서 몸부림치다 허망하게 삶을 마감하는 것이 보통이다. 수술, 화학요법, 방사선치료는 암세포를 파괴하는 동시에 정상적인 세포와 조직, 기관들을 파괴하면서 면역체계를 무너뜨린다.

2010년 4월, 미국 FDA는 전립선암 치료제인 프로벤지 시판을 승인했다. 프로벤지는 치료제가 아닌 치료 백신이라는 새로운 개념으로 시장에 나온 첫 번째 약품이다. 이 새로운 개념의 암 치료 백신으로 치료하려면 미화로 6만~10만 달러의 비용이 든다. 저가의 독가스로 만든 제품을 웬만한 사람은 꿈도 꾸지 못할 초고가로 판매하고 있다. 그러나 프로벤지는 효과는 거의 없으면서 두통, 오한, 관절염, 구토, 설사, 호흡 곤란, 뇌졸중 등의 부작용은 다른 항암제와 동일한 것으로 밝혀지고 있다.

항암제 '글리벡'(만성 골수성 백혈병 치료제)'은 우리나라 환자 1인당 연간 구입비가 4,500만 원, '아바스틴'(결장암과 대장암 치료제)은 4,400만 원에 달한다. 암은 치료제를 구입할 능력이 있는 중산층이 주로 걸리는 병이기 때문에 새로운 고가의 치료제는 끝없이 탄생한다. 사실 미국에서 암 산업은 연간 2,000억 달러에 달하고 우리나라에서는 1,000억 원대에 육박하는 거대 산업이지만 암 치료율은 2퍼센트도 되지 않는다. 중요한 사실은 암에 걸린 의사들의 91퍼센트가 수술과 항암제, 방사선 투여를 거부한다는 것이다. 주류 의사들의 수입 중 75퍼센트는 항암제 판매 수익, 특히 전립선암과 유방암 환자에게서 충당된다.

그동안 세계적으로 발표된 암 관련 연구 논문은 2005년까지 약 156만 편이며 현재도 매일 수백 편의 새로운 논문이 쏟아져 나오고 있다. 양적으로 보면 대단한 업적이지만 알맹이가 빠진 부실 연구로 현대의학의 실패를 적나라하게 보여주고 있다. 더 심각한 문제는 앞으로 암에 관한 논문 100만 편이 더 나온다 해도 수술, 항암제,

방사선 투여가 아닌 다른 자연의학적 방법을 고려하지 않는 한, 암을 완치할 가능성이 희박하다는 점이다.

미 국립보건원에 의하면 2000년도에 암으로 지출한 총 의료비는 연간 600억 달러이고, 국립암연구소의 예산은 약 62억 달러라고 한다. 이런 이유로 미국에서는 암으로 고생하는 사람보다 암 연구와 치료로 먹고 사는 사람이 더 많다. 현대의학은 이런 시장을 장악하기 위해 전통의학에 대해 거짓 정보를 유포하고 임상 시험을 방해하거나 긍정적인 결과를 무시한다. 또 전통의학으로 치료받는 환자가 보험 혜택을 받지 못하도록 하고, 음식이나 약초가 암치료에 좋다는 홍보도 불법화함으로써 자연의학을 억압하고 있다. 우리나라에서도 전통의학인 한의학으로 치료하는 경우 의료보험이 적용되는 사례는 현대의학의 10퍼센트에도 미치지 못한다. 게다가 자연의학 치료에 대해서는 의료보험이 전혀 적용되지 않는다.

거대한 제약업체들이 대부분의 의학 연구비를 지원함으로써 의사협회, 병원, 의과대학, FDA 등을 사실상 주무르고 있다. 막대한 자금으로 광고를 거의 독점하고 있어 매스컴까지 좌지우지하고, 선거 후원금을 통해 정치인들조차 마음대로 움직일 수 있기 때문에 가능한 일이다. 또한 FDA 직원 중 약 70%는 퇴직 후 제약회사에 재취업해 이사나 로비스트로 활동할 정도로 유착관계가 심하다. 이런 실상으로 인해 현대의학의 발전에도 불구하고 현대의학에 대한 실망이 확산되고 있다. 이는 전 세계적인 현상이며, 일본이나 우리나라도 비슷하다.

36
5년 생존율의 실상은 처참하다

특정 암을 치료하는 중에 항암제와 방사선의 부작용으로 대부분 주변에 더 치명적인 새로운 암이 발생한다. 암세포를 죽이기 위해 항암제와 방사선 투여를 하다가 결국 환자의 면역체계만 파괴하는 것이다. 암세포와 함께 정상 세포도 죽어가며, 발암 물질인 항암제와 방사선으로 인해 다른 부위에 암이 새로 생기면서 마침내 죽음에 이르게 된다.

암 환자는 암으로 죽는 경우가 거의 없고 항암제와 방사선 치료의 부작용으로 죽는다. 암 환자들이 의사에게 속는 대표적인 사례가 '5년 생존율'이라는 조작된 통계와 '암세포가 작아졌다.'는 거짓말이다. 5년 생존율은 수술과 항암제, 방사선 투여 등 현대의학으로 치료하는 사람만 기준으로 하며 건강상태는 전혀 반영돼 있지 않다. 따라서 여러 번 재수술을 하는 경우든, 5년간 병원에 입원해 있는 경우든, 식물인간으로 살아 있는 경우든 모두 생존율에 포함시킨다. 그리고 특정 암을 치료하는 과정에서 다른 부위에 새로운 암이 증식해도 치료하던 특정 암이 사라지면 완치로 본다. 반면 치료를 포기한 경우나, 연락이 두절된 환자, 다른 질병으로 사망한 환자 등은 전체 환자(분모값)에서 제외한다.

또한 항암제와 방사선으로 면역력이 급격히 파괴돼 감염으로 사망하면 사망 원인이 폐렴으로 기록되고, 유방암 수술 중 과다출혈로 사망하면 사망원인이 수술합병증으로 기록되어 분모값에서 제외된다. 5년 생존율이 높아지는 까닭은 느리게 진행돼서 거의 생명에 지장을 주지 않는 갑상선암이나 전립선암도 모두 반영되기 때문이다. 또 거의 모든 환자가 5년 이상을 생존하는 피부암[*]도 포함시킨다.

갑상선암이나 전립선암은 피부암만큼이나 치료가 필요하지 않은 가짜 암이다. 이렇게 해서 716명의 암 환자 중 5년간 생존한 환자는 5명에 불과한데도 5년 생존율은 0.7퍼센트가 아니라 20퍼센트로 조작된다. 항암제 첨부문서에 기재된 유효율 '20퍼센트'라는 의미는 항암제를 투여한 후 4주 내에 암세포의 크기가 작아진 비율을 말한

---

[*] 피부암의 80퍼센트를 차지하는 바실리옴(Basaliom, 기저세포암)과 슈피날리옴(Spinaliom, 편평세포암)은 치료가 수월하고, 최근의 과학적 연구에 의해 태양 자외선과는 아무런 연관성이 없음이 밝혀졌다. 반면 극히 드물게 발병하는 흑색종이라고 하는 멜라노마(Melanoma)는 대부분 할로겐, 형광, LED 등 인공 자외선에 의해 발병하는 것으로 밝혀졌다. 자연의 자외선에 대해서는 이미 수십억 년의 진화과정을 통해 적응했지만 인공 광선에 대해서는 아직 적응이 되지 않아 각종 질병을 야기하는 것이다. 따라서 자외선 차단제는 피부암을 예방하는 데 아무런 작용을 하지 않고 오히려 합성물질로 인해 각종 암을 유발하는 것으로 밝혀지고 있다.

다. 암세포도 정상 세포가 약간 변한 것이어서 독극물이 체내로 투여되면 움찔거리며 잠시 성장을 멈추고 작아지게 된다.

그러다가 다시 일정 시간이 지나면 암세포는 다시 자라게 된다. 관찰의 기준을 4주가 아닌 4개월 혹은 1년으로 잡는다면 효과가 있는 항암제는 하나도 없다고 한다. 암은 금방 치유되는 병이 아님에도 지나치게 짧은 4주를 기준으로 삼은 것은 주류 의사들의 탐욕 때문이다. 항암제를 팔기 위한 의학적 사기!

미국 국립암센터(NCI)의 5년 생존율 통계에 의하면 1920년대엔 20퍼센트였고 현재는 성인은 53퍼센트, 소아는 70퍼센트라고 한다. 우리나라의 경우 유방암의 5년 생존율은 80퍼센트라고 한다. 그러나 이런 수치의 상승은 조기진단과 통계 조작 덕분이다. 암이 아닌 양성 종양을 악성으로 오진해 수술하는 경우도 많은 것이다. 사실 5년 생존율은 1950년대 이후 현재까지 아무런 변화를 보이지 않고 있다.[14] 암을 비롯한 모든 만성질병에 대해 거액을 투자해 60년 이상을 연구해 왔지만 그 연구는 대부분 생쥐를 대상으로 한 것이지, 사람의 질병을 연구한 것이 아니기 때문이다.

조기검진이나 첨단 기계, 첨단 항암제 등이 사용되지 않던 1970년대에 미국에서 갑상선암으로 5년 내에 사망할 확률은 100만 명당 5.7명이었다. 첨단 기계와 첨단 항암제가 사용되던 1980년대에는 4.8명, 조기검진과 첨단 기계, 첨단 항암제가 사용되던 2002년에는 4.7명이 되었다. 40년간 각종 부작용이 심한 조기검진이 일반화됐고, 새로운 약물과 수술법 등이 등장하며 진료비는 수십 배 상승했지만 5년 생존율은 100만 명당 1명꼴로 개선됐다. 이 수치는 치료율 개선이란 측면에서 아무런 의미가 없는 수치다.[15] 이렇게 생존율의 개선은 거의 제로 수준이지만 주류 의사들은 17퍼센트(사망할 확률이 5.7명에서 1명 줄었기 때문)의 생존율 개선이 있다고 한다.

게다가 설사 암이 치유된다 해도 대부분이 수술, 항암요법, 방사선 투여의 부작용에 의한 다른 질병으로 사망한다. 암세포의 크기는 아무런 의미가 없다. 중요한 것은 백혈구인 림프구가 얼마나 남아있는가이다. 암세포가 아무리 작아졌어도 재발했을 때 림프구가 만들어지지 않으면 전혀 손을 쓸 수 없다. 특히 유념해야 할 것은 면역체계가 무너진 상황에서 암은 결코 죽지 않는 존재로 반드시 재발한다는 사실이다.

암은 전이되는 것이 아니다. 주류 의사들은 '암세포가 다른 장기로 옮겨져 그곳에서 암세포를 증식시킨다.'고 하지만 그것은 거짓이다. 사실은 환자의 면역체계가 무너진 상태이므로 특정 부위의 암세포가 사라진다고 해도 '두더지 튀어나오듯' 언제, 어느 곳에서 다시 자라게 될지 모르는 것이다.[16] 예컨대 암세포를 건강한 사람의 몸 안에 주입하면 면역체계가 이를 이겨내기 때문에 그대로 사멸한다. 그러나 항암제나 방사선, 스테로이드 등으로 면역력이 크게 무너진 환자에게 이식된 암세포는 빠르게 성장한다. 따라서 암세포를 제거하기 위해 면역계의 중요한 조직인 림프절이나 혈관, 비장까지 광범위하게 절제하는 수술을 하고 재발을 막기 위해 항암요법, 방사선 투여를 하는 것은 면역체계를 더욱 파괴시키는 어리석은 의료 처치다.

관절염, 신부전증, 뇌졸중, 심장질환, 루게릭병, 각종 암 등 대부분의 생활습관병의 원인은 한가지다. 약, 가공식품, 화장품, 실내오염 등을 통해 체내로 들어오는 합성물질과 방사선에 의해 면역력이 무너졌기 때문이다. 따라서 치료 방법도 하나다. 체내에 쌓인 합성물질을 배출시키면 대부분의 생활습관병은 쉽게 사라지고 건강은 회복된다. 합성물질의 축적 정도와 면역시스템, 생활환경이 서로 다르기 때문에 회복되는 시간만 서로 다를 뿐이다.

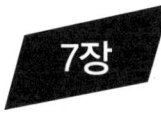

죽지 않는 것이 최선일까?

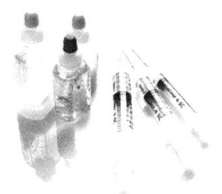

37
말기암 치료는 죽을 권리의 박탈이다

현대의학이 도입된 초기, 위급한 생명을 연장시키며 스스로 면역력을 키워 질병을 이겨내도록 도와줄 당시까지만 해도 의사들은 많은 사람들로부터 존경받는 대상이었다. 그러나 현대의학이 '끝없는 돈의 탐욕'에 젖어들면서 의사들은 오히려 비난의 대상으로 추락했다. 가장 대표적인 추태 중의 하나가 말기 환자의 고통을 연장시키는 행위다. 주류 의사들은 고통을 연장시킴으로써 엄청난 수익을 얻지만 환자나 가족은 육체적, 정신적, 경제적으로 엄청난 고통을 받게 된다.

고령의 말기 환자는 대부분 면역체계가 완전히 파괴되어 회생이 불가능하다. 그들은 기관이 하나둘씩 기능을 멈춤에 따라 회생의 기대가 없음에도 불구하고 초고가의 의료장비를 동원해 마지막 남은 생명을 조금이라도 이어주려고 하는 것이 현실이다. 플로리다의 암 전문 병원에서 2년 이상 초고가의 집중 치료를 받고 퇴원한 150명의 말기 암환자들을 추적 조사한 결과 85퍼센트가 3개월 이내에 사망했다고 한다.[1] 이것이 말기 암 치료의 실상이다.

2008년 2월, 우리나라의 한 병원에서 고령 노인이 폐암 검진을 위해 내시경 검사를 받고 있었다. 검사 과정에서 노인은 폐출혈과 호흡 정지로 뇌사 상태에 빠졌고, 노인의 가족들은 병원을 상대로 '무의미한 연명치료 중단'을 요구하는 소송을 제기했다. 1년 후인 2009년 5월, 대법원의 확정 판결에 의해 무의미한 연명 치료 중단이 결정되었다. 그러나 인공호흡기를 제거하면 30분에서 3일 정도 살 수 있을 거라는 의사들의 판단과는 달리 환자는 인공호흡기를 떼고도 201일간 생존했다. 주류 의사들의 탐욕과 무지를 보여주는 또 다른 사례이다.

1975년, 21세의 카렌 앤 퀼란은 교통사고를 당한 후 뇌사 상태에 빠졌다. 그 후 그녀는 비인간적인 존재로 7개월간 기계에 연결되어 치료를 받았지만 아무런 증상의 변화가 나타나지 않았다. 7개월의 치료는 죽어가는 사람과 가족에겐 고문에 불과했다. 결국 그녀의 아버지는 뉴욕 법원에 호소했고 법원은 이를 받아들였다. 그러나 인공호흡기를 떼어낸 후 그녀는 의사들의 말과는 달리 9년이라는 시간 동안 가족의 보살핌 속에서 혼자 힘으로 훌륭하게 생명을 이어갔다. 10년이란 세월이 흐른 후 그녀는 편안하게 가족의 곁을 떠났다.

그 당시 퀼란의 변호사인 폴 W. 암스트롱은 법정에서 이렇게 호소했다. "전선과 튜브, 기계 장치로 그럴듯하게 보이기만 하면 죽음도 속일 수 있다는 착각에, 깨어날 가망도 없는 사람의 생명을 억지로 연장하는 것만큼 인간의 존엄성을 해치는 일이 또 어디에 있는가?" 라고. 이 사건을 계기로 교황 요한 바오로 2세는 1980년 생명유지장치 제거를 인정한 '안락사 선언'을 발표하기에 이른다.[2]

서울대 병원에서 항암 치료를 받던 말기 위암 환자 A씨(50)는 편안한 임종을 맞기 위해 성가복지병원 호스피스 병동으로 가기로 했다. 암이 이미 장까지 번져 수술도 항암치료도 소용없었다. 그는 20여 일 전 항암 치료 거부 의사를 밝혔다. "내가 만약 의식을 잃으면 심폐소생술을 하지 말라. 연명치료를 받지 않겠다."는 뜻을 병원 측에 전달했다. A씨는 움푹 꺼진 눈과 살집 하나 없는 얼굴로 "항암치료를 받는 고통이 이루 말할 수 없었다."고 한다. 아무것도 먹지 못하면서 항암치료를 받으니 앉아 있을 기운도 없었던 것이다. 항암치료를 받으면 다 낫는 줄 알았지만 아무런 효과도 없고, 경제적인 부담만 가중됐다. 이왕 죽을 바에 고생 덜 하고 편하게 죽는 게 낫다는 생각이다.

B씨(65·여)는 복막암으로 6년 동안 투병했다. 수술도 다섯 번이나 했다. 그런데 올 초 다시 암이 재발해 수술을 받았다. 마지막 수술을 받은 지 2개월 정도 지났다. 상태는 점점 나빠지고 항암치료도 효과가 없었다. B씨는 심각한 구토, 두통, 어지럼증, 탈모 등의 부작용이 따르는 고통스러운 항암치료를 받으며 여생을 보내는 것이 무의미하다고 생각했다. 그는 "이미 예정된 죽음이 별로 두렵지 않다."고 말했다. 수술이 거듭될수록 고통은 심해졌지만, 그런 과정을 통해 5년을 생존했기 때문에 병원 기록에는 '완치'라고 되어 있다..

3년 이상 암과 사투를 벌이며 서울대 병원에서 항암 치료를 받아오던 C씨(76). 그는 두경부암 진단을 받은 후 초기에는 적극적으로 수술, 항암치료와 방사선치료를 받았다. 처음에는 암세포가 독한 항암제에 반응을 보이며 어느 정도 줄어드는 것 같았다. 그러나 여러 번 재발이 되는 동안 암은 식도까지 번지기 시작했고 더는 수술, 약물과 방사선에 반응하지 않는 악성으로 변해갔다. C씨는 무리하게 생명을 연장하고 싶지 않았다. 평소에도 "부작용이 심한 치료는 받지 않겠다."고 해온 그였다. C씨는 여생을 집에서 보내며 평안하게 죽음을 맞이할 계획이다.

38

고통 연장은
생명 연장이 아니다

예외적인 상황에서 뇌가 기능을 안 해도 생명 연장이 가능하다. 인간으로서 생각하고 느끼고 말하는 그런 기능이 모두 없어져도 심장이 뛰고 뇌파가 발생하는 상태다. 하지만 말기 환자가 이렇게 인간으로서의 의식이 없는데, 단지 심장이 뛰고 뇌파가 발생한다고 살아 있는 것일까? 인간이 원하는 것은 숫자상의 수명, 즉 생존이 아니라 건강한 삶이다. 그러나 확실히 인식해야 할 사실은 의사들이 선전하는 것은 숫자상의 수명일 뿐이란 것이다. 많은 사람들이 현대의학이라는 신흥종교에 의지해 고통 속에서 숫자상의 수명을 연장해 가고 있다.

과거에는 인공호흡기, 심폐소생술, 투석 등 생명 연장 기술이 응급환자들에게 행해져야 할 중요한 의료 기술이라 생각했다. 하지만 의사들의 탐욕이 극에 달하면서 죽음까지도 속이게 되었다. 이제 존엄

하고 인간다운 죽음에 대한 관심이 증가하면서 생명 연장 기술이 정말로 환자 본인을 위한 것이냐 하는 문제가 제기되었다. 죽음의 과정에 있는 말기 환자를 대상으로 한 기계에 의한 생명 연장은 환자에게는 정신적, 육체적 고통을 가족들에게는 경제적 부담만을 가중시킬 뿐이기 때문에 비인간적이라는 윤리 문제가 지적되고 있다.

2012년 12월 30일, 한 대학병원에 중환자가 실려 왔다. 20년 이상 고혈압 약을 복용했다는 78세의 할머니가 심장질환으로 호흡이 곤란해져 병원으로 이송된 것이다. 환자는 이 대학병원에서 수술을 받던 중 폐렴으로 진행돼 급속도로 병세가 악화됐다. 현재 환자는 뇌파와 심장만 움직이고 모든 기능이 정지된 상태에서 인공호흡기와 전기충격기 등 커다란 기계에 10개의 차가운 호스들로 연결된 채 혈압을 유지시키는 약만을 처방받으며 중환자실에 입원 중이다.

가족의 면회는 1일 50분으로 제한됐다. 경제적으로 넉넉하지 않은 가족들은 여러 차례 집으로 돌아가 임종을 준비하겠다고 요청했다. 그러나 병원은 가족의 요청을 거절했고, 결국 그런 상태에서 1주일이 더 지난 후에 사망했다. 아마도 병원 기록에는 '수술이 성공해서 2주째 생존 중'이라고 기록돼 있을 것이다. 환자 사망 후 가족에게 청구된 의료비는 보험공단에서 지불하는 금액을 뺀 개인부담금만 1,600만 원이었다. 가족들은 전세금을 빼 병원비를 지불하고, 변두리의 작은 집으로 이사했다.

의학이 보다 나은 삶을 보장해주리라는 기대가 하나의 종교로 자리 잡으면서 사람이 태어나서 죽는 순간까지 삶의 모든 과정에 의사가 개입한다. 즉, 대부분의 사람들은 병원에서 태어나고 병원에서 삶을 마감한다. 그 대가로 사람들은 스스로 건강을 다스릴 능력을 잃어버렸고, 심지어 평온하게 죽을 권리마저도 박탈당했다.

생명의 고귀함이란 미명 아래 의사들이 '치료'의 방법으로 환자를 고통 속에서 죽이는 행위는 분명 도덕적인 범죄 행위다. 게다가 주류 의사들은 환자 본인에게는 정확한 병명을 고지하지 않고 가벼운 질병이라며 안심시키고 가족에게만 병명을 알리고 수술 여부에 대해 동의를 받는다. 가족의 입장에서는 당연히 0.1퍼센트의 희망만 있어도 병원 치료를 거부하기 어려울 것이다. 환자를 기만하고 환자 본인의 의사 결정권을 박탈하는 이 같은 치료 문화는 반드시 바꾸어야 한다.

사실 소생술을 실시할 때 사력을 다해 죽음과 싸우는 사람은 의사와 간호사일 뿐이다. 환자는 이미 질병과의 싸움을 끝내고 마침내 도달하게 된 평화와 안락의 세계에 들어서려는 순간에 있는 것이다. 명백하게 죽음의 징후를 보인 환자에게 시행하는 소생술은 환자가 안락의 세계로 들어가려는 것을 억지로 몇 분에서 몇 십 분 동안 막는 일밖에 되지 않는다. 물론 가족에겐 커다란 경제적 고통을 안겨주면서……. 소생술의 대부분은 주류 의사들의 일방적인 의지이자 자기만족에 지나지 않는다.

그들은 환자와 가족들에게 너무나 소중한 마지막 이별의 순간에,

마침내 자기 순서가 돌아와 잔뜩 고무된 삼류 배우처럼 의기양양하게 등장한다. 가족들을 모두 집중치료실에서 내몬 후 밀실에서 행하는 아무 의미 없는 소생술은 잔혹한 행위일 뿐이다. 가족과 친지들에게 둘러싸여 생전에 좋아하던 막걸리 한 잔이나 담배 한 대를 피우며, 혹은 예배를 드리며 남은 사람들에게 마지막으로 하고 싶은 얘기를 전해주는 것이 진정 '아름다운 떠남의 준비'가 아닐까.

어느 의사의 고백에 의하면 수술과 항암치료, 방사선치료 등 극심한 2개월간의 고통 속에 삶을 마감하려는 환자를 두고 젊은 레지던트가 이렇게 말했다고 한다.

"마지막까지 환자와 함께하고 싶습니다."

"왜지?" 주치의는 그의 눈을 바라보면서 물었다.

"사실은 인공호흡기에 연결하는 기관 내 삽관을 해보고 싶습니다. 아직 경험이 부족해서요."

주치의는 기관 내 삽관에 의한 인공호흡은 환자에게 아무런 효용이 없다는 것을 알았지만 어차피 죽을 사람이라는 생각에 대답한다.

"그러게. 해보게나."[3]

이러한 심폐소생술의 현장이 어쩌면 탐욕에 젖은 주류 의사들의 숨겨진 진실일지도 모른다. 세상 어느 것보다 소중한 것이 생명이다. 그러나 아무리 고귀한 생명이라고 해도 이를 부당하게 연장시키려는 행위는 '생명의 연장'이 아니고 단지 '죽음의 연장'이고 '고통의 연장'일 뿐이다. 평온한 죽음을 방해하는 이 같은 행위는 환자와 가족에 대한 고문이다. 자신의 의지와는 달리 의학적 기술로 생명이 이어진다는 사실은 두려움을 넘어 공포다. 게다가 생명을 연장시키는 집중치료실에서의 의료 행위는 초고가다. 평온도 빼앗기고 재산도 빼앗기는 것이다. 생명만큼 죽음도 고귀하다. 어떠한 이유로도 생명의 고귀함이 침해받을 수 없듯이 죽음의 고귀함도 침해받아서는 안 된다.

  이러한 행동은 수익 때문에 환자의 극단적인 고통까지도 꺼리지 않는 악마적 행위다. 주류 의사들은 무지와 탐욕 때문에 환자가 원하는 의술을 시행하는 것이 아니라 현대의학과 경제 논리가 요구하는 의술을 시행한다. 의사의 치료를 거부하고 자연으로 돌아갈 준비를 할 때 오히려 말기 암까지도 호전되는 사례를 주위에서 볼 수 있다. '치료'라는 살인 행위를 거부한 결과로 생명도 되찾고, 경제적·정신적 고통에서도 벗어나는 것이다. 미국의 소아과 의사 로버트 S. 멘델존은 "현대의학이 자랑하는 성과는 '병든 생명을 얼마나 구했는가?'가 아니라 '의료기기를 사용해 얼마만큼의 수익을 올렸는가?'이다."라며 고백한다.[4]

39
심폐소생술은 극도로 미화되었다

현대의학은 무조건 생명을 연장하는 데만 중점을 둔다. 어떻게 살아 있느냐보다 그냥 살아 있으면 된다고 생각한다. '생명의 고귀함'이라는 미명 아래 '인간으로서의 고귀함'은 무시되는 것이다. 곧 죽음을 맞을 환자에게 고비용의 심폐소생술을 시행하고 인공호흡기로 생명을 연장시켜주는 것이 과연 환자의 행복을 위한 것인지 현대의학은 깊은 자성을 해야 한다. 하기야 이것뿐만 아니라 현대의학은 시작부터 끝까지 모두 자성해야 하지만!

고령이 되면서 혈관이 굳고, 콜레스테롤 수치가 올라가고, 심장이 약해지는 것은 자연스러운 현상이다. 혈압 강하제는 심장 박동을 억제해 혈류를 줄임으로써 혈압을 내리는 원리다. 이 같은 약을 고령 환자에게 처방하면, 당장은 혈압이 내려갈지 모르나 오히려 약해진 심장을 더 약하게 만들기 때문에 뇌로 들어가는 산소 부족으로 뇌졸중, 치매, 우울증 등의 합병증을 유발시킬 위험이 크다.

따라서 의사들은 만성질환 치료나 의미 없는 생명 연장과 같은 불필요하고 치료 가능성이 없는 의료 행위를 중단해야 한다. 사고나 심장마비와 같은 응급처치에만 몰두한다면 환자들은 격감하고 인류는 건강을 다시 찾을 것이다. 환자들 또한 응급상황에서 벗어나게 되면 가능한 한 빨리 전통의학으로 돌아가야 만성질병을 피할 수 있다.

사실 심장마비와 같은 응급상황에 대한 성공담은 대부분 환상으로 만들어진 소설이다. 대부분의 주류 언론은 심폐소생술 자체에 대해서만 언급할 뿐 수술 후 경과에 대해서는 거의 다루지 않기 때문에 대중에게 현대의학에 대한 환상을 심어주었다. 심폐소생술(CPR)을 받은 경우, 설사 생명을 구했다 해도 대부분이 퇴원을 하지 못하고 뇌사 상태에 빠져 심각하게 손상된 생명을 유지하는 것이 현실이다.

심폐소생술로 1년간 생명을 유지할 수 있는 경우는 면역력이 강한 건강한 사람으로 평균 3퍼센트에도 미치지 못한다. 오히려 갈비뼈가 부러지고, 심장이 멍들고, 출혈이 일어나는 등 충격적인 부작용을 겪게 되며, 심각한 신체장애 상태로 생명을 이어가야 한다.[5]

심폐소생술을 실시하면서 강력한 약물들을 과다 투여하고, 심장수술 또는 혈관 수술, 뇌수술 등으로 이어지는 치료 과정에서 나타나는 부작용 때문이다. 설사 예후가 좋아 퇴원을 한다 해도 부작용으로 인해 수차례에 걸쳐 재수술을 하면서 각종 항암제, 스테로이드제 등에 의존해야 한다. 그 결과 뇌졸중, 뼈 부식 등의 고통까지 감수해야 하는 것이다.

이런 부작용에도 불구하고 심장수술이 크게 늘어나는 까닭은 탐욕에 젖은 주류 의사들이 성공률을 과장하기 때문이다. 우리나라 모 대학병원은 1989년부터 2009년까지 심장수술 사례에 대한 논문을 미국 학술지에 발표하면서 환자의 생존율이 80퍼센트대라고 했다. 그러나 후에 이 논문은 자료를 조작해 부풀린 것임이 밝혀졌다. 실제 생존율은 50퍼센트대였다고 한다.[6]

2011년 미국심장협회의 통계에 의하면 심장이식수술 후 1년 생존율은 87퍼센트, 2년 생존율은 78퍼센트, 3년 생존율은 70퍼센트이며 연간 병원비는 2008년 기준 787,700달러라고 한다. 중요한 사실은 생존율이 높은 경우는 면역체계가 강한 젊은이가 교통사고 등의 응급 상황으로 이식했거나 면역체계가 비슷한 가족 중에 이식받은 경우가 대부분이었다는 것이다. 또한 생존 중에 여러 번의 재이식 수술을 받아야 한다는 사실도 숨겨져 있다. 워싱턴 대학 심장 전문의인 토머스 프레스턴은 "인공심장수술은 터무니없이 비싸면서 아무런 감독도 받지 않는, 당연히 금지되어야 할 실험이다."라고 한다. 오로지 심폐소생술에 대한 미화된 기사는 생존율에만 초점을 맞추기 때문에 이식 환자 10명 중 1명이 30일 이내에 사망한다는 사실은 은폐된다. 게다가 대다수의 환자들이 우리가 원하는 정상적인 방식으로 생존하지 못하고 늘 죽음의 공포에 직면한 채 고통 속에서 생명을 이어간다. 한 연구에 의하면 미국에서 매년 500,000명이 심장마비를 일으키며 이 중 20퍼센트가 사망하고, 80퍼센트는 수술로 인해 영구적인 장애자가 된다고 한다. 그뿐 아니라 이들이 병원에 지불하는 의료비가 초고가라는 사실 또한 문제가 되고 있다.[7)]

  수치상의 생존율인 80퍼센트라는 것은 전혀 사실과 다르다. 그저 드라마 속의 얘기거나 의사들이 한번 해보는 소리일 뿐이다. 거대 의료기기회사들의 재정 지원이 이러한 소설의 배경이라는 진실은 철저히 감춰진다. 사실 최첨단 기계에 의존해 초고가 비용으로 심폐소생술을 받은 환자들의 5년 생존율은 암과 비슷하게 2퍼센트에도 미치지 못한다. 2퍼센트에 드는 환자들도 결국은 대부분 계속되는 재수술 또는 뇌사 상태에 빠져 고통 속에서 남은 삶을 이어가게 된다. 이런 상황인데도 미국에서는 한 해 동안 약 40만 건의 심장수술이 이뤄지고 있다.

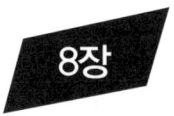

8장

당뇨병은 **인슐린**으로 **치료**되나?

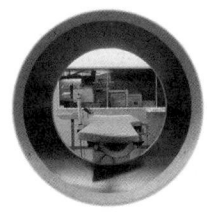

40
유제품은
당뇨병을 유발한다

　　미국 FDA와 세계보건기구(WHO)에 의하면 전 세계에서 매년 1,000만 명 이상이 당뇨병 환자로 진단받고 있으며, 2004년 기준 2억 명이 인슐린에 의지해 생명을 이어가고 있다고 한다. 우리나라 건강보험공단의 자료에 의하면 당뇨병 환자는 2006년 163만 명을 기준으로 매년 가파르게 증가했다.

　　2010년 고혈압과 당뇨병, 고지혈증 환자 수는 931만 명을 넘어섰고, 이 중 당뇨병 환자는 202만 명이다. 즉 '당뇨대란'이다. 주류 의사들은 당뇨병 치료제인 인슐린을 통해 혈당을 정상적으로 조절해 합병증으로 진행하는 것을 막는 것만이 최선의 대처 방법이라고 한다.

　　1998년 이전에는 당뇨병 환자의 진단 기준이 '공복 시 혈당 140'이었다. 그러나 미국 의학계가 이 기준을 '공복 시 혈당 126'으로 정하자 우리나라도 그 기준을 그대로 받아들였다. 약을 복용해야 하는 당뇨병 환자가 순식간에 수백만 명 늘어났다. 공복 시 혈당 110~126인 경우에도 예비 당뇨병 환자로 규정해 약을 처방하는 사례가 많아졌다.

제약회사와 의료기기 회사로부터 더러운 돈을 받은 주류의사들에 의해 건강한 사람이 순식간에 환자가 되어 독극물인 약을 복용해야 하는 경우는 당뇨병뿐만 아니라 간질환, 고혈압, 고지혈증, 골다공증, 갑상선암, 전립선암 등 수치로 진단하는 질병들에서 빈번히 발생한다. 또한 그 수치는 계속 낮아지며 환자를 양산하고 있다. 인류는 약의 부작용으로 심장질환, 뇌졸중, 각종 암으로 고통을 겪고 있다.[1]

당뇨대란이 언론에 특집으로 다뤄지면서 시민들을 공포로 몰아넣자 발 빠르게 움직인 것은 제약회사만이 아니었다. 낙농업계는 주류 영양학자들을 매수해 '우유가 콜레스테롤, 혈당, 비만 등 대사증후군을 막아준다.'는 비과학적인 문구를 들고 대대적인 선전에 나섰다. 그들은 우유의 당 함량이 낮다는 것에 힌트를 얻어 이 같은 주장을 뒷받침할 연구들을 계속해서 발표했다.

그러나 우유의 당 지수가 낮다고 해서 당뇨병을 예방해준다는 것은 그저 선전 문구일 뿐이다. 당 지수는 낮아도 유제품에 들어 있는 포화지방이 인슐린 저항성을 일으켜 인슐린 농도를 크게 끌어올리기 때문이다. 전 세계 당뇨병 환자의 90퍼센트는 인슐린이 정상적으로 분비되더라도 포도당을 조절하지 못하는, 인슐린 저항성을 보이는 제2형 당뇨병 환자다.

게다가 유제품의 원료인 우유는 성장호르몬인 포실락을 투여해 사육하는 젖소에서 생산되므로 치명적인 유전자조작물질 IGF-1(인슐린유사성장인자)이 다량 들어있다. 젖소는 유선염, 고창증 등을 치료하기 위해 술파메타진이라는 항생제를 수시로 다량 투여받는다. 성장호르몬은 유전자를 조작해 박테리아를 통해 대량생산하는 합성물질이다.

합성 성장호르몬으로 생산량을 늘린 우유는 포화지방이 다량 함유되어 있어 산화 콜레스테롤 수치도 크게 끌어올리고, 유제품의 단백질이 인체를 산성화시켜 뼈의 칼슘을 몰아내기 때문에 골다공증도 유발하는 것으로 확인됐다. 성장호르몬 속의 IGF-1이 다량 함유돼 있는 유제품은 당뇨병과 유방암 등 각종 암을 유발하는 독이다.[2] 뼈에서 칼슘이 빠져나오면 혈류를 따라 인체를 순환하다가 곳곳에서 혈전을 일으켜 심장마비의 주원인인 관상동맥질환을 유발하기도 하고 끔직한 고통을 불러오는 신부전증을 일으키기도 한다.

41
성인병은 약으로 치료할수록 합병증이 늘어난다

당뇨병은 가장 흔한 질병 중의 하나다. 그러나 한 번 췌장에 이상이 생기면 영영 완치될 수 없는 만성 불치병(현대의학에 의지할 경우에는)이며, 합병증으로 진행되면 더욱 치명적이다. 그러나 당뇨병은 우울증, 콜레스테롤과 함께 제약회사와 주류 의사가 만들어낸 대표적인 질병 중의 하나다. 살아있는 생명체에게 혈당 수치가 수시로 변한다는 것은 당연한 일이다.

그러나 어떤 시점에서 제약회사가 정해준 기준에 근거해 혈당 수치가 높게 나오면 주류 의사들은 공포를 심어주며 바로 혈당저하제를 처방한다. 조금 지나면 정상으로 돌아올 수 있는데 약을 복용함으로써 췌장이 무너지고 진짜 당뇨병 환자가 되는 것이다. 매년 1,000만 명씩 늘어나는 당뇨병 환자는 의사가 만들어내는 환자다. 건강 검진이라는 의미 없는 행사를 통해!

당뇨병 환자의 90퍼센트를 차지하는 제2형 당뇨병은 아직 췌장에서 인슐린을 생산할 능력이 있지만 뇌에서 보내는 포도당 운반 명령을 몸이 따르지 않는 경우다(이를 인슐린 저항이라고 한다). 합성화학물질에 의해 육체가 스트레스를 받으면 내분비계에 교란이 일어나 교감신경에서 혈관을 수축시키는 아드레날린을 분비한다. 주류 의사들은 혈당 수치가 높은 사람을 당뇨 환자로 규정하고 일상생활에서 거의 지킬 수 없을 정도로 엄격한 식이요법을 지시하며 혈당강하제를 처방한다. 이렇게 식이요법으로 정신적 스트레스를, 혈당강하제로 육체적 스트레스를 주기 때문에 아드레날린이 더 많이 분비되어 혈관이 축소되고 결과적으로 혈압이 상승하게 된다. 반면 부교감신경에서 분비되는 혈관 이완 호르몬인 아세틸콜린은 적어진다.

당뇨병 환자 등 대부분의 질병자는 편안하게 잘 먹고 적절하게 알코올을 섭취하면서 스트레스를 해소하는 것이 가장 현명한 질병 관리라는 것이 많은 연구로 입증되었다. 따라서 주류 의사들이 권고하는 '식단의 열량을 철저히 지켜라.'라든지 '어쩔 수 없이 술을 마실 때는 열량이 없는 소주*로 마셔라.'와 같은 지침은 거짓이다.

---

* 천연의 에틸카바메이트는 과일에 함유된 아르기닌이 발효과정에서 질소화합물인 에탄올과 반응하여 생성하는 물질이다. 그러나 천연의 에틸카바메이트는 자연에 존재하는 과일, 채소, 곡물에 미량으로 함유되어 있어 술, 간장, 두부 등 발효식품에서도 검출된다. 하지만 과일이나 채소에는 항산화제가 풍부하게 들어 있어 음식이나 천연 알코올로 섭취할 때는 안전하다. 그러나 우리나라의 희석식 소주에 사용되는 합성 에틸카바메이트는 석유의 폐기물에서 나오는, 자연에 존재하지 않는 물질이다. 합성 에틸카바메이트로 만드는 화학술의 알코올은 공업용 에틸알코올로 우리나라 이외의 전 세계에서 식용으로는 금지하고 램프용, 소독용, 향수, 가솔린 대용 등으로 쓰이고 있다.
합성 에틸카바메이트로 만드는 에틸알코올은 맛이 쓰기 때문에 아스파탐이나 사카린 등을 혼입해 쓴맛을 중화시킨다. 이 합성 에틸카바메이트는 우레탄이라는 이름으로도 불리며 제2차 세계대전 중에는

지금까지 주류 의사들은 급증하는 당뇨병이나 비만의 원인으로 설탕을 지목하고 이를 줄일 것을 권고했지만 거짓임이 밝혀졌다. 1976년부터 1986년까지 미국 FDA의 연구원인 앨런 포베스는 설탕이 당뇨와 비만에 미치는 영향을 검토했지만 설탕은 당뇨병이나 비만에 아무런 영향을 미치지 않는다는 결론을 내렸다. 이런 연구를 바탕으로 2001년 미국 당뇨병협회는 설탕이 당뇨병이나 비만의 원인이 아니며 당뇨병 환자도 적절한 설탕 섭취가 필요하다는 지침을 내렸다.[3)]

당뇨병은 합성화학물질의 부작용으로 췌장의 기능이 약해지면서 당을 제대로 분해하지 못해서 생기는 증상이지 설탕이 원인이 아니다. 천연의 설탕은 자연의 산물로 인간에게 아무런 해를 끼치지 않는다. 다만 식품업체가 설탕을 제조하는 과정에서 천연 성분인 칼슘, 철분, 인 등 미네랄과 비타민, 인터페론 등 미량 영양소 등을 부패하기 쉽다는 이유로 모두 제거하고, 대신 방부제, 표백제, 착색제, 보존제, 향미제 등 수십 가지의 합성화학물질을 첨가하기 때문에 몸에 해롭다는 것이다. 사실 당뇨병 등 여러 가지 질병의 원인을 설탕으로 몰아간 것은 값싸게 생산하는 사카린, 아스파탐 등 합성 감미료를 판촉하기 위한 산업체의 전략이었고, 이에 호응한 탐욕에 젖은 주류 의사들이 거짓 연구를 수행했던 결과였다.

독가스로, 전쟁 후에는 항암제와 마취제로 사용되었으나 폐암, 간암, 심장질환 등 치명적인 질병을 유발시키는 것으로 확인되면서 현재는 동물실험용으로만 사용된다. 합성 에틸카바메이트로 만든 알코올은 체내에서 1급 발암물질인 포름알데히드로 전환되지만, 천연의 발효 알코올은 무해한 아세트산(식초)으로 전환돼 체외로 배출된다. 전통적인 발효주에는 알코올, 탄수화물, 단백질, 인, 철, 칼륨, 마그네슘, 비타민 등 천연의 영양소가 풍부하게 들어 있지만 화학술에는 이 같은 영양소가 전혀 없다.

혈액 속에 일시적으로 에너지원인 당이 늘어나고 혈압이 높아지는 것은, 면역력을 키우기 위해 에너지를 공급받으려고 하는 정상적인 면역 상태다. 인체에 침입한 미생물을 퇴치하고 안정 상태가 되면 부교감신경이 작동해 혈당과 혈압 수치는 다시 정상으로 돌아간다. 이때 혈당 농도나 혈압을 합성화학물질인 약물로 내릴 경우 면역체계가 작동할 에너지가 부족해지기 때문에 면역체계는 약화되고, 각종 질병은 기승을 부리게 된다. 또한 혈당이 낮아지면 배고픔을 느끼게 되기 때문에 더 많이 먹게 된다. 주류 의사들이 제약회사가 정해준 수치를 기준으로 낮은 혈당이 건강에 좋다고 말하며 인슐린을 처방하는 까닭은 가공식품의 소비를 늘리려는 의도이고, 가공식품 소비가 늘면 병원의 고객인 각종 만성질환자들이 늘어나기 때문이다.

양심적인 의사들이 운영하고 있는 「미국 당뇨 정보 네트워크」는 의사들이 하는 거짓말에 대해 말하고 있다. 첫째, 당뇨병은 원인을 모른다(사실은 약과 가공식품이 원인이다). 둘째, 당뇨병은 유전이다(오늘날 당뇨병 환자가 급증하고 있는데 유전자는 그렇게 빨리 변하는 것이 아니다). 셋째, 당뇨병은 환자 스스로가 불러온 것이다(사실은 제약회사, 주류 의사, 주류 언론이 만들어낸 것이다). 넷째, 당뇨병은 치료 방법이 없다(채식과 효소, 영양소, 천일염, 햇빛, 운동을 이용하면서 약과 가공식품을 중단하면 쉽게 치유된다). 다섯째, 당뇨병은 약으로 관리해야 한다(약으로 관리하면 결국 심장병, 신장병, 뇌졸중, 실명, 각종 암 등으로 이어져 평생 병원에 의지한 채 살아야 한다.)가 그것이다.[4]

당뇨병 환자 가운데 약으로 치료를 받는 사람이 치료를 안 받는 사람보다 성기능장애, 심장마비, 뇌졸중, 신장장애, 신경계질환, 백내장, 사지 절단, 잇몸 질환, 사망 등 합병증이 훨씬 자주 나타난다. 이 같은 합병증은 당뇨병 치료제의 부작용으로 나타나는 현상이다. 특히 당뇨병 치료제를 복용하는 노인, 여성 등의 환자에게 가장 치명적으로 나타나는 증상은 급작스럽게 찾아오는 심장마비와 뇌졸중이다.

어느 당뇨 전문의의 고백

국민병인 당뇨병은 완치가 가능한가, 불가능한가? 처음부터 적극적인 치료가 필요한가, 아니면 단계적으로 치료 강도를 높여가는 것이 더 나은가? 초기부터 인슐린에 의존하는 2형 당뇨병 환자는 드물다. 대개는 인슐린 투여를 일찍 시작하는 것을 부담스러워한다. 주사제여서 투약 편의성이 떨어지는데다 아껴둬야 할 치료의 '마지막 카드'로 여겨서다. 그래서인지 지금까지 당뇨병 치료의 주류는 식사요법과 운동→혈당강하제→인슐린 주사로 이어지는 '계단식'이었다.

이 같은 기존의 치료법에 반기를 든 당뇨병 전문가가 건국대 의대 최수봉 교수다. 지금까지의 방법대로 치료하면 처음 1년가량은 환자의 혈당을 떨어뜨리지만(약의 부작용으로 췌장이 파괴되기 때문에) 췌장에서의 인슐린 분비는 계속 줄어들어 망막손상, 단백뇨 등 합병증 발생이 필연적이라는 것이다. 기자간담회에서 그는 무릎을 꿇고 "우리나라 당뇨병 환자들이 눈멀지 않고, 다리를 잘라내지 않도록 도와주세요."라면서 울먹였다. 그는 이어 "국내 당뇨병 전문가들은 정직하지 않다."며 "의사들이 당뇨병을 악화시켜 환자를 죽음으로 내몰고 있다."고 발언 수위를 높였다.

―중앙일보(2011년 5월 16일) 박태균 기자

42
당뇨병은 약을 끊으면 치료된다

당뇨병 치료에 좋은 크롬과 오메가-3는 곡물과 채소, 과일 같은 음식에 들어 있는 미네랄로 탄수화물과 지방, 단백질을 소화하는 데 중요한 역할을 하며 또한 우울증을 예방하는 효능도 있다. 술을 만드는 누룩에 풍부하게 들어 있는 크롬도 면역체계를 회복시켜 당뇨병과 우울증을 예방해주는 기능을 한다.

다시 말해 우울증, 당뇨병을 포함한 모든 만성질환은 영양상태의 균형이 깨지고, 영양소가 빠진 자리에 합성화학물질이 채워지면서 면역체계가 무너졌기 때문에 발생한다. 사실 대부분의 토양은 비료와 살충제, 제초제 등의 합성화학물질과 단작(한 농경지에 한 종류의 작물만 농사짓는 것)으로 인해 영양소가 고갈되었고, 농산물은 가공 과정을 통해 크롬을 포함한 대부분의 영양소가 파괴된다. 그러나 중요한 것은 영양소가 부족하더라도 꾸준히 채소와 과일을 통해 다양한 미네랄을 섭취해야 한다는 것이다. 크롬은 당뇨병뿐만 아니라 당뇨 약을 복용할 때 부작용으로 나타나는 체중과 체지방 증가도 막아준다. 식품업체는 포만감을 일으키는 천연 섬유소를 제거하고, 대신 대부분의 가공식품에 식욕을 촉진하는 액상 과당과 방부제 기능을 하는 합성 섬유소를 첨가한다. 또한 철분을 추가로 첨가하면 체내에 철분이 필요량보다 많아지면서 인슐린을 분비하는 췌장의 세포가 파괴돼 인슐린 저항성을 유발하고 결국 당뇨병의 원인이 된다.

채소와 과일에 풍부하게 들어 있는 식이섬유는 우리 몸이 소화시키지 못한다. 때문에 1950년대엔 식이섬유가 소화를 방해하는 불필요한 것이라고 간주하고 가공식품을 만드는 과정에서 제거했다. 그러나 후에 식이섬유가 체내에서 소화되지는 않지만 체내의 박테리아와 기생충에 의해 분해되며 그 과정에서 항암작용을 하는 물질을 분비한다는 사실이 확인됐다. 미국 암연구소(AICR)는 식이섬유를 전체 섭취량의 3분의 2 이상으로 유지하면 유방암을 크게 예방할 수 있다는 사실을 확인했다. 또한 섬유소는 혈당을 조절해주고 비만을 막아준다는 사실도 밝혀냈다.[5]

병원의 처방약을 통해 잠시 증상만 완화시키는 치료법은 오히려 췌장의 기능을 더 약화시켜 일생 동안 인슐린에 중독되어 고통 속에서 죽게 된다. 주류 의사들은 모든 질병을 약물로 치료하려고 한다. 그러나 우리 인체는 수십억 년 간 진화과정을 통해 스스로 박테리아를 물리치고, 약해진 기관을 재생시키는 면역력을 강화시켜왔다. 때문에 췌장뿐만 아니라 모든 기관은 채식 위주의 무가공 유기농 식품(유기농 식품은 의학적 공장이다.)을 먹고, 약물을 멀리하는 등 합성화학물질을 피하면 다시 정상적으로 재생된다.

외부에서 미생물이나 합성물질이 체내로 들어오면 인체의 모든 장기는 이를 이겨내기 위해 항체를 생성하려고 활발히 움직인다. 이 때 에너지가 필요하므로 간에서 합성하는 포도당을 혈액으로 끌어내 온몸에 전달하게 된다. 이 과정에서 혈당과 혈압이 오르는 것은 면역체계가 정상적으로 작동한다는 의미이다. 인체가 미생물 등을 이겨내면 혈당이나 혈압 수치는 정상으로 돌아온다.

그러나 무지한 주류 의사들이 처방하는 유전자조작 인슐린의 원리는 간의 작용을 약화시켜 포도당의 합성을 억제하는 것이다. 간 기능을 약화시켜 포도당 합성을 억제하면 저혈당에 빠질 위험이 커진다. 저혈당증은 치명적이어서 죽음으로 이어질 수도 있다. 더욱이 유전자조작 인슐린은 교감신경을 자극해 활성산소를 다량 분비하므로 천연 인슐린을 분비하는 랑게르한스섬(척추동물의 췌장에 있는 내분비샘 조직)을 파괴해 췌장의 기능을 영원히 무너뜨릴 수 있다.

2008년 2월, 미국에서 약으로 혈당을 관리하는 임상 연구가 대규모로 진행되었다. 그런데 이 연구는 18개월 만에 중단되었다. 약으로 인해 각종 질병이 늘어났기 때문이다. 그 이전인 1969년부터 2009년까지 40년간 「대학 당뇨병 프로그램」이 진행하던 연구에서도 약으로 혈당을 관리한 실험군에게 치명적인 부작용이 속출하자 2년을 앞당긴 2007년에 연구가 중단되었다. 가능한 한 혈당강하제를 복용하지 말 것을 경고하면서! 그러나 주류 의사들은 이 연구들의 결과를 철저히 무시하며 "약의 부작용은 미미한 정도이므로 당뇨병 환자들은 신경 쓸 필요가 없다."고 한다.[6]

켄터키 주 렉싱턴의 재향군인회 센터에서 활동하고 있는 의사 제임스 앤더슨은 인슐린으로 혈당을 조절하는 제1형 당뇨 환자 25명과 제2형 당뇨 환자 25명에게 무가공 채식 위주의 식이요법을 실시했다. 그 결과 3주 만에 제1형 환자들은 그들이 복용하던 인슐린 용량을 평균 40퍼센트 줄일 수 있었다. 또한 제2형 환자 중 24명은 3주 만에 인슐린 투여를 완전히 중단할 수 있었고, 가장 중증이었던 나머지 1명조차 8주 만에 인슐린을 중단할 수 있었다. 영양학자인 프리티킨도 채식 요법으로 26일 만에 임상 시험 대상자(34명) 전체를 인슐린으로부터 해방시켰다.

미국의 의사인 길버트 웰치는 74세의 환자에게 혈당강하제인 글리뷰라이드를 처방했다가 운전 중 저혈당 증상으로 중대한 교통사고가 일어난 사건에 대해 양심고백을 했다. 혈당강하제 처방이 과잉 진단임을 자인하고 약 처방을 중단한 결과 그 환자는 90세인 현재까지 아무런 합병증을 일으키지 않은 채 생존해 있다고 한다. 2006년 영국의학저널(BMJ)은 지중해 지역에서 흔한 채소인 아스파라거스가 당뇨병 치료에 탁월한 효능이 있음을 확인했다.[7]

현대의학이 평생 동안 당뇨병 치료제로 혈당 수치를 조절해야 한다는 당뇨병 환자를 과일과 채소로 8주 만에 완치시킨 것이다. 주류 의사들은 수치로 진단을 내리고 또 수치를 조작한다. 초기에 당화혈색소*의 정상 수치를 7.5 이하로 정했다가 7.0 이하로, 다시 6.5 이하로 범위를 점점 좁히고 있다. 정상 수치가 내려갈수록 치료받아야 할 환자 수는 급증한다.

그러나 2008년에 발표된 '아코드연구(ACCORD)'에 의하면 당화혈색소(A1c)의 수치를 6.4 이하로 철저하게 관리한 환자군과, 7.5 정도로 느슨하게 유지한 환자군을 비교한 결과 6.4 이하로 철저하게 관리한 환자군의 심장마비로 인한 사망률이 비교 그룹에 비해 25퍼센트나 높게 나타났다. 이런 결과로 이 임상 시험은 예정보다 1년 앞당겨 중단됐다. 2009년에 발표된 또 다른 연구에서도 철저하게 관리 받은 환자들이 그렇지 않은 환자에 비해 심장질환이나 뇌졸중으로 사망할 위험성이 훨씬 높게 나타났다.[8]

주류 의사들의 탐욕을 밝혀내는 연구였기에 주류 언론은 이를 철저히 무시하고 묻어버렸다. 아직도 미국과 우리나라의 주류 의사들은 당화혈색소 1퍼센트가 감소하면 관상동맥 질환으로 인한 사망 위험이 10퍼센트, 심근경색 위험이 18퍼센트, 미세혈관 질환 위험이 25퍼센트 감소한다며 당화혈색소를 6.5 이하로 철저하게 관리할 것을 권고한다. 그러면서 면역력을 크게 무너뜨려 췌장과 간의 기능을 파괴하고, 혈관을 부식시키는 합성화학물질인 아반디아, 액토스 등 다양한 종류의 당뇨병 치료제를 처방하고 있다.[9]

---

* 혈당 측정법의 하나로 적혈구 세포 내의 헤모글로빈에 결합된 포도당 량을 측정하는 방법이다. 적혈구의 평균 수명은 120일이므로 A1c의 평균 수치를 통해 지난 2~3개월간의 평균 혈당 수치를 알 수 있다.

사실 혈당이나 혈압, 콜레스테롤 수치, 간기능 수치 등은 정상치가 따로 존재하지 않는다. 각 사람의 면역체계와 신체구조 등이 다르기 때문에 나타나는 수치도 각기 다르다. 수치가 높더라도 증상이 없다면 이는 질병이 아니다. 질병이 없는 사람을 환자로 규정해 석유폐기물에서 추출해낸 합성화학물질로 만들어진 약을 처방하는 것은 의료가 아니라 폭력이다. 공포심을 담보로 한 의료적 폭력!

43
당뇨병 치료제가 합병증의 원인이다

1997년 당뇨병 치료제로 7개월 만에 FDA의 승인을 받은 '리줄린'은 2000년 미국 시장에서 퇴출될 때까지 매년 10억 달러 이상(3년간 수익 21억 달러)을 벌어들이며 수천 명(미국 FDA에 공식 보고된 숫자만 63명이 사망했고, 7명이 간이식 수술을 받았다)을 간부전증으로 사망케 했다. 이 사망자는 리줄린의 직접적인 부작용으로 사망한 것이 확인되어 보고된 최소의 숫자에 불과하다.

이 사건이 우리에게 충격을 주는 것은 제약회사 워너-램버트(후에 세계 최대 제약회사인 화이자에 인수됨)가 자체적으로 실시한 임상 시험에서 수십 명에게 간부전증이 발생했음에도 자료를 조작하고 위원들을 매수해 승인을 받았다는 사실이다. 간부전증 외에 각종 암, 우울증, 심장병, 뇌졸중, 고혈압, 신부전증 등에 대한 부작용은 조사하지도 않았다.

1996년 6월부터 4,000명을 대상으로 실시된 리줄린의 임상 시험에서도 많은 환자에게서 간부전증이 발견되었다. 그러나 제럴드 올리프스키, 리차드 이스트만 같은, 워너-램버트사로부터 재정 지원을 받는 주류 의사들이 주도한 이 임상 시험은 연구 결과를 조작해 결국 1997년 1월 FDA의 승인을 받는다.

이때 FDA의 심사위원장인 올리프스키는 리줄린을 개발한 특허권자였다. 승인을 위한 투표에서 리줄린의 위험성을 강력하게 경고한 존 게리기언, 로버트 미스빈 등 두 명의 양심적인 위원들은 투표에서 배제된다. 만장일치로 승인을 받자마자 "20년 만에 등장한 획기적인 당뇨병 치료제"라는 대대적인 광고와 FDA의 지원으로 이 약은 블록버스터 약이 되어 2년 만에 10억 달러어치나 판매됐다. 돈에 매수된 주류 의사들의 허위광고에 인류의 생명은 촛불 앞에 놓인 상태가 된 것이다.

한편 영국에서는 수많은 환자들이 간부전증으로 사망에 이르게 되자 시판 1년도 되지 않은 1997년 12월에 이 약을 시장에서 퇴출시킨다. 그러나 미국에서는 위험성이 계속 지적되어도 귀를 막고 이를 무시하다가 1998년 12월까지 리줄린이 직접적인 원인이 되어 33명이 사망했다는 공식 보고서가 제출되어서야 재검토에 들어갔다. 그러나 1999년 3월 26일에 실시된 투표에서 11대 1로 리줄린 시판은 계속 승인되었다. 투표에 참여한 12명 중 11명이 화이자로부터 재정 지원을 받고 있는 자문위원이었다.

그 후 1년간 리줄린으로 인해 30명이 추가로 사망하고, 391명의 죽음에 대한 원인으로 리줄린이 의심되자* 결국 2000년 3월 이 약은 미국에서도 시판 금지된다. 2003년 3월 현재 리줄린 피해자들에 의해 제기된 소송은 9,000건이 넘어섰다.[10] 우리나라에서도 간이 굳어지는 간부전으로 사망하는 사람이 매년 수백 명에 달하지만 주류 의사들의 '서로 감싸주기'에 의해 직접적인 사망 원인이 단 한 번도 밝혀진 적이 없다.

2004년 하버드 대학의 데이비드 싱클레어는 생명공학회사 서트리스를 설립했다. 그는 2007년, 포도에 들어있는 레스베라트롤이 당뇨병을 효과적으로 치료하고 장수 유전자를 활성화시켜 수명을 크게 연장시킨다는 연구를 발표하고 이를 합성으로 만들어낸다. 그러나 이는 과학적으로 증명된 이론이 아니라 과학자들의 추론에 불과한 가설일 뿐이었다.

이에 따라 서트리스 주가는 계속 고공행진을 펼쳤고, 다음 해인 2008년에 서트리스는 7억 2,000만 달러에 초거대 제약회사인 GSK에 팔렸다. 그러나 그해 말 GSK는 레스베라트롤의 연구를 중단한다. 당뇨병 환자를 대상으로 한 임상 시험에서 신장을 파괴한다는 치명적 부작용이 밝혀졌기 때문이다.[11]

당뇨병 치료제는 합병증을 막아주는 것이 아니라 치명적인 합병증

---

* 세인트루이스 출신의 오드리 존스는 55세의 독신녀로 고교 교사였다. 그녀는 당뇨병이 없었지만 당뇨병 임상 시험에 자원봉사자로 참여했다. 약 7개월 동안 리줄린을 복용한 후 그녀는 간 이식이 필요할 정도로 중증의 간부전증을 일으켰다. 결국 그녀는 1997년 5월에 간 이식 수술을 받은 후 며칠 후에 사망한다. 국립보건원의 부검 결과 그녀의 사망 원인이 리줄린이었음이 밝혀졌다.

을 유발하는 합성화학물질이다. 2007년 「뉴잉글랜드 의학 저널」에 게재된 스티븐 니스의 연구는 1999년 FDA의 승인을 받은 후에 세계적으로 가장 많이 팔리고 있던 GSK의 '아반디아'라는 당뇨병 치료제를 대상으로 했다. 연구 결과, 아반디아를 복용한 사람은 복용하지 않은 사람보다 심장마비 건수가 43퍼센트 높고 사망으로 이어질 확률은 64퍼센트가 높다고 한다.

더 충격적인 것은 이 환자들의 기록은 GSK가 자체 작성한 자료였고, GSK가 이미 몇 년 전부터 이런 사실을 알고 있었다는 것이다. 심장질환의 부작용이 크게 나타나면서 아반디아는 2011년 11월부터 미국에서 처방을 엄격히 하도록 규제되었다. 반면 독일, 영국, 프랑스 등 유럽은 2010년 10월부터 시판을 금지했다.

일본 다케다 제약회사가 개발한 당뇨병 치료제 '액토스'도 방광암을 유발한다는 사실이 밝혀지면서 프랑스, 독일 등에서 시판이 중단됐다. 미국 노팅엄 대학 연구진에 의하면 아반디아와 액토스 등 당뇨병 치료제는 오히려 당뇨병을 악화시키고 실명으로 이어지는 '당뇨 황반 부종'의 부작용도 크게 일으키는 것으로 조사됐다.[12] 당뇨병치료제는 간에서 포도당을 합성해내지 못하도록 간기능을 약화시키는 원리이므로 당뇨병 약을 오래 복용하면 간이 파괴되면서 간경화, 간암 등을 유발시키며 면역력을 빠르게 무너뜨리기 때문이다.

그러나 2011년 7월 현재 우리나라의 주류 의사들은 아반디아와 액토스를 아무런 규제 없이 마구 처방하고 있다. 결국 당뇨병 치료제가 당뇨병을 일으키고 암, 심장병, 신부전증, 실명, 다리 절단, 간 질환 등의 부작용을 일으키는 것이다. 게다가 최근의 연구들은 피의 응고를 막아준다는 이유로 당뇨병치료제와 고혈압치료제로 흔히 처방되는 아스피린이 당뇨병과 고혈압 치료에 아무런 효과가 없다는 결론을 내리고 있다. 이에 우리나라 의학계는 50세 이상의 남성과 60세 이상의 여성에게만 아스피린을 처방하도록 권고안을 확정했다.[13]

2011년 5월 우리나라 식약청은 당뇨병 치료제로 흔히 처방되는 '가브스'에 대해 췌장염 유발이라는 부작용이 있음을 경고했다. 췌장염은 췌관이 막혀 췌장에서 분비하는 효소가 장으로 이동하지 못해 췌장 자체를 파괴하는 질병으로 통증이 극심하다. 당뇨병 치료제의 부작용으로 췌장이 파괴되면 영원히 인슐린을 분비하지 못하게 되어 평생을 합성 인슐린에 의존해야 된다. 또한 합성 인슐린이 누적되면 새로운 부작용으로 심근경색, 뇌졸중, 각종 암, 신부전증 등이 유발된다. 그러나 주류 의사들은 약으로 인해 어떤 부작용이 일어나 다른 질병을 야기한다 해도 잠시나마 췌장의 기능이 호전되면 당뇨병 약으로서의 효능이 탁월하다고 한다.

2012년 2월, 미국 내과학회는 부작용이 거의 없고 효과가 우수하다며 당뇨병 치료제 '메트포르민'을 추천했다. 물론 이 약은 세계보건기구가 이미 추천해 미국뿐만 아니라 우리나라에서도 가장 많이 처방되는 당뇨병 치료제다. 그러나 부작용이 없다는 주류 의사들의 선전과는 달리 설사, 구토, 두통, 경련, 신부전증, 락트산증 등의 부작용이 3명에 1명꼴로 나타나고 있는 것으로 밝혀졌다. 이 약은 특히 치명적인 락트산증을 유발시키는 것으로 확인돼 FDA에 의해 1979년에

시판이 금지되었는데 어떤 이유에선지 1995년에 다시 승인을 받은 약이다.[14]

44
의사들은 합성 인슐린의 부작용을 무시한다

인슐린과 같은 호르몬은 극미량으로 작용하기 때문에 분비되는 양도 극히 미량이어서 돼지나 소에서 얻는 인슐린은 공급에 제한을 받을 수밖에 없다. 그리고 동물의 인슐린과 인간 인슐린은 전체적으로 아미노산 서열이 거의 비슷하지만 정확하게 동일하지는 않다. 따라서 동물 인슐린을 치료제로 사용하는 환자들은 다른 생명체에서 나타나는 면역거부반응으로 심각한 부작용에 시달려야 했다. 생명체의 작용에 있어 정확하게 동일하지 않은 것은 다른 것이다.

유전자 조작이 한창 맹위를 떨치던 1977년 28세의 로버트 스완슨은 박테리아의 유전자를 조작해 인슐린을 대량생산한다면 황금 방석에 앉을 수 있음을 직감했다. "DNA는 RNA를 만들고, RNA는 단백질을 만들고, 단백질은 돈을 만든다."는 사실을 알아차린 것이다. 인슐린은 51개의 아미노산으로 구성된 단순한 구조여서 실험실에서 쉽게 합성할 수 있을 것이라고 생각했다.

마침내 그는 분자생물학자인 하버드 대학의 허버트 보이어와 합작으로 생명공학회사인 제넨테크*를 설립하고, 유전자 조작 인슐린의 연구에 돌입했다. 인간 인슐린 유전자를 플라스미드에 끼워넣고, 이 플라스미드를 박테리아에 집어넣는 유전자 조작을 통해 인슐린을 대량으로 생산하려는 계획이었다.

박테리아는 지구상에 있는 생물 종 중에서 '빛의 속도와 비슷하게 증식한다.'고 할 정도로 증식이 빠른 생명체다. 결국 제넨테크는 1978년 4월 24일, 이콜리 박테리아에서 인간유전자를 생산하는 데 성공하고 엘리 릴리사와 판매 계약을 체결한다. 이로써 제넨테크의 주가는 끝없이 고공행진을 했고, 스완손과 보이어는 6개월도 되지 않아 억만장자의 대열에 합류했다. 이로써 생명체를 유린하는 유전자 조작의 광란은 시작된다.[15]

생명체의 유전자를 조작하는 데만 성공하면 하루아침에 억만장자의 대열에 오를 수 있다는 광기는 이성을 마비시켰고, 전 세계의 주류 의사, 생물학자, 화학자 심지어 물리학자까지 유전자 조작의 행렬

---

* 이 회사는 박테리아의 유전자를 조작해 대량생산하는 소의 성장호르몬(rBGH)을 개발해 그 특허권을 1981년에 몬산토에 팔았다. 그러나 양심적인 비주류 의학자들이 계속해서 연구 논문을 통해 소 성장호르몬이 암을 크게 유발한다는 문제를 제기하자 몬산토는 그들을 협박하기도 하고 의회, FDA, 대학, 연구소 등에 압력을 가해 해고시키기도 했다. 그리고 FDA는 성장호르몬을 투여해 생산한 우유와 전통적인 사육으로 생산한 우유를 소비자들이 판별하지 못하도록 "성장호르몬을 투여하지 않았다."는 문구의 사용을 법으로 금지시켰다. 그러나 성장호르몬에 대한 비판이 거세지자 결국 2008년, 3억 달러에 제약회사 엘리 릴리사로 넘겼다.

에 동참하게 만들었다. 물론 그들의 뒤에서는 록펠러 재단과 게이츠 재단의 막강한 재정 지원이 있었다. 그러나 생명은 자연의 조화를 무시하는 끝없는 인간의 탐욕을 싫어하나 보다.

혈당을 떨어뜨리는 인슐린의 효과는 교감신경이 분비하는 아드레날린의 기능에 의해 제약을 받는다. 또한 교감신경이 자극을 받으면 혈관이 수축되고 과립구를 늘려 활성산소가 늘어난다. 이 활성산소는 인슐린을 분비하는 췌장의 랑게르한스섬을 파괴해 인슐린의 분비 능력을 떨어뜨린다. 그리고 혈당이 떨어지면 간에 비축되어 있던 포도당이 배출된다.

돼지 인슐린을 투약했던 당뇨병 환자에게는 당연히 이런 생체 균형이 이뤄지지 않는다. 따라서 당뇨병 환자들의 경우 인슐린 주사 때문에 혈당이 너무 떨어져 저혈당이 야기될 수 있다. 그렇게 되면 현기증과 허기를 느끼고, 땀이 나기 시작한다. 이것이 생체 위험 신호다. 그런 증상이 나타나면 사탕이나 초콜릿 등을 먹어 혈당 수준을 끌어올려야 한다.

그런데 유전자 조작 인슐린을 사용하는 환자들은 이전보다 더 자주 저혈당을 경험했다. 게다가 생체 위험 신호가 나타나지 않거나 늦게 나타나 미처 사탕 등으로 응급조치를 취할 여유가 없어(저혈당 불감증) 혼수상태에 자주 빠지게 되고 결국 사망으로 이어지기도 했다. 주류 의사들은 중증의 당뇨병 환자가 실명하는 원인이 혈액에 농축된 포도당이라고 주장하지만, 최근엔 유전자 조작 호르몬인 인슐린 등 약의 부작용이라는 사실이 밝혀졌다. 유전자 조작 인슐린은 합성 호르몬으로 인체에서 분비되는 천연 호르몬과 달리 각종 암과 뇌졸중, 심장병, 신부전증, 동맥경화, 실명, 혈관 파괴, 우울증 등을 유발한다.

 인슐린을 외부에서 오랫동안 투여하면 인슐린 생성 기관인 췌장은 영원히 퇴화하고 결국 평생을 약에 의지한 채 삶을 영위해야 한다. 반면 미국「당뇨병 모니터」는 이전에 알고 있던 인식으로부터 자유로워질 것을 강조하며 "당뇨병은 약으로 치료될 수 있는 것이 아니라 가공식품과 약을 피하고, 채소와 과일, 오메가 지방 같은 인체가 필요로 하는 건강한 음식을 먹으며, 적절한 운동을 유지하면 쉽게 치료될 수 있다."고 한다.[16]

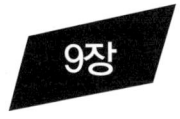

고혈압에 소금은 정말 나쁜가?

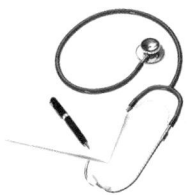

# 45

고혈압 수치에 속지 마라

병원에서 행하는 진료 중 가장 흔하면서 가장 부정확한 검사 중의 하나가 혈압 측정이다. 추운 날씨엔 혈관이 수축되므로 일반적으로 겨울의 혈압이 여름보다 높아진다. 스트레스를 받거나 약을 복용하면 교감신경이 긴장해 혈관을 수축시키기 때문에 역시 혈압이 올라간다. 이런 이유로 혈압은 여러 번 측정해 그 평균치를 내야 하지만 대부분 한 번의 측정으로 판단한다. 뇌출혈로 인한 뇌 손상은 치료가 불가능하기 때문에 건강한 사람도 고혈압의 위험성을 경고하면 쉽게 약물 처방을 받아들인다.

혈압은 기압, 온도, 음식, 수면 등 경미한 변화에도 반응을 보이기 때문에 일시적으로 혈압이 높거나 낮다고 해서 질병으로 염려할 것은 아니다. 그러나 의사들은 혈압이 일시적으로 높아지더라도 위험한 질병으로 간주하며, 고혈압을 약으로 관리하면 심장마비를 33퍼센트 줄일 수 있다고 강조한다. 반면 혈압강하제를 한번 시작하면 평생 그 약을 복용해야 한다는 사실과 치명적인 간부전증과 신장 기능 장애, 뇌졸중, 우울증 등의 부작용은 말해주지 않는다. 심장마비도 고혈압 치료제의 부작용으로 나타나는 것이다. 격렬한 신체활동을 할 때, 혈압은 보통 200~300까지 오르기도 하지만 이것은 정상이다. 인체가 필요로 할 때는 자동적으로 혈압을 올리기 때문이다.

그런데 중요한 사실은 심장마비나 발작을 경험했던 대부분의 환자는 혈압이 정상이었다는 것이다. 따라서 수치에 의한 혈압이 정상이라도 이것이 곧 건강 상태임을 의미하지는 않는다. 게다가 혈압, 혈당, 콜레스테롤 같이 수치로 측정하는 진단은 제약회사의 수익을 위해 환자를 대량으로 만들어 내기 위한 조작이다.

당뇨병 수치를 결정하는 전문위원회의 의장인 제임스 R. 가빈은 당뇨병 치료제를 만드는 아벤티스, BMS, 일라이 릴리, 글락소스미스클라인, 노바티스, 머크, 화이자 등의 전문위원이다. 고혈압 가이드라인의 설정자 11명 가운데 9명은 고혈압 치료제를 만드는 회사의 전문위원이거나 강연자, 연구원 등이다. 콜레스테롤 수치를 결정하는 전문위원 9명 중 8명은 콜레스테롤 저하제를 만드는 제약회사의 자문위원이다. 골다공증 수치는 세계보건기구(WHO)와 골다공증재단 소속의 치스토퍼 P. 캐논 등이 공동으로 결정했는데 골다공증재단은 골다공증 치료제를 생산하는 제약회사들이 공동으로 만든 단체다.[1]

혈액 속에 축적되는 물질인 '앤지오텐신2'는 혈관 내벽에 염증을 일으켜 내벽 세포를 훼손시키고, 결국 내벽에 이물질이 달라붙어 플라크를 형성한다. 플라크는 성인병의 가장 위험한 요인 중 하나다. 인체의 면역체계가 정상적으로 작동할 때 뇌하수체의 지배를 받는 교감신경과 부교감신경이 시소게임처럼 상호작용을 하며 활동한다. 교감신경은 주로 활동을 자극하는 신경으로 아드레날린이라는 호르몬을 분비해 혈관을 수축시키고 과립구를 생성해 염증 작용을 유발한다.

반면 휴식을 유도하는 부교감신경은 아세틸콜린과 엔도르핀이라는 호르몬을 분비해 혈관을 이완시켜 염증을 치료하고, 염증으로 손상된 혈관 등 각 조직을 복구시키며, 림프구를 생성해 암세포나 바이러스 등을 퇴치한다.

그런데 정신적, 육체적 스트레스를 장기간 받으면 교감신경이 과도하게 흥분되고 따라서 아드레날린이 다량 분비되면서 혈관이 축소되고 혈류가 억제돼 결국 혈압이 높아진다. 혈류가 억제되고 과립구가 증가하면 산소와 영양분의 이동이 어려워져 신체 곳곳에 염증이 생기게 되고 결국 암, 위궤양, 당뇨병, 고혈압, 심장병 등이 유발된다. 육체적 스트레스의 가장 큰 원인은 약, 가공식품, 대기 오염 등을 통해 들어오는 합성화학물질이다.

46

병원에서 권하는 저염식은 위험하다

제2차 세계 대전의 주역이었던 미국 대통령 F. D. 루스벨트와 영국 수상 윈스턴 처칠, 소련 서기장 이오시프 스탈린이 뇌졸중으로 사망하면서 대중들은 고혈압에 관심을 가지기 시작했다. 그런데 루스벨트 대통령 사후에 주치의가 권고했던 무소금 식이요법이 임상적으로 확인되지 않았다는 이유로 거부되고, 그 대신 신경안정제 '디곡신'이 처방됐다는 사실이 알려졌다. 루즈벨트가 무소금 식이요법을 채택하지 않은 결과로 뇌졸중을 일으켰고 사망에 이르렀다는 것이다. '소금이 혈압을 높인다.'는 가설 아래, 의사들은 저염식을 처방하기 시작했다.[2]

1945년에 월리스 켐프너가 고혈압 환자 500명에게 단백질과 지방, 소금, 물 등을 극도로 제한하고 칼륨 함량만 높인 야채, 과일 위주의 식단을 처방하는 치료를 실시했다. 켐프너는 환자들이 호전됐다고 보고해 이후 수년간 이 같은 처방이 유행하기도 했지만, 후에 밝혀진 사실은 많은 환자가 사망하고 수백 명이 오히려 증상이 악화됐으며 결국 절반 이상이 이 처방을 거부했다고 한다. 얼마 후 루이스 달이 쥐 실험을 통해 "소금이 혈압을 높인다."는 연구를 발표했지만 역시 일반인이 하루 섭취할 수 있는 소금 양의 50배를 쥐에게 며칠간 계속 투여한 결과였음이 밝혀지면서 신뢰성을 잃었다. 마침내 이러한 식이요법은 아무런 효과가 없음이 확인되면서 사라졌다.[3]

의학계에서 사라졌던 '무소금 치료법'은 치명적인 발암 물질 '아스파탐'의 관심을 다른 곳으로 돌리려는 술책으로 1980년에 다시 등장한다. 사건의 전말은 이렇다.

아스파탐은 설탕보다 200배나 단 맛이 나면서도 칼로리가 적은 식품첨가제로 석유폐기물의 분자구조를 변경한 메탄올, 페닐알라닌, 아스파르트산으로 만들어진 합성화학물질이다. 1966년에 서얼컴퍼니에서 개발하여 안전성 실험을 조작, FDA의 승인을 받고 시판 중이던 아스파탐은 신경계를 자극해 뇌종양, 우울증, 정신 이상, 다발성 경화증, 기형아 출산 등을 유발한다는 과학적인 증거들이 계속 나타나면서 1975년에 승인이 취소된다.

그 후 1980년에 다시 승인을 신청하지만, 만장일치로 거부된다. 이때 캘리포니아 주지사였던 레이건이 대통령으로 당선되면서 서얼컴퍼니의 회장이자 최대 주주이며, 닉슨과 포드 정부에서 각료를 맡았던 도널드 럼스펠드가 레이건 정부의 국방 각료로 임명된다. 1981년에 럼스펠드에 의해 FDA 청장은 경질되고, 새로 아서 헐 헤이즈 주니어가 임명된다. 헤이즈는 새로 취임하자마자 심의위원회를 해체하고 청장 령으로 아스파탐을 승인한다. 그러나 얼마 후에 헤이즈의 아스파탐과 관련된 부패가 발각되면서 여론이 들끓자 헤이즈는 청장직을 사임하고 서얼컴퍼니로 자리를 옮긴다. 럼스펠드는 후에 타미플루 사건도 일으킨다.*

아스파탐은 장내에서 페닐알라닌이라는 물질로 분해되는데 아미노산을 소화시키지 못하는 페닐케톤뇨증(PKU) 환자에게는 치명적이므로 현재 대부분의 나라에서는 아스파탐을 첨가한 경우 '페닐알라닌 함유'라고 표시하도록 하고 있다. 신경생리학자인 피츠버그 대학의 월클라우어는 아스파탐의 승인 과정을 폭로하며 소비자에게 경고한다. "아스파탐은 식품이 아닙니다. 허가 과정이 불투명한 불량 첨가물입니다. 먹지 마세요. 특히 아이들에게 먹이지 마세요. 다이어트 음료를 즐기신다고요? 아스파탐이 음료에 사용되면 더욱 해롭습니다."[4]

1991년 미국 국립보건원은 아스파탐의 부작용을 167가지로 분류하여 그 위험성을 경고했다. 1992년 미 공군은 아스파탐 복용 후에는

---

* 2009년 초부터 전 세계를 공포로 몰아넣었던 '돼지 인플루엔자' 사건에서 이 병의 치료제로 강제적으로 팔렸던 '타미플루'는 캘리포니아의 생명공학회사 '길리어드사이언스(GS)'사가 개발하여 특허를 확보한 약물이다. 생산은 스위스 제약회사 로슈가 맡았다. 포드 정부에 이어 레이건 정부, 부시 정부에서 국방부 각료를 맡았던 도널드 럼스펠드가 1997년부터 2001년까지 이 회사의 회장으로 있었다. 이 회사의 대주주이기도 한 그는 이전인 1988년부터도 계속 이사로 재임했다. 럼스펠드는 조류 인플루엔자 대유행 직전에 GS사의 주식 1,800만 달러어치를 추가로 매입했다. 결국 럼스펠드는 폭등한 특허료와 주가로 인해 억만장자의 대열에 쉽게 오를 수 있었다.

비행을 금지하라고 지시했다. 1994년 미국 보건복지부는 아스파탐이 유발하는 질병 88가지를 공개했다. 이에 따르면 선천성 결손증, 우울증, 정신 지체, 성기능 장애, 만성피로, 뇌종양, 간질, 다발성 경화증, 파킨슨병도 포함되어 있다. 1994년 2월에 미국 보건복지부에 따르면 아스파탐이 일으키는 부작용 중에서 가장 심각한 것은 발작과 암 발생, 사망이다. 아스파탐은 미국 FDA에 부작용이 따르는 성분으로 보고된 것들 중에서 75퍼센트를 차지할 정도로 가장 위험한 것으로 알려져 있다.[5]

FDA는 이미 아스파탐이 암을 유발할 위험이 있다고 발표했지만 럼스펠드가 다시 부시 정권의 막후 조정자가 된 2000년 초부터 미국 다이어트협회, 암연구소, 국립보건원 등 대부분의 주류 기관은 아스파탐이 뇌종양이나 백혈병과는 아무런 연관이 없다는 연구 내용을 계속해서 발표한다. 유럽 식품위원회 역시 미국의 압력에 의해 안전성을 인정했다. 그러나 거대 기관과는 달리 양심적인 학자들의 독립된 연구에서는 계속해서 위험성을 경고하고 있다. 현재 아스파탐은 사카린과 함께 가장 논란이 심한 식품첨가제다. 사실 1980년대 들어서면서 급증하고 있는 우울증이나 주의력 결핍증, 다발성 경화증, 뇌종양 등은 아스파탐과 깊은 연관이 있는 것으로 보인다. 아스파탐은 체내에서 1급 발암성 물질인 포름알데히드와 디케토피페라진으로 분해되어 지방층에 축적되기 때문이다.[6]

영국, 독일, 캐나다 등에서는 아스파탐이 뜨거운 감자로 논란이 되고 있지만, 미국이나 우리나라의 주류 의사들은 대부분 안전하다고 추천한다. 심지어 의사들이 처방하는 임산부용 비타민제에도 아스파탐이 함유돼 있다. 이렇게 인류의 건강이 무너지는데도 주류 세계가 이를 철저히 숨기고 오히려 홍보해주는 까닭은 아스파탐을 생산하는 몬산토가 세계 최대의 화학회사이자 제약회사이기 때문이다.

1965년 서얼컴퍼니의 제임스 슐레터가 2차 대전 당시 사용했던 독가스로 고혈압 치료제를 개발하다가 발견.
1974년 감미료로 FDA 승인.
1975년 서류 조작과 발암 물질이라는 사실이 확인되면서 승인 취소되고 서얼컴퍼니 수사 착수.
1977년 수사를 맡은 사무엘 스키너 검사 해고. 사카린이 동물 실험에서 발암 물질로 확인됨.
1980년 재신청되었지만 뇌종양 등 부작용이 확인되면서 만장일치로 승인 부결.
1981년 FDA 청장 교체. 새로 임명된 FDA 청장 아서 헐 헤이즈 주니어가 청장 령으로 단독 승인.
1983년 헤이즈 청장이 부패 사건으로 해임되자 아스파탐 제조회사인 서얼컴퍼니 임원으로 자리 옮김.
1984년 아스파탐 게이트를 수사 중이던 검사 로버트 샤피로[**]는 수

[**] 그의 아버지인 모세 샤피로가 1969년부터 1975년까지 GD 서얼컴퍼니의 회장이었고 로버트 샤피로는 자회사인 아스파탐 전문회사인 뉴트라스위트의 법률 고문이었다. 그 후 헤이즈 부패 사건 당시 검찰총장으로 임명되었다가 몬산토가 서얼을 인수한 1984년에 몬산토로 자리를 옮기고, 1990년에 그 회사의 부회장을 거쳐 1993년부터 1995년까지 회장 직을 역임한다.

사 중단을 선언하고 퇴임, 몬산토 사장으로 자리 옮김.
1986년 아스파탐 특허권을 27억 달러에 몬산토에 매각. 그해 부시 부통령이 몬산토의 고문 변호사 클래런스 토마스를 대법원장에 임명.
1987년 몬산토로부터 자금을 지원받은 일리노이 대학이 아스파탐의 안전성을 인정하는 논문 발표.
1992년 미국 공군과 민간 항공사는 비행사들에게 아스파탐 복용 금지 지시.
1994년 미국 보건복지부는 뇌종양, 우울증, 기억 상실, 파킨슨병, 알츠하이머병, 당뇨병, 간질 등 92가지 질병이 아스파탐에 의해 발병된다고 발표.
2004년 FDA에 보고된 부작용 중 아스파탐에 의한 경우가 75퍼센트 차지. 현재 전 세계에서 150개국 이상이 식품첨가물로 사용.
2007년 영국 슈퍼마켓 연합은 아스파탐이 함유된 가공식품을 판매하지 않기로 결의.
2009년 인도네시아, 필리핀, 미국 뉴멕시코 주, 캘리포니아 주, 하와이 주에서 아스파탐의 사용을 금지.

헤이즈가 아스파탐을 일방적으로 승인하자 FDA의 자문위원회는 분노했고, 위원회는 서얼컴퍼니와 헤이즈 청장을 자료 조작, 금품 수수 등의 혐의로 검찰에 고발했다. 이때 헤이즈는 사람들의 관심을 고혈압으로 돌리기 위해 '소금이 고혈압을 유발한다.'는 엉뚱한 연구 논문을 1981년에 발표하며 논쟁을 유발한다.

이 논문이 발표되자 미국심장협회, 미국의학협회, 미국 공중보건국 및 주류 의사들은 헤이즈의 연구가 과학적으로 우수한 연구라며 지지함으로써 헤이즈의 정치적 입장을 보호해준다. 후에 FDA 청장으로 취임한 데이비드 A. 케슬러도 헤이즈의 입장을 지지한다. 후에 비주류 의학자들이 이와 다른 연구 결과를 계속 발표하지만 '소금이 고혈압 유발'이라는 가설은 미국 의학계의 정설로 굳어진다.[7]

그러나 미국의 압력에 의해 유럽 대부분의 나라에서 아스파탐이 안전하다고 인정되고 있을 때 황금 탑이 아니라 인류의 건강을 지키려는 거대한 불길이 이탈리아에서 일어났다. 뉴욕타임스는 2006년 2월 12일 특집기사를 통해 이런 사실을 공개했다. 볼로냐 대학의 암 전문가인 모란도 소프리티는 7년간 수행한 연구에서 1,900마리의 쥐들에게 각기 다른 용량의 아스파탐이 들어 있는 음식을 먹였다. 그 결과 아스파탐의 양이 많을수록 림프종, 백혈병, 유방암, 뇌졸중, 기타 여러 가지 중대 질병의 발병 위험이 높아지고 초기부터 두통, 현기증, 시력상실 등이 나타났다.

그는 아스파탐이 체내에서 분해되면서 치명적인 발암 물질인 포름알데히드로 변해 지방층에 축적되기 때문이라고 지적했다. 그는 아스파탐을 개발한 서얼컴퍼니가 FDA에 제출했던 초기 연구와는 달리 1,900마리의 실험 쥐 중 아스파탐의 투여량이 적은 688마리는 2년(인간 수명 53세에 해당) 이상 생존했지만, 투여량이 많은 쥐들은 모두 그 이전에 사망했음을 확인했다.

소프리티는 도널드 럼스펠드가 주도하던 1975년부터 1985년까지의 연구들도 분석했는데 대부분이 심각하게 자료가 조작된 거짓 연구였다고 한다. 그는 세계 인구의 25퍼센트가 매일 섭취하는 가공식품, 음료, 알코올 등에 포함된 아스파탐은 인간 건강에 치명적인 위해를 일으킴에도 불구하고 이것이 허용될 수 있었던 까닭은 주류 의사들과 규제 기관의 직원들이 제조회사가 건네준 더러운 뇌물에 굴복했기 때문이라고 하며, 특히 임신부나 어린이는 아스파탐이 들어 있는 식품은 피하라고 강조했다.

2005년 한 해에만 아스파탐은 음료 등에 섞여 전 세계에서 5억 7,000만 달러어치가 팔려나갔다. 소프리티는 30년 전부터 암 등 만성 질병의 주요 원인이 휘발유, 가공식품, 살충제 등에 포함되는 합성화학물질이라고 지적해온 양심적인 학자다.[8]

약과 가공식품 등에 들어있는 합성화학물질로 고혈압이 유발되고 심장 마비와 뇌졸중으로 사망하는 사람들이 급증하자, 주류 의사들은 화학회사와 제약회사를 비호하기 위해 그 원인을 소금으로 돌리려고 했다. 이것이 소금 가설의 진실이다. 이는 폐암의 원인을 석면, 벤젠, 다이옥신, 라돈 등 합성화학물질로부터 담배로 돌리려고 했던 전략과 유사하다. 그런데 폐암 환자 중 60퍼센트 이상이 비흡연자임이 밝혀지자 1981년 엘리자베스 폰섬은 간접흡연 가설을 들고나왔다.

47
약보다 천일염이 혈압을 더 낮춰준다

1980년 초 앨라배마 대학 심장연구소 소장인 해리어트 P. 더스틴은 150명의 건강한 사람을 대상으로 염분이 많은 식사를 한 그룹과 염분이 적은 식사를 한 그룹을 비교 연구했다. 그런데 그들 간에 혈압 변화에 아무런 차이를 발견할 수 없었다. 그는 "소금 섭취 문제로 야단법석을 떨 필요가 없다. 대부분의 사람에게 소금은 고혈압을 유발하지 않기 때문에 소금을 얼마나 먹느냐는 문제가 되지 않는다."고 결론을 내렸다.[9]

또한 1988년 전 세계 52개 지역에서 10,079명을 대상으로 실시한 연구 역시 소금 섭취량과 혈압은 관계가 없다는 결론을 내렸다. 즉, 수축기 혈압에서는 평균 2.2포인트, 이완기 혈압에서는 평균 0.1포인트가 내려갔는데, 이는 아무런 의미가 없는 수치라고 한다. 이후 연방정부의 지원 아래 고혈압협회에서는 '소금이 혈압을 높인다.'는 결론을 이미 내려놓고 이를 뒷받침하는 과학적 자료를 찾으려는 비공개 연구를 진행했다. 1997년 발표된 연구는 소금과 고혈압의 관계에 대한 내용을 전체 삭제했고, 2001년 발표된 412명을 대상으로 한 연구에서는 저염식을 한 실험군에서 혈압 강하 효과가 나타났다고 했다. 그러나 연구 과정을 공개하지 않은 문제가 지적되면서 신뢰성을 잃었다.[10]

반면 뉴욕 코넬 의과대학과 알베르트 아인슈타인 의과대학의 공동연구에서는 소금을 적게 먹인 고혈압 환자 그룹과 소금을 많이 먹인 고혈압 환자 그룹을 비교했다. 그 결과 소금을 적게 먹인 환자 그룹이 비교 그룹에 비해 심장마비가 일어날 위험이 4배나 높게 나타났다.

1998년 3월 마이클 올드만 교수가 11,346명을 상대로 한 연구에 의하면 소금을 적당히 먹는 경우가 소금을 피하는 경우보다 심장마비를 크게 줄일 수 있음이 확인됐다. 그는 "저염식은 오히려 고혈압 환자에게 위험하기 때문에 미국에서 시행하고 있는 소금을 줄이라는 권장 사항을 빨리 중단하라."고 촉구했다. 그의 연구에 의하면 1일 염분 섭취량을 1,000밀리그램씩 증가시키면 고혈압 등의 질병을 원인으로 한 사망률을 10퍼센트씩 줄일 수 있다고 한다.[11]

소금이 오히려 건강을 유지시켜준다는 연구는 그 후에도 계속 발표된다. 2011년 미국에서 진행된 6개의 연구를 분석한 결과, 6,250명의 조사 대상 중 소금을 적절하게 섭취한 사람이 저염식을 한 사람보다 고혈압, 심장질환, 뇌졸중 등의 사망 위험이 월등히 낮았다고 한다. 2011년 미국 학회지에 발표된 유럽의 연구도 맥을 같이 한다. 3,681명의 건강한 사람을 상대로 8년간 실시한 이 연구에서 저염식은 오히려 혈압을 높여 심장마비를 일으킬 위험이 더 커진다는 사실이 밝혀졌다. 2011년 영국「데일리 메일」역시 "소금을 줄이는 것은 건강에 도움이 되지 않는다."는 제목의 연구를 발표했다.

영국 엑서터 대학의 연구진들이 6,489명을 상대로 진행한 연구와 기존의 연구 7건을 분석한 결과, "저염분 식사는 심장병, 뇌졸중, 고혈압 등에 도움이 되지 않으며, 오히려 심장병이 있는 환자들의 사망 가능성을 높인다."고 결론을 내렸다. 그러면서 "저염분이 심장병을 예방하는 데 도움이 된다는 주류의 연구는 저염분 식사를 하는 실험군에 건강한 사람만을 배치했고 또한 짧은 시간 동안의 실험이기 때문"이라며 잘못된 연구를 비판했다.

물론 과다한 소금 섭취가 건강에 해로운 것이 사실이지만 인체는 그같이 과다한 염분을 받아들이지 않는다는 것이다. 따라서 지금까지 하루 6그램 이하로 섭취하라는 의사들의 권장사항은 잘못된 것이고 하루 평균 9그램 이상을 섭취하는 것이 건강에 좋다고 강조했다. 52개국에서 진행된 대규모 연구에서도 하루 14그램 이상의 천연 소금을 섭취하는 사람들이 하루 7.2그램 이하를 섭취하는 사람들에 비해 평균 혈압이 낮았다고 한다.[12]

프랑스 혈관학회 회장이자 디종 대학교 교수인 프란시스 앙드레알라에르는 소금 중에서도 천일염을 적절히 섭취하면 오히려 고혈압을 낮출 수 있다는 연구 결과를 미국심장학회(AHA)에 발표했다. 프랑스, 스페인, 포르투갈 등 5개국의 의사 2,000명이 참여한 자연치료협회(BFD)에서도 '천일염의 혈압 강하 작용'을 인정한 바 있다.[13]

산모의 양수, 혈액과 세포의 소금 농도는 바닷물과 비슷한 0.9퍼센트다. 소금은 혈액의 산성도를 ph7.4로, 체온을 36.5도로 유지시켜 주며, 혈관과 심장의 수축력을 보호해주고, 간과 신장 기능을 유지시킨다. 또한 변과 땀을 통해 체내의 독소를 배출시키는 기능을 하고, 위산의 원료로 사용되어 대사작용도 도와준다. 따라서 소금(천일염) 섭취를 줄이면 각종 질병에 시달리게 된다. 최근 미숙아 출산이 급증하는 원인 중 가장 중요한 것이 양수에 소금이 부족해 양수가 탁해졌기 때문이다.

48

의사들은 소금과 합성 나트륨도 구분 못 한다

신장은 염분 농도를 스스로 적절하게 유지할 능력이 있다. 합성화학물질로 신장의 기능이 약해진 환자를 제외하고는 섭취하는 염분의 농도에 크게 신경을 쓸 필요가 없는 이유이다. 체내에서 필요한 염분을 사용하고 남는 것은 소변으로 배출시키며 혈액량과 혈압을 조절해준다. 인체는 70퍼센트의 수분으로 이루어져 있는데, 이 수분은 0.9퍼센트 농도의 생리식염수이고 식염수의 염분 중 27퍼센트는 뼈를 구성하는 데 사용된다.

예컨대 70킬로그램의 체중을 가진 사람은 49킬로그램의 수분과 441그램의 염분으로 구성되어 있고, 441그램의 염분 중 119그램이 뼛속에 들어 있다. 따라서 골다공증을 예방하기 위해서도 적절한 염분 섭취를 통해 다양한 미네랄을 뼈 조직에 보충해줄 필요가 있다는 말이다.

다른 만성질병과 마찬가지로 고혈압도 영양상태가 균형을 이루지 못하고 칼슘, 마그네슘, 칼륨, 인, 황 등 미네랄이 부족해서 생기는 질병이다. 또한 심장질환과 같이 약의 부작용으로 혈관의 수축력이 약해져도 고혈압이 발생한다. 건강한 사람은 뇌하수체와 신장에서 분비하는 바소프레신, 알도스테론, 앤지오텐신2, 레닌 호르몬에 의해 체내 염분 농도가 적절히 유지되므로 혈액 속의 염분 농도 역시 일정하게 유지되며 혈관의 수축력을 회복할 수 있다.

이렇게 혈압과 신장은 밀접한 관련이 있기 때문에 고혈압 환자는 신장 기능에 이상이 있고, 또한 신장 질환자는 고혈압 환자일 가능성이 높다. 다시 말해 고혈압 치료제나 가공식품 등의 화학물질에 의해 뇌하수체와 신장이 기능을 잃거나 소금을 적게 섭취하여 '저염분증'에 걸리면 삼투압 작용에 의해 수분이 세포 속으로 침투하게 된다. 그 결과 염분 농도가 묽어져 뇌 조직에 이상을 일으키는 등 각종 질병이 유발될 수 있다.[14]

소금에는 39퍼센트의 나트륨과 60퍼센트의 염화물 외에도 마그네슘, 황, 아연, 칼륨, 칼슘, 요오드 등 각종 미네랄이 적절하게 들어 있어 대사작용과 신경 활동을 돕고, 혈류량을 조절해 혈압을 유지시켜준다. 신장은 염분이 필요량 이상으로 들어오면 염분을 배설하고, 필요량 이하로 들어오면 수분만을 배설한다. 따라서 독으로 작용하는 화학염이나 미네랄을 제거한 정제염이 아닌 자연 상태의 천일염은 오히려 면역체계를 강화시켜 고혈압과 심장질환, 뇌졸중, 신장질환, 당뇨병, 천식, 우울증, 골다공증, 기타 각종 암을 예방해준다. 그리고 갑상선에서 분비되는 티록신은 태아의 두뇌 발달과 성장, 신진대사 등에 반드시 필요한 호르몬으로 주성분인 요오드는 바다에서 생산되는 소금에 풍부하게 들어 있다.

소금을 염화나트륨이라고 하면서 화학적으로 염소와 나트륨으로 분리하면 둘 다 독극물이고 발암 물질이다. 우리가 반드시 적당하게 섭취해야 하는 소금은 다양한 먼지, 풀 부스러기, 흙, 모래 등을 통해 각종 미네랄이 풍부하게 섞인 천연 소금을 말하는 것이지, 정제한 표백 소금이나 화학적으로 분리한 나트륨이 아니다.

가장 많이 소비되는 정제 소금에는 미네랄이 없고, 합성 나트륨은 자연에 존재하지 않는 독이다. 정제염은 여러 번 물에 세척하고, 고온에서 화학 처리해 오직 염화물과 나트륨만 남긴 것이다. 거기에 상품 가치를 높이기 위해 표백제, 합성 요오드, 합성 불소 등을 혼합하고 서로 응고되지 않도록 규소산 알루미늄으로 된 첨가제 안티케이킹을 섞는다. 다시 말해 정제염이나 화학염 등은 소금이 아니라 합성 물질인 염화나트륨이다. [15]

과일과 야채를 통해 칼륨을 충분히 섭취하여 나트륨과의 비율을 1:1로 유지하면 혈관의 수축력이 회복되어 혈압은 정상적으로 관리된다. 세포 내의 주요 물질은 칼륨이고, 세포 밖의 주요 물질은 나트륨이다. 이들 칼륨과 나트륨이 균형을 이루며 근육, 신경을 포함한 전체 몸의 기능이 원활하다. 그러나 현대인들은 가공식품을 통해 과도하게 섭취하는 합성 나트륨에 의해 나트륨과 칼륨의 비율이 보통

5:1 상태이다. 이것이 고혈압의 원인이다.

야채에 많이 함유된 질산염은 혀에 있는 박테리아에 의해 아질산염으로 변해 위에서 분해된다. 아질산염으로 분해되는 과정에서 혈관 내막에서 생성되는 산화질소가 동맥을 이완시키는 작용을 한다. 산화질소에 의해 동맥이 이완되는 원리를 활용한 것이 발기 부전 치료제다. 따라서 야채를 많이 섭취하면 성기능도 강화된다.

주류 의사들은 자연에서 쉽게 얻을 수 있고, 우리 식단에 빠지지 않는 마늘이 고혈압에 좋다는 말을 하지 않는다. 수익과 연결되지 않기 때문이다. 마늘은 고혈압뿐만 아니라 피로 회복, 항암 효과, 당뇨병 치료, 노화 지연 등에도 탁월한 효능이 있다. 게다가 마늘 속에 들어 있는 알리신은 혈액 내 혈소판이 서로 달라붙지 않게 하여 혈전이 생기는 것을 막아주기 때문에 심장질환 예방에 큰 효과가 있고, 또한 페니실린보다 강력한 살균작용과 항균작용을 하기 때문에 감염성 질병이나 상처에도 효능이 우수하다.

고혈압을 예방하기 위해서는 채식을 통해 칼륨과 칼슘, 마그네슘, 섬유소를 충분히 섭취하며, 천연의 알코올과 카페인을 적절히 즐기고, 적절한 운동을 유지하는 것이 필요하다. 알코올은 혈관을 이완시켜주는 작용을 하기 때문에 고혈압뿐만 아니라 심장질환, 각종 암, 뇌졸중 등을 예방해 준다.

2007년 영국의 낸시 쿡이 30~54세 사이의 성인 남녀 3,126명을 대상으로 15년에 걸쳐 연구한 결과를 발표했는데, 소금의 양을 줄인 그룹은 평상시대로 소금을 섭취한 그룹에 비해 심장질환과 조기사망이 각 30퍼센트씩 줄었다는 것이다. 그러면서 하루 소금 섭취량을 1.5그램 이하로 줄인다면 고혈압 환자가 1,100만 명 정도 줄고, 그에 따른 의료비도 180억 달러 줄일 수 있을 것이라고 한다.[16]

그러나 중요한 사실은 이 실험에서 사용한 재료는 소금(salt)이 아니고 소디움(sodium)이라는 폭발성 금속물질인 나트륨이다. 소금 가설을 만들어냈던 헤이즈의 실험뿐만 아니라 대부분의 주류 의사들이 했던 실험은 합성 나트륨으로 진행되었다. 산업 부산물로 생성되어 화학적으로 처리한 합성 나트륨은 독으로 약과 가공식품을 만들 때 방부제로 사용하는 첨가물이다.

'짠맛이 난다.'는 것 외에는 염화물과 나트륨, 각종 미네랄이 조화롭게 함유돼 있는 소금과 완전히 다르다. 이같이 합성 나트륨을 소금과 동일시하는 사고는, 마치 고용량의 합성 카페인을 쥐에게 실험한 결과를 근거로 '커피가 건강에 나쁘다.'거나 고용량의 합성 타르를 쥐에게 실험한 결과를 바탕으로 '담배는 폐암의 원인이다.'라는 결론을 이끌어내는 주류 의학의 오류다. 분자구조만 같다고 같은 성분이 아니다. 천연 물질과 합성 물질은 엄연히 다른 것이다.

천연 나트륨은 세포 내에 들어가 미네랄인 칼륨을 내보낸다. 나트륨과 칼륨은 서로 시소게임을 하면서 체내의 염분 농도를 조절해준다. 우리가 땀으로 내보내는 염분의 양은 시간당 평균 0.1그램으로 하루에 2그램 이상을 땀으로 배출하며 소변으로도 배출하고 있다. 체내에서 대사과정을 유지하기 위해서는 적어도 하루 20그램 이상의 염분을 섭취해야 한다.

많은 사람들이 약과 가공식품을 통해 합성 나트륨을 과도하게 섭취하고, 천일염과 채소, 과일을 충분히 섭취하지 못한다. 그 결과 나트륨과 칼륨의 조화가 깨지면서 나타나는 증상들이 고혈압과 신장결석, 심장질환, 뇌졸중 등이다. 신장 결석을 조절해주는 칼륨은 채소와 과일 등에 풍부하게 들어있기 때문에 칼륨 보충제를 복용할 필요는 전혀 없다.

49

고혈압 약 장기복용은 득보다 실이 많다

'무소금 치료법'의 실패로 고혈압 치료에 공백이 생기면서 제약회사들은 재빨리 주류 의사들을 앞세워 화학물질로 만든 치료제를 시장에 선보였다. 1954년 제약회사의 재정 지원을 받은 영국의 조지 피커링은 '환자와 정상인은 구별되며, 의사는 환자만 치료하면 된다.'는 지금까지의 의학적 입장을 거부하고 '환자와 정상인을 구별하는 것은 불가능하며, 환자뿐 아니라 정상인도 모두 치료를 받아야 한다.'는 예방의학을 주장한다.

이러한 주장은 주류 의사들의 전폭적인 지지를 받았다. 단지 평균보다 혈압 수치가 높다는 이유로 수천만 명의 건강한 사람이 예방 차원에서 약물 치료를 받게 된 것이다.[17] 사람마다 면역체계가 다르기 때문에 서로 혈압이 다르다 해도 이는 인체의 자연치유 시스템에 의한 정상적인 상태인데도 말이다.

결국 제약회사가 제시한 혈압 수치가 의사들의 도그마가 되면서 현재 OECD 국가의 시민 4명 중 한 명이 합성화학물질로 된 혈압강하제를 복용하며 연간 70억 달러의 시장을 만들었다. 그러나 혈압은 하루에도 30mmHg나 차이가 날 정도로 오르내린다. 시험을 치를 때나, 병원에서 진료를 받을 때, 마음에 드는 이성에게 접근할 때는 혈압이 오르는 것이 당연하다. 그리고 혈당 수치와 마찬가지로 개인의 체질, 체형, 남녀, 나이에 따라 다르게 나타날 수 있다. 고정된 수치로 질병을 진단하기는 어렵다는 말이다.

그러나 주류 의사들은 자신들이 정한 좁은 범위를 벗어나면 고혈압 환자로 분류해 약을 처방한다. 게다가 제약회사가 고혈압 환자를 대량으로 만들어내기 위해 만든 가이드라인을 근거로 계속해서 정상 혈압 수치를 내리고 있다. 한 연구에 의하면 양쪽 팔에서 측정한 혈압 수치가 8mmHg의 차이를 보인 경우가 25퍼센트에 달했으며, 어떤 경우에는 20mmHg의 차이를 보이기도 했다고 한다.[18]

이렇게 정확하지도 않은 검사를 통해 고혈압 환자에 포함되면 이 때부터 합성화학물질이 투여되고, 결국은 약물 중독으로 신부전증, 심장질환, 각종 암, 뇌졸중 등 더 치명적인 환자로 이행하게 된다. 혈압강하제, 혈당강하제, 심장질환 치료제, 스테로이드제, 항우울제 등의 약물은 한번 복용하면 평생을 복용해야 하고 약을 중단하면 금단현상이 올 수 있다. 또한 장기 복용하면 심장마비, 뇌졸중, 각종 암 등 치명적인 부작용을 일으키게 된다. 2003년 캘리포니아 주에 거주하는 46~69세 남성 37,700명을 대상으로 조사한 결과 발기 부전과 가장 관계가 있는 약물은 고혈압 치료제, 우울증 치료제, 호르몬제 순이었다.[19]

혈압을 낮추기 위해 이뇨제를 처방하는 것은 소변의 배출량을 늘려 혈액량을 줄이려는 의도이다. 그러나 인위적으로 소변의 양을 늘리면 혈액 농도가 높아져 생명활동에 필요한 비타민, 칼륨, 칼슘, 마그네슘, 인 등 미네랄이 과다하게 소실되고 혈액이 끈끈해져 순환장애와 녹내장을 유발하기도 한다. 또한 콜레스테롤과 요산 수치, 혈당 수치 등을 올리고 혈액의 점도를 높여 신장 결석과 혈전이 생기기 쉬운 환경을 만들게 된다. 혈액이 탁해지면 뇌졸중과 심장마비도 유발된다. 그러면 칼륨 보충제, 당뇨병 치료제, 통풍 치료제 등의 복합처방을 하지만 그때는 오히려 약의 상승작용으로 부작용이 더 커질 수 있다. 혈액의 요산 수치가 높아지면 통풍*이 발병할 수도 있다. 게다가 신장은 갑자기 늘어난 소변 양 때문에 과부하가 일어나고 체액의 불순물을 다 걸러내지 못하게 된다. 이런 결과로 신부전증이 유발된다.[20]

게다가 이뇨제로 인한 교감신경 긴장 상태는 백혈구 중에서 과립

---

* 통풍이란 혈액 내에 수명을 다한 세포의 핵 안에 있는 퓨린체가 분해되어 생기는 최종 산물인 요산이 지나치게 많아서 이것이 결정체로 변하고, 이 요산 결정체가 관절 내에 쌓여 염증을 유발하는 것이다. 그러나 혈액 내에 요산이 정상치 이상으로 높은, 소위 고요산혈증을 가지고 있지만 아무 증상이 없는 사람들도 많다. 다시 말해 요산이 많다고 모두 통풍 환자가 되는 것이 아니며, 요산이 정상인 경우에도 통풍 환자가 될 수 있다. 통풍과 관절염은 고요산혈증이 심할수록, 또 기간이 오래될수록 발병할 가능성이 높고 신장 결석으로 진행하는 경우가 많다. 통풍 환자는 고혈압 환자인 경우가 대부분이어서 고혈압 약의 부작용으로 발병하는 것으로 추정된다. 반면 요산은 인체 내에서 활성산소를 억제해주는 작용을 하는 것으로 확인돼 노화와 질병을 예방하기 위해서는 적절한 정도의 요산이 반드시 필요하다.

구를 늘리고 과립구가 배출한 활성산소는 췌장과 신장을 파괴하기도 한다. 신장은 수분과 나트륨을 조절해 혈압을 직접 관리해주는 기능을 한다. 고혈압을 치료하기 위해 혈압강하제를 복용하다가 신장질환이 발병되어 인공투석에 이르는 경우는 흔하다. 그런데도 미국과 우리나라의 고혈압협회는 이뇨제 처방을 고혈압의 첫 번째 치료법으로 권장하고 있다.[21] 주류 의사들의 무지와 탐욕을 따르다 보면 결국 고혈압도 치료하지 못하고, 신장이식수술만 하게 될 위험이 있다.

또 다른 고혈압 치료제인 베타 차단제는 자율신경계를 차단하여 자율기관인 심장의 기능을 감소시킴으로써 혈관의 압력을 줄이는 원리로 작용한다. 다시 말해 심장 기능과 혈압을 정상적으로 유지시켜 주는 코엔자임 Q10을 감소시켜 심장 박동을 줄이고 혈압을 낮춘다. 이런 심장 기능의 감소는 필히 심부전증, 신경기능 손상, 우울증, 성기능 장애 등을 유발한다. 베타 차단제의 일종인 인데랄은 우울증 치료제의 부작용으로 나타나는 손 떨림 등을 치료하기 위해 복합 처방되기도 한다. 그러나 복용하는 약이 많아질수록 약의 상승작용으로 면역력은 빠르게 무너지고, 치명적인 부작용은 더 크게 나타난다.

컬럼비아 의과대학의 데이비드 뉴먼이 연구한 바에 따르면 2,000명이 베타 차단제를 복용할 경우 득을 보는 사람은 1명(0.05퍼센트), 치명적인 부작용을 겪는 사람은 100명(5퍼센트), 경미한 부작용을 겪는 사람은 200명(10퍼센트)이라고 한다.[22] 그러나 득을 보는 1명도 단기간에 나타나는 대증요법일 뿐이고 장기적으로는 역시 각종 부작용으로 고통을 받게 된다.

고혈압 치료제인 칼슘통로 차단제는 세포벽의 일정한 길을 지나는 칼슘의 정상적인 이동을 차단시켜 신경 전달을 늦추고 근육 수축을 억제시킨다. 심장 기능을 약화시켜 혈압을 낮추겠다는 어이없는 발상이다. 심장 기능 약화가 심장마비로 이어질 당연한 위험성은 생각하지 않는 주류 의사들의 처방은 얼마나 무지하고 잔인한가?

미네랄인 칼슘의 이동을 차단하면 혈관이 굳어지고 심장 박동이 약해져 심부전증, 협심증, 심각한 피로 등의 부작용이 나타난다. 인체 내의 필수 성분인 미네랄의 작용을 방해하는 데서 나오는 결과다.

칼슘통로 차단제의 하나인 '포시코르'는 승인 전에 실시한 임상 시험에서 142명이 심장마비로 사망했지만 그 보고는 폐기된 채, 1997년 미국 FDA에서 5대 3의 찬성으로 승인된다. 이 약 역시 약을 복용해서 혈압이 낮아지는 정도와 독성 물질로 심장이 굳어지는 정도는 정비례했다. 결국 전 세계 수백 명의 생명을 앗아간 후, 1년만인 1998년에 마침내 이 약은 시장에서 퇴출됐다.[23]

2008년 뉴욕타임즈는 지금까지 고가로 처방되어온 카두라, 노바스크, 제스트랄 등의 고혈압 치료제가 1950년대에 출시됐던 사이어자이드보다 효능은 월등히 낮으면서 부작용은 높게 나타난다고 폭로했다. 주류 의사들은 정상 혈압의 수치를 낮추는 방법으로 건강한 사람들에게도 공포심을 심어주며 암, 심장마비 등 심각한 부작용을 가진 고가의 약을 서슴없이 처방했던 것으로 드러났다. 결국 고혈압 환자들은 탐욕에 젖은 제약회사와 주류 의사들에 의해 평생 땀 흘려 모은 재산도 빼앗기고, 생명도 빼앗겼다.[24]

2012년 10월 초, 50대 중반의 한 독자로부터 연락이 왔다. "지금까지 10년 이상 고혈압 치료제를 복용해 왔는데 그 부작용으로 현재는 당뇨병 치료제, 관절염 치료제, 심근경색 치료제 등 5가지 약을 먹고 있다. 최근에는 자주 의식을 잃어 병원에서 정밀진단을 받은 결과 뇌졸중 위험이 나타난다며 뇌수술을 권했다."는 것이다.

그는 이어서 "작가의 책을 읽었는데 지금 저에게 새로 나타나는 질병들이 모두 고혈압 치료제 등 약의 부작용이라는 사실을 알게 됐다. 약을 중단하고 싶지만 의사는 약을 중단할 경우 바로 심장마비, 뇌출혈, 실명, 다리절단 등으로 이어질 수 있다고 해서 두렵다."며 걱정스러운 목소리로 상담을 해왔다.

이에 필자는 "잘못된 건강 상식으로 세뇌됐기 때문에 두려움을 느낄 뿐이다. 몸의 자연치유력이 더 이상 무너지기 전에 가능하면 일찍 독극물인 약을 중단하고, 채식 위주의 자연식과 발효음식, 천일염, 햇빛, 침, 뜸 등의 자연의학으로 돌아가야 질병에서 벗어날 수 있다."고 상세하게 설명했다.

그 후 두세 차례 더 연락이 오간 후, 2013년 6월경에 그 분으로부터 다시 연락이 왔다. 필자와 대화를 한 후 마침내 용기를 내서 조심스럽게 약을 줄여 가다가 올해 초에 고향으로 내려가 모든 약을 끊고 유기농 자연식과 적절한 천일염 섭취, 일광욕, 효소, 약초 등을 섭취한 결과 혈압도, 혈당도, 관절염도, 심근경색도, 뇌출혈이 모두 사라지고 지금은 아주 건강하다며 기쁨을 감추지 못했다.

그는 행복감과 분노가 섞인 어조로 "지금까지 의사들에게 속아 온 걸 생각하면 너무 화가 난다. 아마 작가님의 책을 조금만 늦게 읽었다면 뇌수술에 이어 지금쯤 암으로 죽었을지도 모른다. 이 사실을 주변에 계속 알려주겠다."고 말했다.

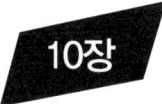

비만은 약으로 치료될 수 있나?

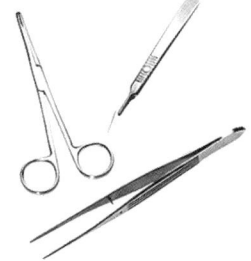

50

체지방이 많다고 병이 아니다

일그러진 자본주의 논리에 젖은 제약회사와 주류 의사들은 비만이 급속도로 증가하는 모습을 보고 의미심장한 미소를 지었다. 규제 완화를 부르짖는 일그러진 자본주의는 모든 것을 상품화할 수 있기 때문이다. 그들은 '비만은 질병이며, 따라서 약으로 치료해야 한다.'는 논리를 만들어냈다. 사실 질병이 만연할수록, 특히 치료가 불가능한 만성질환이 늘어날수록 제약회사와 주류 의사들은 자신들의 창고에 부를 쌓아갈 수 있기에 질병을 조장하는 측면이 많다.

그들은 건강 상태는 결코 반영되지 않은 신체질량지수(BMI)[*]라고

---

* 체중을 키(미터)의 제곱값으로 나눈 수치를 말한다. 예를 들어 체중이 78킬로그램이고, 키가 1.72미터인 경우 78÷1.72²으로 BMI는 26.30이다. 이렇게 환산된 수치를 기준으로 1)18.5 이하는 저체중, 2)18.5~24.9는 정상, 3)25~29.9는 과체중, 4)30 이상은 비만으로 진단한다.

하는 '수치화된 기준'을 만들어 비만자를 양산하고 있다. 사실 체지방이 많다고 해서 모두가 질병을 유발하는 것은 아니다. 복부에 있는 체지방만이 건강을 해칠 위험성이 있을 뿐 엉덩이나 다리, 가슴 등의 체지방은 질병과는 무관하다. 따라서 복부 지방은 없으면서 신체질량지수가 높은 사람은 건강상 아무런 문제가 없지만 수치화된 기준에 의해 '비만 환자'가 된다.

2010년 7월, 미국암협회에서 발표한 연구에 의하면 신체질량지수 기준으로 과체중이나 비만이 아니더라도 복부 비만이 있는 사람은 심근경색, 뇌졸중, 당뇨병, 암 등의 질병에 걸릴 위험이 크기 때문에 사망률이 크게 증가한다고 한다. 특히 정상 체중의 여성이 복부 비만인 경우에는 그 위험이 크게 증가해 허리 둘레가 10센티 증가할 때마다 사망률은 25퍼센트 증가한다는 것이다.[1] 복부의 지방층이 두터우며, 각종 질병을 야기하는 합성화학물질이 이 지방층에 축적되기 때문이다.

그런데 미국인들은 비만과 관련된 사망이 전체 사망자의 3분의 2에 달하지만 걱정하지 않는다. 매년 비만이 원인이 되어 죽어가는 사람이 100만 명을 훨씬 넘어서지만 교통사고(연 사망자 5만 명)와 총기사고(연 사망자 3만 명)만을 걱정한다. 그 이유는 무엇일까? 주류 의사들의 거짓 선전에 속아 언제든지 약이나 수술로 살을 뺄 수 있다는 잘못된 미신에 빠져 있기 때문이다.

그러나 중요한 사실은 비만은 지방이나 과식, 부족한 운동에 의해 야기되는 것이 아니라 약이나 가공식품 등에 들어 있는 합성화학물질의 부작용으로 일어난다는 것이다. 주류 의사들이 비만의 원인을 지방으로 돌리자 식품산업은 재빨리 인조 지방인 올레스트라[**]를 개발했다.

비만한 사람이 혈압 관련 질환을 겪을 위험성은 정상인의 9배라고 하는 연구 결과를 보면 사실 비만을 질병이라 할 수도 있을 것이다. 다만 그 질병은 많이 먹고 덜 움직여서 생긴 병이 아니라 약, 가공식품, 화장품 등을 통해 체내에 들어온 합성화학물질이 축적되면서 면역체계가 무너지고 대사작용에 이상이 일어나기 때문에 발생하는 위험 신호다. 특히 유전자조작 작물로 인해 탄수화물 등 영양소가 변형돼 제대로 대사작용을 하지 못하기 때문이기도 하다. 인체가 보내는 이런 위험 신호를 무시하고 합성화학물질을 배출하려는 노력을 하지 않으면, 다음 단계는 당뇨병, 고혈압, 관절염, 뇌졸중, 심장병, 신부전증, 각종 암일 것이다.

포도당은 글리코겐 형태로 저장되는데 합성화학물질로 인해 대사작용이 제대로 되지 않으면 섭취하는 포도당이 지방으로 전환돼 복부에 저장된다. 여성호르몬인 에스트로겐은 지방세포에서 분비된다. 복부 비만으로 체지방이 늘면 생식 기능이 활성화되어 어려서부터 사춘기 증상이 나타난다. 생리가 일찍 시작되는 여성은 유방

[**] 올레스트라는 인조 지방(상품명 올린)으로 설탕과 식물성 지방의 분자 구조를 변형시켜 만든 합성화학물질이며 체내에 흡수돼도 소화되지 않고 그대로 체외로 배설된다고 한다. 프록터 앤 갬블사가 1968년에 개발해 1971년 특허를 취득하고 곧이어 이를 콜레스테롤 저하제로 FDA에 승인 신청했으나 거부되었다. 그 후 상원의원 5명을 매수해 1996년 FDA로부터 식품첨가제로 사용 승인을 받는다. 그러나 올레스트라가 비타민을 배출시킬 위험과 위장 장애를 일으킬 위험이 지적되고 있다. 또한 지방이 소화되지 않기 때문에 늘 배고픔을 느끼게 되고 대사작용에 이상을 일으켜 비만을 유발한다고 한다.

암과 자궁암에 걸릴 위험이 극히 높고 노화도 일찍 오는 것으로 확인됐다. 일찍 성장하고 일찍 늙는 것이다. 비만이라는 질병의 첫째 희생자는 빈민 계층이다. 빈부 격차가 심한 미국에 비만 인구가 가장 많다. 이 질병의 특징은 살은 심하게 쪘지만 대부분이 영양실조 상태라는 것이다. 합성화학물질로 만든 약과 '칼로리는 높고, 영양은 부족한' 가공식품을 즐겨 먹기 때문이다.[2] 사실 비만을 정확하게 말하자면 '살이 찐 상태'가 아니라 '살이 부은 상태'이다.

51
병원이 비만 공포를 배후조종하고 있다

'담배가 모든 암의 원인이다.'라는 담배 공포와 '에이즈는 섹스로 전염된다.'라는 에이즈 공포를 조장하며 합성화학물질을 옹호하는 데 앞장섰던 사람은 미국 보건복지부 장관 C. 에버릿 쿠프*였다. 그는 1996년 와이어스사가 생산하는 비만 치료제

---

* 1999년 6월 22일, 근본주의 청교도 연구단체인 「미국건강과학위원회(American Council on Science and Health, ACSH)」를 이끌며 담배 공포와 에이즈 공포를 확산시키고 화학물질의 위험성을 은폐하는 데 앞장섰던 그는 "플라스틱으로 만든 장난감과 병원 장비를 믿으셔도 됩니다. 그런 물건이 인체에 해를 미친다는 과학적 증거는 없습니다. 플라스틱과 같은 비생체 물질은 어른보다 아이들에게서 훨씬 빨리 몸 밖으로 배출되기 때문에 아이들에게 해롭지 않습니다."라며 화학업계를 옹호한다. 이에 대해 비주류 과학자들은 과학적인 연구 자료들을 제시하며 강하게 반발했다. 쿠프는 '화학 물질의 수호자'라는 오명을 갖고 있는 억만장자다.
ACSH는 합성화학물질의 유해성을 숨기기 위해 화학업계, 제약업계, 가공식품업계, 석유업계, 무기업계 등 68개 단체가 1968년에 공동으로 자금을 출자해 설립한 단체다. 플라스틱에는 1급 발암 물질인 '프탈레이트' 등이 들어 있다. 프탈레이트는 플라스틱이나 화장품, 향수, 염색약, 손톱 광택제 등을 부드럽게 해주는 작용을 하는데 유방암이나 기형아의 원인임이 확인된 물질이다. 아이들은 아직 면역체계가 완전히 형성되지 않은 상태이기 때문에 화학물질이 환경호르몬으로 작용하면 평생 동안 고통을 당할 수 있다. 콩 등 식물에서 발견되는 천연 호르몬은 수명이 짧아 빨리 몸 밖으로 배출되는 데 반해 DDT와

'리덕스'가 FDA의 승인을 받자 곧바로 "비만이 전염병처럼 미국을 휩쓸고 있다. 비만은 미용의 문제가 아니라 약으로 치료해야 하는 질병이다."라는 성명을 발표하며 비만 공포를 불러일으켰다.

쿠프는 미국의 심장 전문의 로버트 애트킨스와 함께 발표한 논문에서 "인류는 진화 과정을 통해 육식을 해온 종이어서 탄수화물에 적응되지 않았다."라며 탄수화물이 비만의 원인이므로 곡물, 채소, 과일 등의 섭취를 줄이고, 우유나 고기 등 단백질의 섭취를 장려했다. 심지어 비타민도 야채를 통해서가 아니라 제약회사에서 생산하는 '복합 비타민제'로 섭취할 것을 권했다.[3] 합성화학물질로 대표되는 의약품과 성장호르몬과 항생제, 저질 사료로 생산되는 고기, 그리고 각종 식품첨가제가 함유된 가공식품을 전파하기 위해 그는 '미국식 식단'을 홍보하는 전도사 역할을 자임한다.

한편 위스콘신 의과대학의 리처드 애트킨스(심장 전문의 로버트 애트킨스와는 다른 인물임)는 미국비만협회(AOA)를 설립하고 대표 자리에 앉

같은 합성화학물질은 오랫동안 체내의 지방층에 축적된다. 프탈레이트는 적은 열에도 쉽게 녹아 흐르기 때문에 아이들이 입으로 가져갈 때 특히 위험하다.
이후 쿠프는 보건복지부 장관으로 재임하던 당시 '쉐링프라우'사가 특허를 갖고 생산하는 클라리틴의 특허 기간을 부당하게 연장해준 대가로 이 회사로부터 100만 달러를 받은 것이 확인되기도 했다. 그뿐 아니라 생명에 치명적인 부작용을 일으키는 '라텍스' 장갑이 인체에 전혀 영향을 미치지 않는다는 내용의 논문에 이름을 빌려준 대가로 라텍스 회사로부터 65만 6,250달러를 받은 사실도 확인됐다. 라텍스는 천연 고무보다 훨씬 가격이 싼 화학 고무로 타이어, 비닐장갑, 콘돔 등을 만들 때 쓰이며 알레르기와 천식, 갑상선암 등을 유발하는 것으로 확인됐다. 최근에는 라텍스가 물건을 밀착시키는 성질이 있음을 이용해서 식품 포장지로도 널리 사용되고 있다. 이 때문에 시민단체들은 라텍스의 함량을 표기하도록 요구하고 있다. 또한 그가 1998년에 개설한 의료 사이트 healthcentral.com에 게시된 치료 내용, 추천 의약품, 임상 시험 등은 대부분 약 광고에 실렸던 내용으로 확인돼 파문을 일으키기도 했다.

는다. 그는 "비만은 식이요법으로 치료할 수 있는 의지의 문제가 아니라 장기간 약물치료가 필요한 만성질환이다."라며 주류 의사들을 지원한다. 사실 그가 설립한 비만협회는 수천만에 달하는 비만인을 옹호하는 기관이 아니라 비만치료제를 판매하기 위한 사이비 단체였다.

이 단체는 비만 치료제인 '제니칼'의 로슈사, '메리디아'의 노올사, '리덕스'의 와이어스사, '펜터민'의 메데바사 등으로부터 막대한 자금을 지원받았다. 그러면서 비만은 적절한 약물로 장기간 치료해야 할 만성질환이라는 내용을 담은 연구 논문을 발표하기도 하고, 이를 책자로 만들어 전 세계에 무료로 공급하기도 했다. 후에 애트킨스가 발표한 논문은 대부분 제약회사가 쓰고 그는 단지 이름만 빌려준 것이란 사실이 밝혀져 충격을 주었다.[4]

영국 세인트 토마스 의과대학 교수인 더글러스 올트먼에 의하면 주류 의사들이 제약회사의 재정 지원으로 수행하고 발표한 연구 중 75퍼센트는 자신들이 직접 수행한 연구가 아니었다고 한다. 한마디로 유령 저자인 셈이다. 그에 의하면 저자뿐만 아니라 동료들의 논평도 대부분 이름만 빌려주고 수수료를 챙기는 것이다.[5] 나머지 25퍼센트의 연구도 대부분 처음에 제약회사가 건네준 결론에 근접하게 자료를 조작한다고 한다.

리덕스, 펜터민 등의 비만 치료제는 마약의 일종인 향정신성 의약품이어서 그 부작용이 심각했다. 결국 전 세계 수십만 명에게 심장판막증을 일으키며 죽음으로 몰고 갔다. 한때 주류 의사들은 신경안정제인 '에페드라**'를 다이어트 약이나 정력제로 처방하기도 했다. 그 결과 수많은 사람들이 뇌졸중, 심장마비 등으로 죽어갔고 결국 2004년 사용이 금지된다. 사실 에페드라는 마황이라고 하는 천연의 신경안정제로 부작용이 거의 없는 물질이지만 이를 실험실에서 합성해 천연이라는 이름으로 시판했다.[6] 이 합성 약은 아직도 우리나라에서 천연 다이어트제로 널리 팔리고 있다.

1993년 미 국립보건원(NIH)이 수십 년에 걸쳐 다이어트 사례를 조사한 결과에 의하면 사례 중 97퍼센트가 1년 안에 감량한 체중의 50퍼센트가 복구되었다고 한다. 또 5년 내에 100퍼센트가 원래대로 돌아갔다고 한다. 그런데 그 중 90퍼센트는 오히려 예전보다 살이 더 찌는 현상이 나타났음이 확인되었다.

비만은 합성화학물질의 부작용으로 나타나는 증상인데 이를 다시 합성화학물질인 약으로 조절하려는 시도는 인체의 조화를 무시한 처사여서 아무런 효과가 없는 것이 당연하다. 이에 의사들은 환자의 턱을 쇠로 고정시켜 못 먹게 하기도 하고, 위 속에 풍선을 집어넣어 부풀려놓기도 하고, 복부의 지방 조직을 몽땅 제거하는 수술을 하기도 하고, 우울증 치료제인 신경안정제 암페타민과 합성 갑상선호르몬을 다량 투여하기도 했다. 심지어 뇌의 시상하부에 있는

** 마황은 오래 전부터 동양에서 발한제, 해열제, 이뇨제, 각성제 등으로 사용해온 약초이다. 에페드린은 이 마황의 성분인 천연 에페드린의 분자 구조를 바꿔 1927년부터 대량 생산하는 합성화학물질이다. 특히 미국에서 1990년대부터 시판된 '에페드라'에는 암페타민(히로뽕)도 첨가된 것으로 밝혀졌다.

공복감을 느끼는 중추신경을 제거하기도 했다. 하지만 이런 엽기적인 치료에도 불구하고 비만은 점점 늘어가고 있다.[7]

'비만은 약으로 치료해야 하는 질병'이라는 구호는 주류 언론과 주류 의사들에 의해 대대적으로 선전되었고, 사람들은 세뇌되었다. 그러나 비만은 약으로 치료되는 질병이 아니다. 가공식품과 합성화학물질로 만들어진 약을 피하고 적당한 운동과 천일염이 적절히 함유된 채식 위주의 건강한 식단을 유지하면서 효소, 햇빛을 활용하면 자연치유력이 회복되어 쉽게 정상으로 돌아올 수 있다. 많은 사람들이 다이어트에 도전하지만 대부분이 실패하는 이유는 '살 빼는 약'을 복용해 면역체계가 무너지기 때문이다. 특히 피임약이나 소염진통제, 당뇨병 치료제, 고혈압 치료제 등은 호르몬 분비에 이상을 일으켜 비만을 유발하는 것으로 알려져 있다.

비만한 사람은 과다한 지방 조직은 유지하기 위해 더 많은 산소와 영양을 필요로 하고, 혈관은 더 많은 혈액을 순환시켜야 한다. 순환되는 혈액이 많아지니 동맥 벽에 더 많은 압력이 가해진다. 멈추지 않고 체내로 들어오는 합성화학물질은 혈관의 탄력성을 빼앗고 혈관 벽을 굳어지게 한다. 이때 나타나는 증상이 바로 고혈압이다. 혈관을 흐르던 지방이 동맥 혈관에 쌓이게 되면 협심증과 심장마비도 일어나게 된다.

52
닥터 애트킨스의 황제 다이어트는 거짓이다

1963년 심장병 전문의인 애트킨스는 "탄수화물을 피하면 고기, 지방, 소시지, 치즈 등을 마음껏 섭취하더라도 비만에서 벗어날 수 있다."고 주장하며 황제 다이어트를 유행시켰다. 애트킨스연구소는 "51명의 비만자들에게 애트킨스 다이어트를 실시했더니, 6개월 후 51명의 평균 체중은 9킬로그램이 줄었고 혈중 콜레스테롤 수치도 감소했다."고 발표했다. 애트킨스는 심지어 과일도 피하고 약간의 야채만 먹을 것을 추천했다.

그러나 공개하지 않은 사실이 후에 확인됐다. 임상 시험 대상자 51명 중 28명(68퍼센트)이 변비에 시달렸고, 26명(63퍼센트)이 구강 악취를 호소했으며, 21명(51퍼센트)이 두통을, 4명(8퍼센트)은 탈모를, 1명(2퍼센트)은 생리 이상 증세를 보였던 것이다. 게다가 소변으로 배출되는 칼슘량이 평균 53퍼센트나 증가됐다고 한다. 이는 후에 골다공증이 발생할 위험이 높아졌음을 의미한다. 그리고 콜레스테롤은 건강과 아무런 관련이 없기 때문에 콜레스테롤 수치가 내려갔다는 것은 아무런 의미가 없다. 이러한 증상이 나타난 까닭은 식욕 억제제, 이뇨제, 과도한 비타민제(하루 30알 이상) 섭취 등 약물 부작용 때문이었다.[8]

탄수화물은 70퍼센트의 수분으로 구성되어 있고 체내에서 수분을 유지시켜주는 기능을 한다. 따라서 초기에 감량 효과가 나타난 것은 탄수화물의 섭취를 줄이고, 이뇨제를 복용함으로써 단지 몸의 수분을 배출시킨 결과일 뿐이다. 게다가 탄수화물의 섭취를 줄이면 에너지원인 포도당이 부족하게 되므로 우리 몸은 지방을 케톤으로 전환시켜 에너지를 만든다. 그러나 케톤이 오래 사용되면 혈액을 산성으로 만들고 심각한 탈수 현상과 구토, 복통 등을 불러오는 케톤산증이라는 위험한 증상이 나타난다.

이런 이유로 세계보건기구(WHO), 미국심장협회, 미국암협회, 미국영양학협회 등은 고단백질, 고지방, 저탄수화물로 대표되는 황제 다이어트가 심장질환, 뇌 손상, 당뇨병, 각종 암 등을 유발할 수 있다며 반대 입장을 표명했다. 황제 다이어트의 창시자인 애트킨스는 자기 스스로 36년간 다이어트를 해왔다고 하지만 그는 미 연방정부에서 정한 가이드라인을 크게 초월하는 116킬로그램의 비만이었다. 그는 71세 되던 2002년부터 약과 가공식품의 부작용으로 여러 차례 심장마비를 겪으며 심장수술을 되풀이 하다가 다음 해에 결국 심장마비로 사망했다. 사실 지방이나 탄수화물 등은 인체에 꼭 필요한 영양소다. 따라서 지방의 일종인 콜레스테롤이 심장병을 일으킨다는 가

설도, 탄수화물이 비만을 일으킨다는 가설도 모두 주류 의사들의 탐욕에 의한 사기 행각일 뿐이다.[9]

탄수화물을 섭취하면 포도당을 분해하는 인슐린이 체내에서 분비되고, 인슐린은 식욕을 억제하는 기능을 한다. 그런데 극단적으로 탄수화물을 적게 섭취하면 인슐린이 분비되지 않아 식욕이 계속 일어나게 되므로 비만으로 이어진다. 결국 황제 다이어트가 사기로 드러나고 2005년 애트킨스가 설립했던 가공식품회사인「뉴트리셔널스사」가 파산을 맞으며 미국에서는 저탄수화물 열풍이 사라졌다. 하지만 우리나라는 지금 열풍이 일어나면서 뉴트리셔널스에서 생산했던 약과 보조제들을 수입하고 있다.

사실 황제 다이어트뿐만 아니라 대부분의 다이어트 프로그램의 비밀은 '살 빼는 약'을 이용한 것이어서 그 부작용이 심각하다. 주류 의사들이 비만 클리닉에서 주로 사용하는 살 빼는 약은 '포스파티딜콜린'이라는 주사액으로, 합성화학물질을 이용해 지방을 녹이는 원리를 이용한 것이다. 이 약은 초기에는 쉽게 몇 킬로그램을 감량할 수 있지만 곧 원상태로 돌아가는 것이 특징이다. 의사이면서 자연의학으로 환자를 치유하는 일에 앞장서고 있는 앤드류 위일은 "단백질과 지방 위주의 음식을 장기간 먹게 되면 간에서 암모니아가 발생하고, 이것은 결국 신장에 영향을 미쳐 신장 질환으로 나타난다. 결국 인체는 산성화되고 이를 중화하기 위해 세포 내에서 미네랄 성분 등이 빠져나간다."고 지적한다.[10]

53

비만 치료제는 대부분 정신질환 치료제다

비만의 진짜 원인은 영양분은 적고 칼로리만 많은, 그리고 합성 첨가제가 다량 들어 있는 가공식품과 합성화학 물질로 만들어진 약물이다. 특히 중요한 것이 육류와 유제품인데, 그 안에는 유전자를 조작해 박테리아에서 대량 생산하는 성장 호르몬이 다량 들어있다. 비만은 골다공증과 신장 결석, 심장질환을 유발시키는 것으로 알려져 있다.

국제마약통제국(NCB)은 비만 치료제가 합성 마약의 일종이라며 부작용을 경고하고 있다. 그럼에도 불구하고 우리나라는 비만 치료제 소비량이 세계 3위이다. 이런 성분의 약들이 '기분을 좋게 하려는' 목적으로 만들어지면 마약으로 칭해지며 금지되지만, 동일한 성분으로 제약회사가 생산하고 의사가 처방하면 의약품으로 인정된다.

제약회사와 주류 의사들의 탐욕과 막강한 로비, 그리고 그들에게 세뇌된 시민들의 침묵이 만들어낸 합작품이다. 대표적인 사례가 흔히 히로뽕이라고 불리는 암페타민*과 엑스터시이다. 비만 치료제로 이용되는 마약이 가져온 결과는 끔찍했다.

1977년 '리덕스'라는 이름으로 출시된 비만 치료제 덱스펜플루라민은 250억 달러의 손해 배상금을 지불하고, 수많은 사람들을 심장판막증으로 사망하게 한 후 사라졌다. 이 약은 애초에 임상 시험에서 나타난 심각한 부작용으로 인해 단기 사용을 조건으로 승인되었는데, 영국 로웨토 연구소장이자 세계보건기구(WHO) 산하 비만특별위원회 회장인 필립 제임스의 강력한 로비와 압력으로 장기 처방약으로 전환됐다.

그는 "비만 환자들은 음식 섭취를 줄여 비만을 치료하려고 하는데 비만은 질병이기 때문에 음식물 조절로는 치료할 수 없고, 약으로 치료해야 한다. 그것도 장기적으로……. 약을 끊는 순간 다시 원상태로 회복되기 때문이다."라고 했다.[11] 탐욕에 젖은 주류 의사들의 일그러진 모습이다.

역시 1997년에 승인을 받은 비만 치료제 메리디아도 심장병, 뇌졸

---

* 암페타민은 석유폐기물인 암모니아(비료의 원료)에서 추출해내는 매우 강력한 합성 마약이다. 중추신경계를 흥분시키는 합성 마약으로 필로폰(히로뽕)이라고도 한다. 마취제, 최면제, 흥분제, 수면제등으로 사용된다. 암페타민은 우울증, 비만증, 만성 피로, 주의력 결핍증 치료에도 사용되며 만성 알코올 중독 환자들에게도 사용된다. 식전에 복용하면 식욕을 떨어뜨리는 효과가 있으므로 살 빼는 약으로도 사용된다. 그러나 부작용이 심해 오심, 구토, 설사, 불면증, 정신착란과 심장마비 등을 일으켜 사망을 불러오기도 한다. 암페타민의 일종인 메스암페타민이나 메틸페니데이트 등은 전쟁에 나가는 병사나 수험생의 각성제 또는 주의력결핍장애증(ADHD) 환자 등에게 처방하는 합성 마약이다. 로큰롤의 황제 엘비스 프레슬리의 주치의 니코풀로스는 1975년부터 엘비스가 죽은 1977년 8월16일까지 암페타민 등 마약을 18,000회나 처방해 3개월간 의사 면허가 정지되기도 했다.

중 등의 부작용으로 수많은 사람들의 생명을 앗아갔다. 시민단체들이 퇴출을 요구했지만 당국은 자진 철수만을 권고하며 미적거리다가 희생자가 늘어나자 2010년 10월 마침내 미국 시장에서 퇴출됐다. 제니칼도 간 기능 장애의 부작용이 보고되어 현재 그 부작용을 조사 중이다.

그 외의 다른 비만 치료제들 대부분이 우울증 치료제, 간질 치료제, 고혈압 치료제, 당뇨병 치료제 등이다. 이런 약들의 부작용으로 나타나는 현상이 식욕 감퇴와 구토라는 데 힌트를 얻어 비만 치료제로 처방하고 있는 것이다. 그러나 합성 마약인 신경안정제는 교감신경을 자극해 혈압을 올리고 혈관을 굳게 하기 때문에 신경안정제 계열의 비만치료제를 복용할 때에는 특히 혈압과 심장 관리에 만전을 기해야 한다.

약의 부작용은 계속된다. '아미노렉스 퓨마레이트'라는 비만 치료제를 복용했던 사람들에게서 폐암 등 급성 폐질환 환자들이 급증하며 그중 50퍼센트가 사망으로 이어졌다. 1990년대 초반 합성 신경안정제인 펜타민과 펜플루라민을 복합적으로 처방한 '펜펜'이 비만 치료제로 인기를 끌기 시작했다. 그러나 펜펜을 복용한 사람들의 30퍼센트에서 폐동맥 고혈압과 심장판막증의 부작용이 속출하면서 1997년 시장에서 사라졌다. 최근 의사의 처방 없이 복용할 수 있는 다이어트 제품으로 큰 인기를 끌고 있는 '알리(GSK 제품)'는 간 손상과 급작스러운 설사라는 부작용으로 수많은 피해자들로부터 손해 배상이 청

구된 상태다.[12]

　의약품뿐만이 아니다. 건강보조식품도 승인 절차와 기관만 다를 뿐 합성화학물질로 만들기 때문에 부작용은 동일하다. 2000년 초부터 미국에서 스테로이드가 함유된 스트레스성 비만 치료제로 엄청나게 팔렸던 코티슬림의 제조사에 대해 2007년 사기와 허위 광고를 이유로 2,500만 달러의 벌금이 부과됐다. 그런데 제조사는 피해자들에게 450만 달러의 배상금을 지불하기로 합의하고 계속 코티슬림을 판매하고 있다. 합성 마약인 스테로이드는 강력 진통제로 처방되는 위험한 약으로 간, 심장, 신장, 뼈 등을 파괴하는 것으로 알려져 있다.

　2004년부터 판매를 시작한 비만 치료 보조제인 트림스파 역시 부작용에 의한 2건의 집단소송이 제기된 상태에서도 광고활동을 계속했다. 광고 모델이던 안나 니콜 스미스가 트림스파를 직접 복용하고 30킬로그램을 감량했다며 TV, 신문, 잡지 등에 대서특필 됐다. 그러나 불과 3년 후인 2007년 2월, 그녀가 약물 과다복용으로 간이 전부 파괴되어 사망했다는 사실이 알려지면서 이 회사는 파산한다. 트림스파의 주원료는 고용량의 합성 카페인이었던 것이다.[13] 커피, 녹차 등에 다량 들어있는 천연 카페인은 훌륭한 항산화제로 비만을 비롯해 각종 질병을 막아주지만, 합성 카페인은 이름만 같을 뿐 독극물로 수많은 생명을 앗아갔던 것이다.

현재 비만 왕국인 미국에서는 '뤽상 위우회술**'이라는 비만 수술이 유행하고 있다. 의사들은 수술로 위를 줄이면 적게 먹게 되고 따라서 당뇨병과 비만도 치료된다고 했지만, 당뇨병은 전혀 치료되지 않는 것으로 밝혀졌다. 위를 절제하면 인체의 외부와 내부의 불균형으로 피부와 가슴이 보기 흉할 정도로 늘어져서 결국 피부와 가슴을 절제하는 성형수술을 다시 받게 되는 부작용이 나타난다. 또한 음식을 거의 섭취할 수 없게 되므로 체내에서 독으로 작용하는 합성 영양제 등을 복용해야 한다. 게다가 위는 면역체계를 형성해주는 수많은 미생물들이 서식하는 곳이므로 위를 절제하면 면역력 또한 떨어진다.

이런 위험에도 불구하고 미국에서 1999년에 4만 5천 명, 2002년에 6만 명이 이 수술을 받았다. 턱을 강선으로 고정시키는 하악 강선 결박술, 위 속에 풍선을 삽입하는 풍선술, 초음파를 이용해 복부의 지방을 인위적으로 긁어내는 지방제거술 등을 포함하면 비만 수술을 받는 환자들은 그보다 몇 배 많을 것이다. 이러한 수술들은 현재 우리나라에서도 크게 유행하고 있다.

** 위의 10~50퍼센트를 절제하고 소장에 직접 연결하는 수술. 1990년대 이후 미국에서 시행되는 비만 수술의 대부분을 차지한다. 그러나 수술을 받는 환자 중 1.5퍼센트가 수술 중에 사망하고, 8퍼센트가 위궤양이나 심한 구토증, 고혈압 등의 부작용을 겪었다고 한다. 또 수술을 받으면 영양실조를 막기 위해 평생 영양제를 복용해야 한다.

54
비만 유전자란 없다

많은 주류 학자들이 비만의 유전적 요인을 지적한다. 그들은 미국 남부 애리조나 주의 국경에 인접한 멕시코 원주민을 예로 드는 경우가 많다. 이 지역에 사는 피마 족은 미국인의 평균보다 2배나 많은 70퍼센트가 비만이고 당뇨병 환자 비율도 높다. 이를 근거로 피마 족은 유전적으로 비만이 될 가능성이 높다는 것이다.

그러나 이 연구는 단지 자신들이 원하는 결론을 끌어내기 위한 피상적인 '관찰 연구'일 뿐이다. 현재 미국 근처로 이주하지 않고 멕시코 농촌 지역에 남아서 채식을 주로 하는 피마 족은 비만인 사람이 없다. 미국 국경 지대로 이주한 피마 족도 미국식 약물과 가공식품을 즐기기 전인 1960년대에는 비만인이 없었지만 미국의 빈민층과 유사한 약과 가공식품을 즐기면서 비만 인구는 폭발적으로 늘어나기 시작했다. 이러한 사실은 미국 페닝턴 대학의 비만 전문가인 에릭 라부신의 16년에 걸친 추적 연구로 밝혀졌다.[14]

비만뿐만 아니라 대부분의 질병은 유전자에 의해 일어나지 않는다. 일반적으로 주류 의사들은 부모 양쪽이 비만일 경우 자식이 비만이 될 확률은 70퍼센트, 한쪽이 비만일 경우는 50퍼센트라고 한다. 그러나 부모의 질병이 자녀에게 발생할 가능성이 일반적인 경우보다 조금 높은 까닭은 환경 탓이다. 즉 약에 대한 지식과 태도, 음식, 주거환경 등이 비슷하기 때문인 것이다.[15] 그러나 동일한 환경이라 하더라도 사람들의 면역체계는 제각각이기 때문에 모두가 다 같은 질병에 걸리는 것은 아니다. 따라서 고가의 유전자 검사와 유전자 치료는 탐욕에 젖은 주류 의사들의 사기일 뿐이다.

2008년, 미국 루이지애나 주립대학의 니킬 듀란다는 '아데노바이러스'인 Ad-36이 비만을 전염시킨다는 연구 결과를 발표했다. 그는 Ad-36이 인체의 성체 줄기세포에 침입해, 성체 줄기세포를 지방세포로 변환함으로써 체내에 지방이 과도하게 증가하는 것이라고 주장했다.[16] 이에 대해 아데노바이러스의 세계적 권위자인, 영국 세인트앤드류 대학 윌리엄 러셀은 "아데노바이러스는 세계 어디서나 볼 수 있는 가장 흔한 감기 바이러스이며, 가벼운 증상을 일으키고 곧바로 사라지기 때문에 비만처럼 장기적인 영향을 미치지 않는다. 감기 바이러스를 비만바이러스라고 하는 동기가 의심스럽다."고 지적했다. 아데노바이러스는 가벼운 증상과 함께 인체의 면역력을 회복

시켜주고 사라지는 좋은 바이러스다.[17]

이보다 14년 전인 1994년, 록펠러 대학교의 제프리 프리드먼은 생쥐에게서 'OB 유전자'를 발견하고 비만 유전자라 이름 붙였다. 그는 또 혈액 속에서 OB 유전자가 만드는 '렙틴'이란 단백질을 밝혀냈다. 유전자의 결함으로 렙틴이 제대로 생성되지 않는 생쥐는 끊임없이 먹고 뚱뚱해지므로, 뚱뚱한 사람에게 렙틴을 투여하면 비만은 쉽게 해결될 것이라 생각했다. 주류 의사들은 연이은 축포 속에 렙틴 특허권을 지지하기 위해 600편 이상의 논문을 발표했다. 주류 언론은 만병의 근원인 비만이 지구에서 곧 사라질 것이라며 이를 증폭했다.

그러나 후에 밝혀진 연구에 의하면 뚱뚱한 사람의 렙틴 양이 오히려 더 많았다. 또한 비만인 사람에게는 이미 렙틴 저항성이 나타나 렙틴을 투여해도 체지방 억제 효과는 거의 나타나지 않았다. 특히 여성의 경우, 남성에 비해 혈중 렙틴의 양이 3배나 높다. 프리드먼의 주장과는 달리 렙틴은 피하조직뿐만 아니라 간, 췌장, 근육 등 대부분의 조직에서도 발견되었고, 렙틴이 체지방에만 관여하는 것이 아니라 생식기능을 조절하는 주요 호르몬이라는 사실도 밝혀졌다. 결국 프리드먼에게 렙틴 특허권을 고가로 사들였던 제약회사 암젠은 비만 치료제 개발에 실패하고 경영 위기에 봉착한다.[18]

현재 특허를 획득한 비만 유전자는 OB, GAD2, Lep-R, B3, FTO 등 수십 종류에 달하지만 실제로 비만에 영향을 미치는 유전자는 단 한 종류도 확인되지 않았다. 주류 의사들의 탐욕과 무지에 세뇌당한 많은 사람들이 수술, 약, 신경안정제, 유전자 치료 등으로 비만을 줄이려고 막대한 비용을 지불하지만 결과적으로 뇌졸중, 심장병, 당뇨병, 신장질환, 각종 암 등으로 인한 사망률은 점점 늘어나고 있다. "질병은 유전자에 의해 결정되며, 그 유전자만 치료하면 질병에서 벗어날 수 있다."는 주류 의사들의 주장은 제약회사와의 더러운 결탁에 의해 만들어진 사기다.

제약회사의 재정 지원으로 이뤄진 이 같은 거짓 연구가 지금도 세계 여러 곳에서 진행되는 현실을 보면 실로 두려움마저 든다. 사실 우리의 유전자는 250만 년 전의 구석기인들과 거의 동일하다. 암, 심장질환, 비만 등 급격히 증가하는 질병이 유전적 결함 때문이라는 주장은 어불성설이다. 유전적 결함이 있는 자녀를 낳을 가능성이 증가하려면 수십만 년의 시간이 필요하다. 그렇게 단기간에 이루어질 수 있는 일이 아니란 말이다.

55
의사들은 비만의 진짜 원인을 모른다

비만의 원인은 합성 약, 그리고 곡물의 정제 과정을 통해 영양분을 제거하고 식품첨가제를 다량 혼합한 가공식품이지 탄수화물이나 지방 그 자체가 아니다. 우리 선조들은 오랜 세월 동안 주로 탄수화물과 지방을 통해 영양분을 공급받으며 건강한 삶을 유지했다. 세포막, 뇌세포, 신경 전달 조직인 뉴런 등은 대부분 지방으로 되어 있고 호르몬과 비타민D도 지방인 콜레스테롤로 만들어진다.

반면 정제된 설탕이나 밀 등의 가공식품은 독이다. 유통 과정에서 천연의 영양분이 쉽게 부패한다는 사실을 안 화학업체와 식품업체는 정제 과정에서 영양분 거의 제거하고 표백제로 하얗게 만든 것이다. 하나의 가공식품을 정제하는 과정에서 평균 25가지 영양소를 제거하고, 합성화학물질로 만들어 이름만 동일하게 붙인 합성 비타민, 합성 섬유소, 합성 미네랄, 합성 인터페론 등을 다시 보충한다.

자연에 존재하지 않는 합성화학물질은 부패하지 않는다는 사실을 이용해 방부제로 첨가하는 것이다. 또한 판매량을 늘리기 위해 섬유소와 같이 소화가 되지 않는 성분을 제거하고 그 대신 소화를 촉진시키는 합성물질인 액상 과당을 추가한다. 이런 정크푸드는 인슐린을 지속적으로 과다하게 분비시켜 결국 면역체계를 파괴하고 당뇨병, 고혈압, 비만, 심장병, 신장병 등의 질환을 불러온다.

이처럼 영양소와 효소, 비타민, 미네랄 등이 부족하고 합성화학물질로 범벅이 된 가공식품이나 의약품은 생명체의 에너지를 만들어내는 미토콘드리아의 기능을 약화시킨다. 특히 콜레스테롤 저하제인 스타틴 약제는 미토콘드리아의 기능을 도와주는 천연의 코엔자임 Q10의 분비를 억제시킨다. 미토콘드리아는 우리 몸을 구성하는 100조 개에 달하는 세포의 핵심 기관으로 포도당, 지방산, 아미노산을 분해해 에너지를 만들어낸다. 이 에너지를 만드는 공장이 제대로 가동되지 않아 에너지가 소비되지 않으면 그 원료인 포도당, 지방산, 아미노산이 세포 내에 축적돼 비만과 심장병을 유발한다.

트랜스지방이나 올레스트라 같은 합성 지방은 유방암의 큰 원인으로 작용하고 있다. 그러나 동물성 지방이나 식물성 지방 등 천연의 지방은 유방암과 무관하다. 특히 식물성 식품에 풍부한 천연의 셀룰로오스(섬유소), 게나 새우에 풍부한 키틴과 같은 천연의 식이섬유는 장에서 잘 소화시키지 못하지만 기생충이나 박테리아의 먹이가 되고 이들이 분비하는 물질은 발암물질 등 독소가 세포 내로 침투하지 못하도록 세포벽을 튼튼하게 해준다. 또한 장내에 있는 유익한 세균에 양분을 공급해주어 장을 건강하게 해준다.

반면 채식을 소홀히 하면 독소와 지방을 배출하는 기능을 하는 섬유소가 부족하게 되어 신장 기능이 악화될 수 있다. 1,500명의 당뇨병 환자를 조사했던 한 연구에 의하면 환자의 50퍼센트 이상이 이미 신장 기능이 크게 악화되어 있었다고 한다. 그리고 신장 질환자의 80퍼센트는 당뇨병을 앓고 있었다. 즉 탄수화물 섭취를 소홀히 하면 비만과 당뇨병, 신장 질환이라는 합병증이 유발되는 것이다.[19]

음료수나 패스트푸드, 아이스크림, 각종 양념 등 대부분의 가공식품에 사용되는 액상과당(고과당 옥수수 시럽, HFCS)은 단맛을 내면서 방부제 역할을 하는 합성화학물질이다. 미국이 1980년대부터 국가 보조금을 지급하며 가장 많이 생산하는 유전자 조작 옥수수를 화학 처리하여 만든 불량 식품이다. 설탕보다 더 많은 정제 과정을 거치며 옥수수에서 달지 않은 모든 성분과 소화를 방해하는 모든 성분을 제거한다. 그들은 천연의 설탕과 분자 구조가 비슷하다는 이유로 이를 '천연'이라고 한다.

그리고 '무설탕'이라는 문구는 설탕 대신 치명적인 합성화학물질로 만들어진 액상 과당이나 아스파탐, 사카린, 스플렌다 등을 첨가했다는 말이다. 아스파탐이나 사카린은 뇌와 신경조직을 파괴하는 발암 물질이다. 스플렌다는 살균제로 쓰이는 염소와 메탄올, 그리고 중금속인 비소로 설탕을 화학처리해서 만든다. 이렇게 성질이 변한 스플렌다는 인체 내에서 '수크랄로스'라는 물질로 변해 위장과 DNA를 파괴하고 성기능 장애를 일으킨다.

캘리포니아 대학과 미네소타 대학의 연구에 의하면 액상 과당은 일반 설탕에 비해 트리글리세라이드 비중이 32퍼센트나 높고, 오메가-6 지방산이 많이 포함되어 있기 때문에 비만을 유발시키는 두 번째 요인이며(첫번째 요인은 의약품) 당뇨병, 고혈압, 신경마비, 뇌졸중, 심장질환, 신장 결석 등을 유발하는 것으로 밝혀졌다. 특히 우리가 섭취하는 음식에서 항산화제인 오메가-3와 혈관에 염증을 유발하는 오메가-6 지방산의 비율은 2:1 정도가 정상이지만, 액상 과당이 함유된 가공식품 때문에 그 비율은 극히 비정상적인 2:50이 되었다고 한다.[20]

또한 미량 영양소인 요오드의 부족도 비만을 불러오는 원인으로 알려져 있다. 천일염에 조화롭게 들어 있는 천연의 요오드는 갑상선 호르몬인 티록신 생성에 필요하고, 신진대사를 원활하게 도와주는 성분이다. 요오드가 부족하면 신진대사가 제대로 이뤄지지 않아 비만과 갑상선 결절이 유발된다. 요오드는 비타민처럼 미량 영양소이기 때문에 우리 인체에서는 극미량을 필요로 하고 조금만 양을 초과해도 치명적인 부작용이 일어날 수 있다.

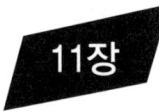

콜레스테롤은 낮을수록 좋을까?

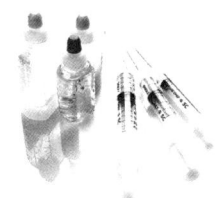

56
콜레스테롤이 높은 사람이 더 오래 산다

 콜레스테롤(지방)은 치명적인 질병의 원인이 아니라 세포막과 신경세포의 주성분이다. 지방을 소화시키는 담즙산(콜레스테롤즙), 각종 질병을 막아주고 혈압과 혈당 수치 등의 균형을 이뤄주는 스테로이드 호르몬, 에스트로겐 및 테스토스테론 등 성호르몬을 생성해 주는 주요 물질이기도 하다. 특히 남성의 정액을 만드는 주요 물질이다.

 또한 비타민 A, E, K 등 지용성 비타민을 흡수할 수 있게 해주고, 비타민D를 합성하여 면역체계를 강화시켜주는 등 우리 몸을 건강하게 유지하는데 꼭 필요한 요소다. 이러한 콜레스테롤은 간과 소장에서 주로 합성되며 음식을 통해서도 일부 섭취한다. 음식을 통해 섭취하는 콜레스테롤이 많으면 체내에서의 합성은 줄어들고, 반대로 적으면 체내에서 많이 합성해낸다.

인체는 스스로 콜레스테롤을 조절할 수 있는데, 약물로 된 콜레스테롤 억제제를 투여하면 간기능과 신경세포를 파괴하고, 기억력을 상실시켜 치매를 유발하며, 심장기능을 약하게 하는 부작용을 일으키게 된다. 2005년에 발표된 네덜란드의 연구에 의하면 천연의 콜레스테롤은 바이러스와 박테리아로부터 우리 몸의 위와 장, 폐에서 일어나는 질병을 지켜주기 때문에 콜레스테롤이 적으면 면역력이 약해져 건강을 잃을 위험이 커진다.[1] 게다가 콜레스테롤의 기준이 과학적으로 확인되지 않고 있는 상황에서 제약회사와 결탁한 주류 의사들은 계속해서 그 기준을 좁혀가고 있다. 기준이 좁혀질 때마다 이전에는 건강했던 사람들이 하루아침에 콜레스테롤 억제제로 치료해야 하는 환자로 바뀌게 된다.

항생제, 성장호르몬 등으로 사육한 가축의 동물성 단백질에는 포화지방이 많이 함유되어 있기 때문에 식이성 콜레스테롤보다 산화 콜레스테롤 수치를 크게 증가시킨다. 반면 가공되지 않은 식물성 지방은 불포화지방으로 산화 콜레스테롤을 함유하고 있지 않을 뿐더러 다양한 방식으로 산화 콜레스테롤을 감소시킨다. 그러나 시판 중인 식물성 지방은 대부분 부패를 막기 위해 발암 물질인 BHA, BHT 등의 합성화학물질을 첨가하고 고압, 고열에서 증류해 추출하기 때문에 포화지방인 트랜스지방으로 변이된다. 사실 혈전의 원인이 되는 산화 콜레스테롤(LDL)은 콜레스테롤이 아니라 합성화학물질이 지방층에 축적된 후 그 중 일부가 혈류를 타고 흐르는 것이다.

2000년대 초까지 리처드 돌, 안셀 키즈, 데이비드 케슬러, 로버트 갤로 등 제약회사의 재정 지원을 받는 주류 의사들은 지방이 암, 심장병, 고혈압 등의 원인이라며 버터 등의 동물성 지방을 피하고 마가린 등 변형된 식물성 지방을 섭취하도록 강력하게 권장했다. 그래서 많은 사람들이 70년간이나 마가린을 식물성 지방인 줄 알고 섭취해왔다. 그러나 마가린은 식물성 지방에 중금속인 니켈을 매개체로 수소 분자를 첨가한 변형된 지방으로, 암과 심장병 등의 주요 원인이었음이 후에 밝혀졌다.

　지방이 체내에 흡수되면 다른 성분들과 화학반응을 일으키면서 수소를 흡수하여 인체의 알칼리성을 유지하게 된다. 그런데, 이미 화학처리에 의해 수소가 채워져 있는 포화지방은 체내에서 화학반응이 이뤄질 수 없다. 불포화지방이란 수소가 채워질 자리가 비어 있다는 말이다. 체내에서 대사과정을 통해 수소분자를 배출시켜야만 혈액의 산성도인 ph7.4를 유지해 면역력을 회복시킬 수 있다. 트랜스지방은 독이어서 미생물이 거의 침입하지 않기 때문에 방부제로 쓰인다. 이런 까닭에 트랜스지방이 많이 함유된 마가린으로 만들어진 가공식품은 방부제를 첨가하지 않아도 유통기한이 20배 이상 길어진다. 이것이 '무방부제'의 비밀이다.

　현대의학에서는 콜레스테롤 수치가 높을수록 동맥경화증이나 심장질환의 위험성이 높아진다고 한다. 그러나 전통의학은 콜레스테롤을 문제 삼지 않는다. 스트레스를 받으면 체내의 활성 산소량이 증가하여 세포의 산화가 진행된다. 몸은 스트레스를 이겨내기 위해 고에너지이며 항산화력이 높은 콜레스테롤이나 중성지방을 피하 지방 조직이나 간장에서 끄집어내어 혈중으로 흘려 필요한 곳으로 보내는 것으로 이해하기 때문이다. 따라서 이때 혈액검사를 하면 혈당이나 콜레스테롤 수치가 높게 나오는 것이 정상이라는 것이다.

이럴 때에는 음식을 피하는 것이 아니라 오히려 지방이나 단백질의 섭취를 통해 에너지를 공급해주어야 한다. 주류 의사들은 가장 건강한 콜레스테롤 수치가 '220mg/dl'라고 한다. 그러나 많은 연구들에서 콜레스테롤 수치가 240~260mg/dl인 사람의 사망 위험률이 가장 낮고, 콜레스테롤 수치가 낮을수록 오히려 조기사망률이 높아짐이 확인되었다. 이러한 연구는 미국과 유럽, 일본 등의 양심적인 의사들에 의해 수많이 발표되지만 무지와 탐욕에 젖은 주류 의사들은 이를 철저히 무시한다. 약을 처방해야 수입이 늘어나기 때문이다.[2]

57

육식을 하는 마사이족은 병원 없이도 건강하다

콜레스테롤이 심장질환의 주원인이라는 것은 1953년 미네소타 대학의 생리위생학 교수였던 안셀 키즈에 의해 제기된 가설이다. 당시 영국에서는 리처드 돌이 급증하는 폐암의 원인을 담배로 돌리기 위해 분주했다. 돌은 폐암을 포함한 각종 암의 원인이 합성화학물질이라는 사실을 숨기기 위해 화학업계로부터 재정 지원을 받아 "폐암의 원인은 담배다. 다이옥신이나 석면, 벤젠 등이 아니다."라는 연구 결과를 연이어 발표한다.

이후 1982년, 1985년, 1992년에 처음의 연구를 재탕하여 계속 발표한다. 2005년에는 돌의 동료인 리처드 페토가 동일한 논문을 조금 수정한 상태로 발표한다. 그러나 흡연 비율이 줄어들어도 폐암은 계속 늘어나고, 특히 폐암 환자들의 70퍼센트 이상이 비흡연자라는 사실이 밝혀지자 엘리자베스 폰섬은 '간접흡연 때문에 폐암이 생긴다.'는 허구를 다시 만들어내었다.

한편 키즈는 급증하는 심장질환의 원인을 가공식품과 약으로부터 콜레스테롤(지방)로 돌리기 위해 미국, 영국을 포함한 7개국 주민들의 식습관을 관찰해 고지방 식품(동물성 지방) 섭취가 혈액 내 콜레스테롤 수치를 높이고 이것이 동맥을 덮어 결국 심장 발작이나 뇌졸중을 일으킨다고 발표한다. 그러면서 심장질환의 세 가지 위험 인자가 흡연, 고혈압, 고콜레스테롤이라고 주장했다. 그러나 둘 다 빈약한 통계를 이용한 가설이고, 과학적 실험에서는 아무것도 입증되지 않았다. 키즈의 데이터는 과학적으로 부실했지만(그는 자신이 수집한 22개국의 자료 중 자신의 가설을 뒷받침해줄 7개국 자료만 채택했다) 제약업계의 재정 지원을 받는 주류 의사들은 키즈를 미국심장학회 회장으로 추대했고, 회장에 취임한 키즈는 학회 임원들을 모두 주류 의사들로 교체한 후 '콜레스테롤-심장마비 가설'을 정설로 채택했다.

이때 양심적인 소수의 의사들이 아프리카 케냐의 마사이족을 예로 들며 이를 반박했지만 키즈는 마사이족과 서구인과 다르다며 이를 무시한다. 마사이족은 사냥으로 식량을 해결하는 육식 부족으로 대부분이 혈중 콜레스테롤 수치가 높고 현대의학의 기준에서 동맥경화증 비율도 높지만 그들에게는 심장질환이나 암, 신장병, 뇌졸중, 당뇨병 등이 거의 없다.

당시 미국 대통령이었던 드와이트 D. 아이젠하워는 말년에 주류 의사들의 처방에 따라 콜레스테롤 저하제, 다이어트, 비만 치료제 등 많은 합성 약을 복용하며 자신의 콜레스테롤 수치를 내리는 데 성공했지만 결국 심장마비로 사망한다. 이런 분위기에서 1977년 미국 상원의원인 조지 맥거번이 추진한 음식 표준안은 콜레스테롤이 다량 들어있는 동물성지방을 가능한 한 섭취하지 말 것을 충고하고 있다. 1984년에는 국립위생연구소가 2살 이상의 모든 미국인들에게 동물성지방을 금지할 것을 권했다.

그러나 이런 지방 광풍에 대해 당시 록펠러 대학의 연구원인 페티 아렌스는 맥거번 위원회에 출석해 "콜레스테롤이 건강에 좋은지 나쁜지는 전혀 과학적으로 밝혀진 바가 없다. '콜레스테롤이 나쁘다.'는 주장은 단지 가설일 뿐이다."라고 증언하기도 했고, 과학아카데미 소장인 필 핸들러는 의회에서 "콜레스테롤의 진실을 밝히기 위해 국가 차원에서 공동연구를 실시하자."고 제안했지만 무지와 탐욕에 젖은 정치인들은 이를 받아들이지 않았다.[3]

이때부터 미국을 비롯해 영국, 일본, 우리나라 등에서는 트랜스지방인 마가린, 쇼트닝, 마요네즈 등이 식물성 저지방으로 둔갑하며 모든 음식에 첨가되기 시작했다. 그러나 10년이 지난 후부터 나타난 상황은 끔찍했다. 심장병, 뇌졸중, 암, 고혈압, 당뇨병, 신장병 등 각종 질병이 급증한 것이다. 리처드 돌이나 안셀 키즈, 리처드 페토, 엘리자베스 폰섬, 로버트 갤로 등 주류 의사들은 전 세계적으로 만성 질환자가 늘어나는 속도에 비례해 자신의 금고에 엄청나게 쌓이는 황금을 보면서 얼마나 즐거워했을까?

급증하는 폐암과 심장마비의 진짜 원인을 찾으려는 양심적인 의학계의 노력과는 달리, 돌은 화학업계에 매수돼 담배를 범인으로 몰고갔고 키즈는 제약업계와 식품업계에 매수돼 콜레스테롤을 범인으로 지목했다. 이 두 개의 가설은 주류 의사들과 주류 언론의 막강한 지원을 등에 업고 의학계의 교리로 굳어졌다.

제대로 된 의학적 연구도 없이 이들이 정설로 굳어질 수 있었던 것은 탐욕에 눈이 먼 전문가 집단을 이용했기 때문이다. 조작된 연구에 다른 전문가들이 계속지지 논평을 내고 수시로 그 연구를 인용하면서 여러 다른 의학 잡지에 게재하고 언론은 이를 대서특필했다. 재인용을 통해 조금씩 수정만 했을 뿐이어서 당연히 결론은 늘 동일했다. 무대 뒤에서 주류 의사들은 화학회사와 제약회사, 식품회사가 던져준 막대한 금액의 더러운 돈을 침을 흘리며 나누고 있었지만 대중들은 그 사실을 알지 못했다.

1989년 매사추세츠 주 프래밍엄에서 실시된 연구에 의하면 콜레스테롤 수치가 높은 사람들과 낮은 사람들의 심장마비 사망률은 동일했다. 콜레스테롤은 심장마비의 원인이 아니었던 것이다. 토론토에서 120명을 상대로 실시한 연구에서도, 캐나다에서 5,000명을 상대로 한 연구에서도, 호놀룰루에서 8,000명을 상대로 한 연구에서도 동일한 결과가 나왔다. 그 후 많은 연구들이 진행됐지만 결과는 모두 동일했다. 그러나 키즈의 가설을 이미 교리로 채택한 주류 의사들에게는 의미가 없었다. 그들은 자신들의 교리를 지지하는 실험

만을 받아들이고, 교리와 다른 결과들은 철저히 무시했다.[4]

1992년 거나르 린드버가 스웨덴에서 45세 이상의 남녀 45,000명을 대상으로 20년간 실시한 연구에서도, 혈중 콜레스테롤 수치가 낮은 사람과 수치가 높은 사람의 사망률이 거의 동일했다. 콜레스테롤 수치가 낮은 사람들의 심장마비 사망률이 조금 낮았지만, 콜레스테롤이 높은 사람들은 콜레스테롤 저하제의 부작용으로 자살과 사고로 인해 사망하는 경우가 많아 전체적으로는 동일했다는 것이다.[5] 콜레스테롤 수치가 낮은 사람은 인체 내에서 호르몬 합성이 부족해지기 때문에 우울증 등 다른 질병에 걸릴 위험이 커지기 때문이다.

미국 국립암연구소 연구원인 키타하라가 우리나라 사람 120만 명을 상대로 13년간 실시한 조사에 의하면 콜레스테롤 수치가 낮은 사람과 높은 사람 사이에 암 발병률은 0.8퍼센트밖에 차이를 보이지 않았다고 한다. 이는 통계상 의미를 찾을 수 없는 차이다. 게다가 체중, 혈압 등 전반적인 사항들을 고려했을 때, 콜레스테롤 수치가 높은 사람이 암에 걸릴 위험성이 13퍼센트 낮았다. 결국 이런 연구 결과를 고려할 때 콜레스테롤과 심장질환도 서로 관계가 없음을 알 수 있다.[6]

그리고 2001년 하버드 대학교의 프랭크 B. 휴와 그의 동료들이 수행한 공동연구에 의하면 "콜레스테롤 함량이 특히 높은 계란을 더 많이 섭취한다고 해서 관상동맥질환의 위험이 높아진다는 과학적인 증거는 전혀 없다."고 강조하며 "콜레스테롤을 피하기 위한 저지방

식이요법은 과학적 증거에 기반을 두고 있지 않는 가설에 불과하며 대중의 건강에 심대한 영향을 끼치고 있다."며 콜레스테롤의 허구를 지적한다.[7]

주류 의사들의 잘못된 선전으로 인해 콜레스테롤이 높다는 진단을 받으면 마치 사형선고를 받은 것같이 불안해진다. 2011년, 20~74세의 여성 52,087명을 상대로 실시한 노르웨이의 연구로 콜레스테롤이 높은 여성이 낮은 여성에 비해 심장질환과 뇌졸중의 발병률이 적고 수명도 더 길다는 것이 밝혀졌다. 연구진은 콜레스테롤에 대한 인식은 완전히 잘못된 것이어서 수치를 낮추기 위해 스타틴 계열의 약을 복용하는 것은 오히려 심장마비를 유발하는 위험한 행위이므로 제약회사와 주류 의사들이 처방하는 어떠한 약도 복용하지 말라고 경고했다.[8]

고려대 의대 신경정신과 김용구 교수는 "콜레스테롤 수치가 낮은 우울증 환자일수록 자살 위험이 높다."는 연구 결과를 발표했다. 그동안 자살에 관한 신경생리학적 연구가 활발해지면서 신경 전달 계통의 문제가 주요한 원인이라는 게 정설로 여겨지고 있다.

실제로 자살한 사람은 뇌 전두엽 피질에 있는 뉴런의 수가 일반인보다 훨씬 적었다. 이로 인해 세포끼리의 통신을 맡아 감정을 조절하는 세로토닌을 만들어 활용하는 능력도 떨어진다고 한다.[9] 뇌의 신경세포인 뉴런은 지방인 콜레스테롤로 이뤄져 있기 때문에 콜레스테롤 수치가 낮으면 뉴런이 제대로 기능하지 못한다.

58
콜레스테롤 저하제는 간을 망가뜨린다

1984년 콜레스테롤 저하제 '콜레스티라민'은 심장마비를 일으킬 위험성을 21퍼센트나 줄여준다는 임상 시험 보고서와 함께 시판 승인을 신청했다. 그러나 이 연구는 조작된 것이었다. 7년 동안 약물을 복용한 실험군의 환자들은 변비, 가슴 통증, 복부 팽창, 간부전, 신장질환 등의 부작용에 시달렸고 1,900명의 실험 대상자 중 30명이 심장마비로 사망했다. 한편 약을 복용하지 않은 대조군 1,900명 중엔 38명이 심장마비로 사망했다.

7년간 지불된 고가의 약값과 고통스러운 부작용을 참아낸 결과가 고작 8명의 차이였다. 그러나 제약회사에겐 8명의 차이만 의미가 있었다. 1,900명 중 8명의 차이는 0.4퍼센트에 불과한 수치였지만, 그들은 '38명과 8명의 차이'라는 조작을 통해 21퍼센트라는 숫자를 만들어냈다. 후에 확인된 사실에 의하면 콜레스티라민을 복용한 실험군에서 8명이 뇌졸중과 암으로 사망했고, 각종 만성 질환자가 발생했다. 그러나 이렇게 조작된 숫자를 근거로 한 콜레스티라민은 거액의 부정한 돈과 함께 FDA를 통과한다.[10]

콜레스테롤에 대한 두려움으로 많은 환자들이 콜레스테롤 억제 약물을 복용했지만 효과가 제대로 증명된 약물은 단 한 가지도 없다. 1960년대 초기에 나온 혈전 용해제는 치명적인 뇌출혈로 많은 사람들을 사망으로 내몰았다. 이후에 나온 많은 약들도 심장마비 빈도는 약간 감소시켰지만 약물의 부작용으로 간암, 대장암, 신부전 등 다른 질병을 발생시켰고 따라서 전체적인 질병에 의한 사망률은 증가했다. 이후 여러 연구에 의해 산화 콜레스테롤은 심장질환의 여러 가지 위험인자 중 하나에 불과한 것으로 확인됐다.

콜레스테롤이 심장질환의 원인이 아니라는 연구 결과가 계속해서 발표되자 스타틴 계열의 콜레스테롤 억제제를 생산하는 제약회사들은 당황했다. 이에 제약회사들은 주류 의사들에게 대대적인 연구를 실시하게 했다. 그리고 그 결과를 1994년 11월 30일 자 「모니터 위클리」지에 "심바스타틴이 생명을 구하다."라는 제목으로 발표하면서 쿠데타를 획책했다. 콜레스테롤 억제제인 스타틴을 복용한 환자들은 그렇지 않은 환자들에 비해 심장마비 발생률이 42퍼센트, 심장질환 발생률이 3분의 1 낮았다고 한다.

그러나 노벨상 수상자인 마이클 브라운과 조셉 골드스타인, 윌리엄 스테벤스 등에 의해 그 연구는 조작됐음이 밝혀진다. 대조군에는 관상동맥우회술과 혈관성형수술을 받은 환자를 38명 포함시켰고, 투약한 위약에는 동맥경화증을 유발하는 메틸셀룰로오스가 함유됐고, 실제 사망률 차이도 3.3퍼센트에 불과했음이 드러난 것이다. 그 후에도 콜레스테롤 억제제인 스타틴 계열 약물들에 대한 많은 연구가 시행됐다. 약물을 복용하면 심장 발작과 관련한 5년 생존율이 1~3.6퍼센트 낮아지는 반면, 약물에 따른 부작용으로 각종 질병이 발병해 사망률은 더 높아진다.[11]

미 공군과 텍사스 주가 공동으로 진행한 관상동맥질환 예방을 위한 한 연구에서도, 스타틴 투여 집단의 사망률은 비투여 집단에 비해 단지 0.12퍼센트 감소했을 뿐이다. 반면 근육 악화, 신부전, 간부전, 폐렴, 췌장염, 다발성 경화증 등의 부작용은 크게 늘어났음이 확인됐다.[12]

스타틴 계열의 약은 전체 콜레스테롤의 80퍼센트를 만들어내는 간의 기능을 약화시켜 콜레스테롤 수치를 낮추는 원리다. 인체 내에서 천연의 콜레스테롤을 생성해내는 중요한 장기인 간기능을 약화시켜 콜레스테롤 수치를 낮추겠다는 발상이 얼마나 우매한 생각인가? 스타틴은 코엔자임 Q10과 유비퀴놀, 칼슘, 베타카로틴 등 중요한 효소 작용을 억제하며 간세포를 파괴할 수 있기 때문에 신중을 기해야 하는 위험한 약이다.

코엔자임 Q10은 우리 세포에서 '에너지를 만들어 내는 발전소'라고 불리는 미토콘드리아에 있다. Q10이 없으면 에너지를 만들지 못하기 때문에 근육활동이 줄어들어, 심장마비, 각종 암, 뇌졸중 등 치명적인 질병이 발생하게 된다. 심장마비를 예방해준다는 콜레스테롤 저하제는 오히려 심장마비를 증가시킬 위험이 크다.

또한 스타틴 같은 콜레스테롤 억제제를 통해 콜레스테롤 수치가 낮아지면 세로토닌의 분비가 어려워진다. 세로토닌은 폭력 행동을 억제해주는 기능을 하는 뇌 호르몬이다. 주류 의사들은 세로토닌의 수치가 낮으면 우울증 치료제를 처방한다. 한 연구에 의하면 콜레스테롤 억제제를 복용한 환자들이 우울증에 더 많이 걸리고 따라서 그 후유증으로 자살 행동을 더 많이 한다고 한다.[13]

이러한 과학적 증거들이 속속 발표되었지만 주류 의사들은 여전히 부정확한 콜레스테롤 수치를 측정하고, 그들이 임의로 규정한 범위를 벗어나면 공포를 과장하며 콜레스테롤 억제제를 투여한다. 1997년 바이엘사가 FDA의 승인을 받아 시판한 스타틴 계열의 '베이콜'은 약물 부작용으로 항문 근육이 경직되면서 파열되는 횡문근융해증을 일으켰다. 결국 1,899명 이상의 환자를 발생시켰고 2,995건 이상의 부작용이 보고되고 100명 이상이 사망하면서, 4년 만인 2001년에 시장에서 사라졌다.

현재 세계에서 가장 많이 처방되는 콜레스테롤 억제제인 아스트라제네카사의 '크레스토'에 대해서도 횡문근융해증, 간기능 악화 등의 부작용이 계속해서 보고되면서 비주류 의사들과 시민단체들이 회수를 요구하고 있는 상태다. 이 약의 승인 과정에서 결정적인 역할을 한 미 국립보건원 임원인 브라이언 브루어는 후에 의회 청문회에서 아스트라제네카로부터 20만 달러와 상당량의 주식을 대가로 받았으며, 그 회사의 임원이었음이 밝혀졌다. 중요한 사실은 베이콜이나 크레스토만이 문제가 아니라는 것이다. 횡문근융해증이나 간부전증 등은 모든 콜레스테롤 저하제에 내재된 위험이다.[14]

59
의사들의 협박은 무시해도 좋다

콜레스테롤 억제제는 이미 심장 발작을 일으킨 경험이 있는 환자들에게서 어느 정도 효능을 인정받고 있다. 반면 장기적으로 약물을 복용하는 환자나, 콜레스테롤이 높지만 아직 심장 발작을 일으키지 않은 사람들에겐 아무런 효능이 없다는 것이 의료계의 정설이다.

심장 발작을 일으켰던 환자의 경우에도 콜레스테롤 억제제를 복용하면 초기에는 심장 발작의 위험성이 다소 줄어들게 되지만 다른 부작용, 예컨대 간기능 악화, 뇌졸중, 신부전증, 암, 신경조직 파괴 등의 위험은 크게 상승한다. 따라서 의사들의 처방에 맹종하지 말고 어떠한 형태의 약도 신중히 복용해야 한다.

그러므로 합성물질인 산화 콜레스테롤 수치가 높은 사람은 부작용의 위험이 크고 값비싼 의약품을 복용할 것이 아니라 약과 가공식품을 피하고 유기농 채식 위주의 발효음식과 효소, 천일며 등을 섭취하며, 적절한 운동을 통해 심장병을 예방하는 것이 현명하다. 독극물인 합성물질을 배출시키기 위해 또 다시 새로운 독극물인 약을 복용해서는 안 되기 때문이다. 그리고 피부를 자외선에 적당히 노출시켜 체내의 콜레스테롤을 비타민D로 전환시키는 방법도 효과적이다.

또한 발효술에 풍부한 천연의 알코올(화학주는 발효술이 아니고 합성물질이므로 피해야 한다.)은 4대 영양소의 하나로 산화 콜레스테롤(LDL)을 분해하고 좋은 콜레스테롤(HDL)의 생성을 촉진하기 때문에 고혈압과 심장질환을 예방해주는 효과가 크다. 그러나 주류 의사들은 심장마비, 뇌졸중, 신장 결석, 관절염, 각종 암 등 만성질환을 일으키는 약과 가공식품이 건강을 지켜준다며 계속 연구를 조작하고 과장광고를 통해 인류를 세뇌시키고 있다.

현대의학을 신흥종교로 여기고 있는 미국과 우리나라는 약물중독이 심한 상태다. 2005년도 우리나라 건강보험심사평가원의 자료에 의하면 55세 이상 노인의 경우, 10명 중 8명이 관절염, 고혈압, 당뇨병 등 만성질환 치료제를 하루 평균 9.2알 복용한다고 한다. 미국의 경우에도 2005년 55세 이상 노인은 하루에 8가지 이상 약을 복용했고, 2010년에는 전체 연령에서 하루에 평균 7가지 약을 복용한다고 한다. 이런 추세에 따라 1988년 스타틴 계열의 콜레스테롤 저하제가 처음 시판된 이래 심장마비로 사망하는 환자 수가 2배로 증가했다.[15]

약물의 과다 복용은 약물의 성분인 합성화학물질이 상승작용을 일으켜 암, 뇌졸중, 심장마비, 신부전증, 간경화 등 예상치 못한 부작용을 일으킬 수 있어 심각한 문제로 지적되고 있다. 그러나 주류 의사들은 수많은 환자들이 고통 속에서 죽어가는 모습을 보면서 환희에 젖었으리라. 그들의 지하창고에는 황금탑이 쌓여 갔고, 또한 그들이 원하는 대로 콜레스테롤 수치는 내려갔으므로……. 그러나 사실 내려간 수치는 좋은 콜레스테롤이고, 높아진 수치는 산화 콜레스테롤이지만 주류 의사들은 이런 결과는 개의치 않는다. 어떠한 형태든 콜레스테롤 수치만 내려가면, 이를 과장해 선전하며 현대의학의 공으로 돌리려 하기 때문이다.

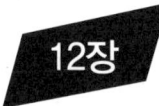

심장 질환은 왜 늘어나고 있나?

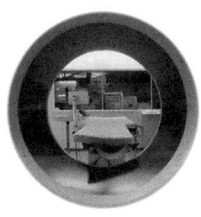

# 60
의사들은 심장병의 원인 따위엔 관심 없다

한국전 당시 미국 국방부에서 파견된 병리학 의사들은 3년간 전장에서 죽어간 미군 300명을 해부했다. 새로운 탄환을 개발하기 위해 어떤 종류의 탄환이 더 큰 치명상을 일으키는지 조사하기 위한 목적이었다. 그러나 병리학 팀은 해부 과정에서 많은 군인들에게서 심장질환 증후를 발견하고, 별도로 심장질환에 대한 조사도 했다. 그리고 그 결과를 1953년 「미국의학협회지」에 발표한다.

평균 나이가 22세였던 군인들 중 77.3퍼센트에 달하는 232명이 심장질환에 걸려 있었다. 심장질환이 있었던 군인 20명당 1명은 동맥의 90퍼센트 이상이 막힐 정도로 플라크(혈전)로 덮여 있었다. 연구 결과에 미국은 발칵 뒤집어졌고, 주류 의사들과 제약회사는 입에 가득한 미소를 지으며 파티를 했으리라. 미군은 세계 어느 나라 군인보다도 약과 가공식품 섭취량이 많기로 유명하다. 그러나 사실이러한 증상은 군인에게서만 나타나는 것이 아니다. 교통사고로 사망한 민간인의 관상동맥에서도 동일한 소견이 나타난다.[1]

심장 전문의들은 생사를 좌우하는 상황을 다루기 때문에 예방을 위한 치료뿐만 아니라 응급 치료를 위한 비싼 약과 기계를 필요로 한다. 게다가 심장병 환자들은 매년 수백만 명이 새로 생기기 때문에 심장질환 관련 약물은 엄청난 규모의 시장을 형성하고 있다. 전 세계에서 하루에 1만 명 이상이 심장마비로 죽어간다. 암으로 사망하는 숫자보다 훨씬 많다. 그러나 중요한 사실은 심장질환이 약과 가공식품을 애용하는 미국식 문화를 따르는 나라에서만 일어난다는 것이다. 미국식 식습관을 따르지 않는 중동, 아프리카, 아시아 등 전 세계의 70퍼센트 인구는 심장질환이나 암, 당뇨병, 뇌졸중, 신부전증 등 만성질환을 겪지 않는다.

심장과 관련된 대표적 혈관 질병은 뇌졸중이고, 심장마비의 가장 큰 원인은 죽상동맥경화증이다. 혈전에 의해 심장으로 들어가는 혈관이 막히면 심장마비, 뇌로 들어가는 혈관이 막혀 산소 공급이 중단되면 뇌경색, 혈관이 막혀 압력이 높아지면서 모세혈관이 파열되면 뇌출혈이 일어난다. 심장마비나 뇌경색, 뇌출혈은 고혈압을 약물로 억제할 때 약의 부작용으로 혈관이 굳어지면서 일어나는 증상이다.

주류 의사들은 높은 콜레스테롤 수치와 당뇨병, 흡연이 심장질환의 가장 중요한 원인이라며, 심장마비와 뇌졸중을 예방한다는 미명 아래 정상 수치라도 제약회사가 정한 위험 수치에 근접한 경우에는 콜레스테롤 저하제를 처방한다. 그러나 콜레스테롤과 흡연이 심장질환을 유발한다는 말은 과학적으로 증명된 이론이 아니고 단지 주류 의사들이 진실을 은폐하기 위해 만들어낸 가설일 뿐이다.

콜레스테롤 수치를 낮추고 금연을 하면 혈관의 플라크가 줄어든다는 것이 과학적으로 입증된 경우는 단 한 번도 없었다. 콜레스테롤 자체가 문제가 되는 것이 아니기 때문이다. 트랜스지방에 의해 산화된 콜레스테롤이 플라크의 원인이다. 천연의 콜레스테롤은 HDL이든 LDL이든 모두 건강에 필수적이다. 사실 가공우유와 마가린에 많이 들어 있는 트랜스지방은 지금까지 수십 년 동안 주류 의사들이 건강에 좋다고 앞장서서 홍보해왔던 음식이다.

심장질환을 앓았던 경험이 있거나 콜레스테롤과 혈압, 혈당 수치가 높아 심장질환 발생 가능성이 높은 환자에게는 거의 대부분 소염진통제인 아스피린*과 이부프로펜, 잔탁, 타이레놀, 베타 차단제

---

* 아스피린은 아세틸살리실산을 주성분으로 하는 소염진통제로 오래전부터 버드나무 껍질에서 추출해내 사용해왔다. 그러나 자연 물질은 특허 대상이 아니므로 분자 구조가 비슷한 물질을 화학적으로 생산한다. 1874년 독일 화학자 헤르만 콜베가 살리실산을 합성해내는 데 성공하면서 현재는 석유에서 추출하는 벤젠이나 페놀에 이산화탄소를 결합시켜 살리실산을 합성하고 이를 화학처리하여 아세틸로 바꿔 아스피린이란 이름으로 대량 생산한다. 또한 복용했을 때 물에 잘 녹게 하기 위해 이탄산나트륨을 첨가한다.
영국의 존 베인은 아스피린이 체내에서 면역체계를 향상시키는 프로스타글란딘의 합성을 방해한다는 원리를 밝혀내 1982년에 노벨 의학상을 수상한다. 자연에서 추출하는 아스피린은 위궤양 등 부작용을 일으키지 않는 훌륭한 약이지만 제약회사에서 대량 생산하는 아스피린은 합성화학물질이어서 심각한 위궤양, 유산, 신장질환, 뇌졸중, 간 질환, 라이증후군, 알레르기 증상뿐만 아니라 중독증 등을 유발시킨다. 그리고 출혈이 멈추지 않아 응급실에서 수술을 하지 못하는 경우도 많이 발생한다. 주류 의사들은 아스피린을 입속에 넣고 서서히 녹여 먹으면 위궤양을 일으키지 않는다고 하지만 그것은 과학적으로 전혀 근거 없는 말이다. 씹어 먹으나, 녹여서 먹으나 흡수되는 물질은 동일하기 때문이다. 아스피린은 전 세계적으로 연간 9조 원이 넘게 팔리는데 그 중 미국에서만 8조 원가량이 팔릴 정도로 미국은 약 중독 국가다. 이 때문에 미국에서만 매년 7,600명이 아스피린 부작용으로 죽어간다.

를 처방한다. 아스피린이나 타이레놀은 COX-2 작용을 방해해 열, 염증, 통증을 일으키는 프로스타글란딘의 합성을 차단한다.

열과 통증, 염증이 억제되면 면역체계는 무너진다. 또한 아스피린은 혈액을 묽게 해주는 작용을 하지만 위궤양, 뇌졸중, 현기증, 백혈구 감소, 신장질환, 간질환, 알레르기 등의 심각한 부작용을 일으킬 수 있다. 또한 베타 차단제도 신경을 마비시켜 통증을 없애주는 약이므로 결국 불면증, 우울증, 감각 마비 등의 부작용을 유발할 위험이 있다.

미국 의사 그로테이머는 자신의 연구를 통해 아스피린을 매일 복용하는 사람은 그렇지 않은 사람에 비해 백내장 44퍼센트, 심장마비와 뇌졸중이 각 40퍼센트씩 증가하므로 아스피린을 제한할 것을 경고했다. 미국에서만 연간 55,000명이 위장 출혈 등 아스피린 부작용으로 사망하고, 췌장암으로 31,000명이 사망한다고 한다. 아스피린이 심장질환을 앓고 있는 사람에게는 혈전의 생성을 막아주기 때문에 일시적으로는 효과가 있지만, 장기 복용할 경우 약의 부작용으로 오히려 위궤양, 심장마비와 뇌졸중, 백내장, 각종 암으로 사망할 위험이 커진다.[2] 심장마비의 위기를 넘겼다면 서서히 약을 중단하면서 채소와 과일, 천일염, 효소 등의 섭취를 통해 면역력을 회복하도록 노력하는 것이 현명한 치유법이다.

그러나 미국과 우리나라의 주류 의사들은 아스피린이 피의 응고를 막아주기 때문에 심장마비를 예방하기 위해서는 건강한 상태에서도 평생 아스피린을 상시 복용할 것을 권한다. 게다가 끔찍한 것은 소아에게도 소아용 아스피린을 하루 2~3알 복용시키는 것이 심장마비뿐만 아니라 동맥질환이나 결장암, 유방암, 전립선암 등을 예방하는 데 효과적이라고 한다. 주류 의사들은 심지어 임신부에게도 아스피린이 안전하다며 처방하는 경우가 흔하다.[3] 아스피린과 같은 합성화학물질이 면역체계를 파괴시켜 암, 심장병, 동맥 경화, 백혈구 및 혈소판 감소, 라이증후군[**] 등의 만성질환을 일으키는 원인인데도 말이다.

사실 인체는 오랜 기간 진화 과정을 통해 자연치유력으로 생명을 유지해왔다. 때문에 면역체계가 정상일 때는 혈관이 막혀 피의 흐름이 원활하지 못하더라도 새로운 혈관을 만들어낸다. 즉 뼈, 혈액뿐만 아니라 혈관도 끊임없이 재생된다. 그러나 약물, 가공식품 등을 통해 들어오는 합성화학물질로 면역체계가 무너지면 재생 기능도 무너지기 때문에 혈관이 막혀도 혈관을 다시 만들지 못한다.

현재 미국에서는 해마다 3만 명의 신생아(1,000명당 8명꼴)가 선천성 심장 기형을 안고 태어난다. 이들은 대부분 수차례의 대수술을 받게 되는데 대부분 수술 과정에서 사망한다. 다만 극소수의 신생아만이 살아남아 성인으로 성장하기도 한다. 하지만 평생 심장보조장

[**] 라이증후군은 인플루엔자나 수두 등의 바이러스 감염을 앓는 중, 또는 앓고 난 직후에 갑자기 뇌와 간에 병변이 생기고 그에 따라 여러 가지 증상이 생기는 것을 말한다. 라이증후군은 특히 어린이에게 치명적인 급성 뇌염증을 일으켜 영구적인 뇌 손상이나 사망으로 이어지기도 하기 때문에 영국, 독일 등 유럽에서는 15세 미만의 어린이에게는 아스피린 처방을 금지하고 있다. 특히 뇌출혈이 발생한 사람에게는 출혈 과다를 일으킬 수 있어 치명적이다.

치라는 기계와 약물, 휠체어에 의존해 삶을 이어가야 한다.[4]

심각한 것은 합성화학물질에 의해 후천적으로 심장과 동맥 근육이 굳어지면서 생긴 혈전으로 인해 혈액과 산소 공급이 원활하지 못해 발생하는 심장병이다. 현대의학은 기계로 정해진 항목만을 진단하기 때문에 심장질환을 포함해 모든 질병을 제대로 찾아내지 못한다. 가슴 및 식도의 통증으로 중환자실에 입원한 환자를 대상으로 실시한 연구는 시사하는 바가 크다. 심장질환자임에도 불구하고 사전에 정해진 기준과 수치에 부합하지 않아 치료를 하지 않고 퇴원시킨 환자와, 기준에 부합되어 치료를 받은 환자의 1년 생존율은 동일하다고 한다.[5]

61
수치가 정상이 되어도 치료된 것이 아니다

콜레스테롤 수치를 내려준다는 '스타틴' 계열의 약물은 효능은 거의 없으면서도 연간 300억 달러의 판매고를 올리며 간기능 이상, 횡문근융해증, 신경조직 파괴, 심장마비 등의 치명적인 부작용을 일으키고 있다. 1988년 스타틴 약물들이 시판된 다음 해부터 심장마비로 사망하는 환자들이 2배로 늘었다. 스코틀랜드에서 이루어진 관상동맥질환에 대한 연구에 의하면 1만 명의 환자들에게 5년간 스타틴을 투여했지만 9,755명에게서 아무런 효과가 나타나지 않았고 오히려 약의 부작용으로 심장마비, 폐암, 뇌졸중 등 각종 질병만 발생했음이 드러났다. 나머지 245명에겐 미미하게 심장질환을 개선시켜주는 효과가 있었지만 반면에 부작용으로 각종 다른 질병을 유발시켰다.[6]

관절염 치료제인 '바이옥스*'를 복용한 수십만 명이 심장마비와 뇌졸중으로 사망했다. 비만 치료제인 '메리디아'와 '제니칼', '리덕스'도 수만 명의 생명을 심장마비와 뇌졸중으로 앗아갔다. 당뇨병 치료제인 '레줄린', '뮤라클리타자'도 수만 명에게 심장마비와 뇌졸중을 일으키고 시장에서 퇴출됐다. 위장 치료제 '프레팔시드'도 수만 명에게 심장 마비를 일으키고 시장에서 사라졌다. 중요한 사실은 수만 명의 사망자는 단지 즉각적으로 사망을 일으켜 확인된 숫자일 뿐, 오랜 시간에 걸쳐 발병하는 암과 같이 부작용이 확인되기 어려운 복용자는 수천만 명에 이른다는 것이다.

매년 전 세계에서 심장마비로 죽음을 맞는 수백만 명의 가장 큰 사망 원인은 석유폐기물에서 추출한 합성화학물질이다. 약의 부작용으로 면역력이 무너지면서 혈관과 심장의 탄력성이 없어졌기 때문이다.

10만 명이 넘는 심장마비 고위험군에 속하는 환자들을 상대로 한 연구를 분석한 자료에 의하면, 1년간 아스피린을 복용한 사람들 중 혜택을 본 사람은 1.25퍼센트라고 한다. 즉 아스피린을 1년간 복용한 심장마비 고위험군 환자(최근에 심장마비 증상을 겪었던 환자) 100명 중 99명은 아무런 혜택을 보지 못했다는 말이다. 반면 관절염, 신부전

---

* 1996년부터 2004년 사이에 제약회사인 머크사가 피해 소송과 관련해 법원에 제출했던 자료에 의하면, 그 기간 동안 신약 승인을 위해 FDA에 제출했던 임상 시험 보고서 24가지 중 22가지가 유령 저자에 의한 것임이 밝혀졌다. 22가지는 머크사가 작성하고 주류 의사들에게 돈을 주고 이름만 빌린 것이다. 바이옥스도 이 같은 과정을 통해 승인받았다. 미국에서 이런 행위가 흔히 일어나는 것은 규제 완화라는 유령에 휩싸여 임상 시험을 전적으로 제약회사에 맡기고 FDA는 요약 보고서만을 검토하며, 또한 이를 검토하는 심사위원의 대부분은 제약회사 임원 또는 연구원들이기 때문이다.

증, 뇌출혈, 심장마비, 각종 암 등 아스피린으로 인한 부작용은 훨씬 심각한 수준을 나타냈다.

아스피린은 주류의사들의 선전과는 달리 심장질환자를 위험에서 구해낼 확률보다 치명적인 다른 질병으로 사망케 할 위험이 더 크다. 아스피린이 심장질환자를 구할 수 있는 세기의 명약으로 알려진 까닭은 제약회사와 주류의사들이 1.25퍼센트를 과장하고 뇌출혈, 각종 암 등의 부작용은 철저히 숨기기 때문이다.[7]

발기 부전 치료제인 비아그라, 시알리스 등도 현재 심장마비를 일으켜 사망자가 속출하고 있고 실명하는 사례도 계속 보고되고 있다. 비아그라나 시알리스의 활성 성분인 합성화학물질 '포스포디에스테라제-5(PDE-5)'는 음경으로 가는 혈관을 인위적으로 확장시켜 발기를 촉진하는 반면 다른 모든 혈관을 축소시키기 때문에 뇌졸중, 심장마비, 간부전증, 실명, 두통, 위 역류 증상 등의 부작용을 일으키는 것으로 밝혀졌다.

약뿐만 아니라 심장 수술도 의사들이 가장 남용하는 분야다. 2002년 미국 FBI는 캘리포니아 '레딩의료센터'의 한국인 심장 전문의 문채현과 피델 레알리바스케즈를 조사했다. 관상동맥우회술 등 심장 수술을 과도하게 실시했다는 것이다. 동료들도 40퍼센트 정도는 필요 없는 수술이었다고 증언했다. 그들에게 필요 없는 심장 수술을 받은 수백 명의 환자들은 현재 별도로 손해 배상을 청구한 상태다.[8]

심장 수술은 최첨단 장비와 약품을 이용하는 엄청나게 큰 수술이며 고가의 수술이다. 그러나 심장 수술의 효용은 고작 2퍼센트밖에 나타나지 않는다. 98퍼센트는 수술 중에 또는 수술 직후에 사망하거나 수술 부작용으로 영구 불구자가 되어 기계에 매달려 생명을 유지해야 한다.

62

치과와 치약이
치아 건강을 망친다

심장질환이 크게 늘어나자 치과의사협회도 발 빠르게 이를 그들의 수입원으로 삼기 시작했다. "충치를 치료하지 않으면 심장마비, 정신질환, 당뇨병, 류머티스 관절염 등에 걸릴 수 있다."며 "어느 치아가 앞으로 충치를 유발할지 조기검진을 통해 미리 알아낼 수 있다."고 한다. 다시 말해 심장마비 등을 예방하려면 스케일링을 정기적으로 하는 등 치과 치료를 자주 하라는 말이다.

 사실 충치를 포함해서 모든 질병은 면역체계가 약해져서 발병하는 것이므로 충치가 있는 사람에게 심장질환뿐만 아니라 당뇨병, 고혈압, 신부전증, 각종 암 등이 생길 위험은 당연히 크다. 그러나 그것은 충치에만 한정되는 것이 아니라 모든 질병도 마찬가지여서 한 가지 질병을 가진 사람은 다른 질병이 생길 위험이 월등히 높다. 인체는 ph7.4 정도의 약알칼리성을 띠고 있는 반면 대부분의 가공

음료는 산도가 ph3 정도로 강한 산성을 띠고 있어 치아 보호막인 에나멜층이 손상돼 충치가 발생하기 쉽다. 게다가 뼈를 만드는 성분인 칼슘은 산성에서 쉽게 빠져나가기 때문에 뼈도 약하게 만든다.

주류 의사들은 치아 충전용 아말감이나 임플란트, 레진 등에서 나오는 수은, 베릴륨과 치아 치료 과정에서 복용하는 약물 때문에 일어나는 부작용이 심장마비, 뇌졸중, 조산, 당뇨병 등을 일으킨다는 사실은 철저히 숨긴 채 오로지 충치를 치료해야만 심장병 등을 예방할 수 있다고 선전한다.

특히 수은은 신경조직의 뉴런과 중추신경을 파괴해 영구적으로 정신질환과 신체 마비, 류머티스 관절염 등을 유발하며 적은 양으로도 우울증, 심장병, 간경화, 각종 암 등을 일으키는 중금속임에도 불구하고 일상생활에서 광범위하게 쓰이고 있다. 그리고 치아치료에 흔히 사용되는 마취제인 클로랄하이드레이트나 히드록시진, 미다졸람 등은 호흡 정지, 쇼크, 간 손상, 우울증, 뇌신경 파괴를 일으키는 것으로 확인된 위험한 약이다.

사실 치아가 썩는 이유는 인체 내에서 가장 단단한 조직으로 치아를 보호하고 있는 에나멜층(법랑질)이 합성화학물질에 의해 부식되어 사라지기 때문이다. 그리고 치아를 감싸고 있는 턱뼈가 칼슘 부족에 의한 골다공증으로 약해져도 치아 주위가 상하고, 그 사이에 박테리아가 번식하여 치주염을 일으키기도 한다. 충치는 합성화학물질을 애용하는 인간과 반려동물에게만 나타나는 질병이고 야생동물에겐 없다. 합성화학물질로 인해 면역력이 무너지면서 공통적으로 나타나는 증상이 치아를 비롯한 뼈 부식이다. 따라서 합성화학물질로 만들어진 치약으로 하루에도 3~4번씩 치아를 닦으라는 주류 치과 의사들의 권고는 오히려 충치 환자를 양산하려는 거짓 선전이다.

충치를 예방하는 가장 좋은 방법은 약과 방사선, 가공식품, 치약과 가글제, 화장품, 그리고 치과병원을 멀리하고 천연 소금(혹은 죽염)으로 치아를 닦고 채식과 과일, 발효음식, 천일염 위주의 건강한 식단으로 영양 상태를 양호하게 유지하는 것이다. 특히 중요한 사실은 치아질환이 생긴 경우에도 치아를 뽑지 않고 줄기세포[*]가 남아 있는 상태에서 면역력을 회복시키면 썩었던 치아도 회복될 수 있다. 스케일링은 치아를 보호해주는 에나멜층을 벗겨내는 것이어서 잇몸 질환을 유발하는 가장 위험한 행위다. 뮤탄스균이나 유산균, 헬리코박터균 등은 면역 체계를 정상적으로 만들어주는 좋은 박테리아지만 항생제, 살균제, 치약 등 각종 합성 약에 의해 악성으로 변형되기 때문에 몸에 해를 끼치기도 한다.

사랑니 제거 등 치아 치료 과정에서 진통제로 흔히 사용되는 다르

---

[*] 하티셀그램-AMI는 급성 심근경색 환자 중 스텐트 시술을 받은 환자에게 투여하는 합성 줄기세포로 시술비가 2천만 원이 넘는 고가다. 환자의 엉덩이뼈에서 골수를 채취해 30일간 실험실에서 줄기세포를 배양해 환자에게 투여한다. 그러나 심근경색 환자가 30일을 생존하는 경우라면 이미 그 환자는 심장마비가 일어날 가능성이 거의 없는 경우다. 하티셀그램-AMI가 새로운 장기를 형성할 가능성은 5퍼센트에도 미치지 않는 것으로 밝혀졌다. 연골을 재생시켜준다는 합성 줄기세포 카티스템도 그 효능은 극히 미미하면서 치료비는 2천만 원에 달할 정도로 고가다. 즉 줄기세포 치료법은 유전자 치료법과 같이 고가이면서 아무런 의료적 혜택은 없고, 부작용은 심각한 것으로 알려지고 있다.

본과 다르보셋 등은 오랫동안 많은 환자에게 치명적인 심장 질병을 일으켜 죽음으로 몰고 간 사례들이 보고되면서 FDA가 2010년 11월 시장에서 퇴출시켰다. 다르보셋은 1957년, 다르본은 1975년에 FDA의 승인을 받은 마약성 진통제로 그 동안 여러 차례 회수 요청이 제기되었지만 돈에 매수된 FDA의 심사위원들은 이를 묵살했다. 그 결과 50년간 10,000명 이상의 사망자를 발생시켰다. 문제는 그동안 이들 약을 복용한 사람들이 수천만 명에 달한다는 사실이다.

현재 많이 사용되는 치약이나 가글제에는 합성화학물질인 메틸알코올, 유칼리프롤, 클로르헥시딘, 불소**등이 함유되어 있다. 게다가 표백제, 향미제 등 다양한 합성물질로 이뤄져 있어 에나멜층을 크게 부식시키는 것으로 확인되었다. 그리고 대부분의 치약과 가글

** 미국과 우리나라의 주류 의사들은 발암 물질이며 두뇌에 큰 손상을 미치는 불소를 "충치를 예방해준다."는 강력한 선전으로 치약, 가글제, 수돗물, 각종 약 등에 흔히 첨가하고 있다. 테플론으로 코팅 처리된 후라이팬 등에서 발산되는 유독성 가스도 불소 가스다. 그러나 불소가 치아 치료용으로 쓰이게 된 과정은 이렇다. 1940년대 알루미늄 제조 회사인 아메리카알루미늄사(알코아)와 제초제, 살충제 생산 회사인 몬산토는 알루미늄 합금과 비료, 제초제, 쥐약, 마취제 등을 생산하면서 부산물로 생성되는 산업폐기물인 독극물 불소의 처리가 골치였다. 이때 이 두 화학회사는 치과협회에 재정 지원을 하고 불소의 적절한 용도를 연구하도록 의뢰한다. 당시 '불소가 충치를 예방한다.'는 연구 결과는 해산물 등에 들어있는 천연 불소로 실험을 하고 얻은 결과였지만, 화학회사의 산업 폐기물은 천연 불소가 아니라 합성화학물질인 플루오린이었다. 결국 화학회사는 많은 비용을 들여 산업 폐기물인 불소를 처리해오다가 오히려 비싸게 판매할 수 있게 되었다.

그 후 많은 양심적인 학자들이 합성 불소가 암 유발, 뇌신경 파괴, 치아 부식 등의 위험을 가지고 있다고 경고했지만 화학회사들의 막강한 재정 지원을 받는 주류 의사들과 주류 언론에 의해 무시되고, 불소의 사용은 점점 확산되었다. 미국은 불소가 함유된 치약엔 반드시 "어린이가 실수로 치약을 삼키면 즉시 독극물센터로 연락하십시오."라는 문구를 적도록 의무화하고 있다. 1983년 연구에 의하면 수돗물의 불소 함량이 12ppm을 넘으면 남성 호르몬인 테스토스테론의 합성이 저하되어 정자의 생성이 감소된다고 한다. 또 1994년 아칸소 주 농무성의 스탠 프레니의 연구에 의하면 수돗물의 불소 함량이 4ppm을 넘은 지역은 불소 함량이 낮은 다른 지역에 비해 출산율이 크게 감소했다고 한다. 현재 불소는 미국의 62퍼센트 지역, 캐나다의 30퍼센트 지역, 우리나라의 10퍼센트 지역에서 수돗물에 강제로 투입되고 있지만 영국, 독일, 프랑스, 이탈리아 등 거의 대부분의 유럽 국가들(아일랜드 제외)은 이를 금지하고 있다.

제에 들어 있는 불소는 지능 저하와 각종 암을 유발하고 갑상선, 신장, 중추신경계, 골격계를 파괴하며 우리 몸에서 필수 영양소인 요오드를 배출시키는 것으로 알려진 치명적인 독극물이다. 그리고 잇몸 질환을 예방하기 위한 보충제로 코엔자임 Q10이 많이 처방되고 있으나 보충제는 약과 동일하므로 오히려 위험할 수 있다. 천연 코엔자임 Q10은 채소와 과일에 풍부하게 들어 있기 때문에 보충제로 복용할 필요가 없다.[9]

63
아말감과 임플란트 재료는 발암 물질이다

캘리포니아 주의 치과 의사 데이비드 이글레스턴은 1984년부터 1990년까지 30회 이상의 실험을 실시하여 그 연구 결과를 발표했다. 그는 세 명의 환자를 대상으로 치아 충전용 아말감*을 제거하기 전과 제거한 후의 T-림프구(면역세포) 수치를 측정했다. 그 결과 아말감을 제거하자 세 명 모두에게서 T-림프구의 비율이 50퍼센트 이상 급속도로 높아진 것이 확인됐다. 세 환자에게 아말감을 다시 충전하자 T-림프구는 다시 50퍼센트 이하로 감소했다.

반면 아말감이 아닌 다른 재료로 충전하자 역시 T-림프구가 50퍼

---

* 아말감(amalgam)은 수은 합금 물질로, 수은이 다른 금속을 녹이는 성질에 의해 액체 상태였다가 일정 시간이 지나면 고체가 된다. 썩은 이를 메울 때 사용하는 치아용 충전재인 아말감은 수은 52퍼센트, 은 23퍼센트, 주석 12퍼센트, 구리 13퍼센트로 이루어져 있으며 금보다 값이 싸고 다루기가 편하고, 수익이 크다는 이유로 주류 치과 의사들에 의해 150년 이상 사용돼 왔다.

센트 이상 증가했다. 이러한 결과는 1989년 캘거리 대학 의학 교수인 머레이 J. 비미, 1990년 콜로라도의 치과 의사인 할 허긴스, 1992년 애리조나 대학의 배스캔 에포시안 등의 연구에서 확인됐다. 또 1994년 우리나라 고영화 교수와 일본 시마즈 쓰네도시 교수의 공동 연구에서도 재차 확인되었다.

아말감에 포함된 수은에 의해 T-림프구가 부족해져서 면역체계가 제 기능을 하지 못하기 때문이다. 수은은 액체 금속으로 상온에서 쉽게 기화되고, 그 흡수율은 90퍼센트에 달한다. 흡수된 수은 중 74퍼센트는 폐에 축적되고 또 그 중의 30퍼센트는 혈액으로 들어가 신경계와 뼈, 간, 신장을 파괴하며 T-림프구를 손상시킨다.

테네시 대학 독성연구소는 인체에 가장 치명적이라고 하는 방사능인 플루토늄의 독성을 1,900으로 잡았을 때 수은의 독성을 1,600으로 평가한다. 다시 말해 비방사능 물질 중 수은은 독성과 휘발성이 가장 강한 물질이다. 미국의 무지한 주로 의사들은 이 같은 독성을 이용해 수은과 비소를 매독, 폐렴, 암 등을 치료하는 약으로 사용하기도 했다. 그러나 치료 효과는 전혀 없고 환자만 죽어간다는 사실이 알려지면서 1960년대부터는 전면 금지됐다.

이같이 치명적인 독성으로 인해 스웨덴은 1997년, 오스트리아는 2000년, 미국 캘리포니아 주는 2002년, 노르웨이와 스웨덴, 덴마크(이 3개국은 아말감뿐만 아니라 수은이 포함된 모든 제품의 사용을 전면 금지했다.)는 2008년에 아말감의 사용을 완전히 금지시켰다. 하지만 미국(미국은 수은 온도계만을 금지했다)과 영국, 캐나다, 우리나라 등은 여전히 아무런 규제를 하지 않는다.

영국은 다만 임신부에 대해서만 사용을 자제할 것을 권고하고 있고, 독일은 어금니에 한해서만 아말감 충전을 허용하며 특히 임신부에 대해서는 사용을 금지하고 있다. 수은은 우리가 일상생활 중에서 쉽게 접하는 건전지, 형광등, 살충제, 온도계, 페인트, 콘택트렌즈 보존액, 화장품, 의약품(특히 소독제인 머큐로크롬), 접착제, 목재 방부제, 합성 가죽, 에어컨 필터, 농약 등에도 많이 들어 있다.[10]

아말감의 위험성을 경고하는 의학 논문은 미국에서만 1만 2천 편이 넘을 정도로 논란이 심하다. 그러나 미국 치과협회와 FDA, 국립보건원(NIH), 세계보건기구(WHO) 등은 수은 중독의 주원인을 참치로 돌리며 아말감의 사용을 계속해서 권장하고 있다. 치과협회의 지속적이고 막대한 뇌물이 작용하는 탓이다. 다만 FDA는 홈페이지를 통해 "어린이와 임신부가 아말감 치료를 받을 경우 치명적인 신경 독소로 위험에 빠질 수 있습니다."라고 경고하고 있다.[11]

아말감의 실체가 드러나면서 세계적으로 수요가 줄어들자 치과 의사들은 임플란트를 선전하기 시작했다. 수은을 사용하지 않는다는 것이 중요한 선전 문구였다. 그러나 임플란트에는 치과 의사들의 주장과는 달리 수은이 포함돼 있을 뿐 아니라 치명적인 발암 물질인 베릴륨이 함유되어 있음이 밝혀졌다. 베릴륨은 알루미늄보다 가벼우면서 철보다 강한 금속으로 원자폭탄의 폭발력을 증대시키기 위한 중성자 감속재로 쓰이는 물질이다. 1990년대에 냉전이 종식되면서 핵무기 산업에서 중요하게 사용됐던 베릴륨의 사용이 제한되자 치과 산업과 핵무기 산업이 재빨리 공모해 이를 보조 치아용으로 사용하게 된 것이다.

그러나 베릴륨이 포함된 임플란트가 폐암과 심장질환, 피부질환을 유발하는 것으로 확인되자 우리나라에서는 2009년 7월부터 0.02퍼센트 미만의 양만을 사용하도록 제한하고 있다. 탐욕에 젖은 치과 의사들이 인체에 치명적인 물질을 아무런 거리낌 없이 사용하는 까닭은 임플란트 시술이 고가이며 수익이 크다는 이유 때문이다.

임플란트 시술은 10배 이상의 이윤을 발생시키고 시장이 무한해 치과 의사의 가장 큰 수입원이다. 임플란트가 우리나라에 도입되기 시작한 직후부터 염증, 통증, 감각 마비 등의 부작용이 나타나면서 환자들을 고통스럽게 하고 있다. 그러나 환자들의 고통은 현대의학이라는 신흥 종교에 대한 맹신과 치과협회의 선전에 묻혔고, 결국 임플란트 시술은 하나의 커다란 유행이 되고 있다.

반면 아말감과 비슷한 기능을 하는 레진의 경우도 문제를 일으키고 있다. 레진은 유리, 플라스틱 등으로 이뤄져 있기 때문에 플라스틱과 함께 비스페놀A가 함유돼 있다. 비스페놀A는 체온과 같은 상온에서 녹아 나와 지방층에 축적되며 암을 비롯해 각종 질병을 유발하는 환경호르몬이다.

미국 FDA도 비스페놀A가 암 유발의 원인일 뿐 아니라 성기능 장애, 심장질환, 여성의 불임 등을 일으키는 강력한 환경호르몬이라고 지적하고 있다. 유럽 대부분의 나라와 캐나다도 발암 물질로 규정해 젖병에는 비스페놀A의 사용을 금지한 상태다. 우리나라도 2008년 식약청이 발암 물질임을 인정했지만 미국의 압력에 굴복해 아무런 규제를 하지 않고 있다.

자가면역질환은 불가항력인가?

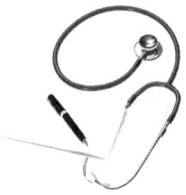

64

소아당뇨병은 병원에서 치료되지 않는다

자가면역질환은 면역세포가 외부에서 침입한 박테리아나 바이러스와 같은 외부 단백질(항원)과 인체 내부에 있는 단백질(항체)을 구별하지 못하고, 자기 세포를 공격하는 질병이다. 제1형 당뇨병, 갑상선기능 항진증, 류머티스성 관절염, 백반증, 악성 빈혈, 다발성 경화증, 전신성 홍반성 낭창, 중증 근무력증, 에디슨병, 만성 활동성 간염 등과 같은 자가면역질환은 인체의 면역체계가 약해져 항염증 호르몬인 스테로이드를 제대로 분비하지 못하기 때문에 발병하는 것으로 모두 그 증상이 유사하다. 천식, 비염과 같은 알레르기는 면역체계가 지나치게 활발해져서 인체에 해를 미치지 않는 외부 물질에까지 과민하게 대응하는 경우다.

그런데 위궤양과 위암의 원인으로 지목되어 항생제가 처방되는 헬리코박터 균은 인간의 장 속에서 함께 공생하며 진화해온 박테리아다. 때문에 헬리코박터가 원인이 되어 질병에 걸리는 사람은 거의 없다. 항생제로 인해 악성으로 변형된 헬리코박터가 위궤양이나 위암을 일으키는 수많은 원인 중 한 가지일 수도 있다. 하지만 헬리코박터는 면역체계를 강화시켜 주는 좋은 박테리아로 천식과 알레르기, 제1형 당뇨병 등 자가면역질환을 막아주는 작용을 한다. 따라서 항생제를 자주 복용하면 궤양을 일부 치료할 수 있지만 부작용으로 천식과 아토피, 제1형 당뇨병, 다발성 경화증, 류머티스성 관절염 등 자가면역질환을 유발할 위험이 커진다.

제1형 당뇨병은 면역체계가 인슐린을 생산하는 췌장 세포를 공격해서 인슐린을 제대로 생산하지 못하는 질병으로 주로 어린이에게 많이 나타난다. 그 원인은 가공 우유와 마가린 등을 통해 들어오는 트랜스지방, 백신 등을 통해 들어오는 수은, 가공식품과 처방 약을 통해 들어오는 합성화학물질이라는 사실이 과학적 연구에서 밝혀졌다. 유아가 우유 단백질을 제대로 소화하지 못해 단백질이 혈액으로 흡수되면 면역체계는 이를 외부 침입자로 판단해 파괴한다. 그런데 인슐린을 만드는 췌장 세포와 우유 단백질은 거의 정확하게 닮았다. 때문에 외부 단백질인 우유 단백질을 공격하는 항체는 췌장 세포도 우유 단백질로 혼동해 공격하게 된다.

1992년 핀란드의 연구에 의하면 제1형 당뇨병이 있는 어린이의 우유 항체 수치는 3.55 이상인 반면, 당뇨가 없는 어린이의 우유 항체 수치는 3.55 미만이었다. 우유를 많이 섭취하면 우유 항체 수치가 높아진다. 칠레의 연구에서도 태어나자마자 우유 수유를 시작한 어린이는 적어도 3개월 정도 모유 수유를 한 어린이에 비해 제1형 당뇨병의 위험성이 13.1배나 높게 나왔다. 미국의 연구 역시 유아기에 우유로 수유한 어린이는 그 위험성이 11.3배나 높게 나왔다.[1]

여기엔 중요한 사실이 있다. 이전에는 어려서부터 우유를 많이 마신 경우에도 제1형 당뇨병에 걸리지 않았다는 것이다. 제1형 당뇨병은 제2차 세계대전이 끝날 무렵부터 늘어났다. 이때가 곡물 사료와 합성 항생제, 고기 사료로 우유 생산이 크게 늘면서 우유 소비도 늘어나던 시기였다. 지금의 우유와 옛날의 우유는 질적으로 다른 것이다.

가축 사료의 대부분은 유전자를 조작한 콩과 옥수수로 만들어진다. 옥수수의 풍부한 탄수화물과 콩의 풍부한 단백질이 소의 성장을 촉진한다는 사실이 알려지면서, 옥수수와 콩 재배에 비료, 살충제, 제초제, 농기계 등이 대량 이용되기 시작했다. '녹색혁명'이라는 미명 아래 사실상은 '화학혁명'이 일어났고, 과잉 공급되는 옥수수와 콩은 반추동물의 사료로 사용되기 시작했다.

소의 반추위는 ph가 중성이어서 곡물을 소화시키지 못한다. 곡물이 반추위로 들어오면 반추위가 산성으로 변하면서 유선염, 고창증, 산중독 등의 질병*에 걸리고, 이를 치료하기 위해 루멘신, 타일

---

* 질병에 걸린 소에게서 생산되는 우유에 백혈구가 다량 함유된 것을 고름 우유라고 한다. 보통 체세포 수가 mI당 30만을 넘으면 유선염 등 질병에 걸린 것을 의미하지만, 미국은 75만 수준까지 식용에 문제가 없는 것으로 인정하고 있다. 살균하기 때문에 죽은 고름이라는 이유다. 그러나 유럽연합은 미국이 우유 수출을 원한다면 원유의 체세포 수를 40만 이하로 유지시킬 것과 항생제와 성장호르몬 사용을 금지

로신, 술폰아미드 같은 항생제를 다량 투여한다. 예전에 풀을 먹고 살던 젖소는 3년 정도 키워야 수태할 수 있는 정도로 성장하지만 곡물, 항생제로 키우면 1년 만에 수태할 수 있을 정도로 성장한다. 항생제 덕분에 질병을 치료하는 데에 쓰일 에너지가 성장에 쓰이게 된 결과이다.

인간의 탐욕은 여기에 머물지 않고 소에게 박테리아에서 추출하는 성장호르몬과 고기 사료[**]를 투여한다. 곡물과 항생제, 성장호르몬, 고기 사료, 인공 수정으로 키운 젖소는 더 이상 우유를 생산하지 못해 햄버거 원료로 도축될 때까지 평균 5년간 한시도 쉬지 않고 수태를 하면서 우유를 생산한다. 탐욕에 젖은 자본주의는 자연이 허락한 휴식마저도 효율이라는 이름으로 빼앗아갔다.

예전의 젖소는 신선한 풀을 먹으며 하루에 3리터 정도의 우유를 생산했다. 그러나 1950년대 말, 낙농업자들이 탄수화물이 풍부한 곡물사료와 우유 생산을 촉진하는 항생제를 투여하면서 생산량은 하루 7리터로 증가했다. 요즘은 좁고 더러운 집중 가축 사육 시설에

할 것을 요구하고 있다. 현재 우리나라는 체세포 수 등급을 5단계로 구분하고 있다. 1등급은 ㎖당 체세포 수가 20만 개 미만, 2등급은 20만~35만 미만, 3등급은 35만~50만 미만, 4등급은 50만~75만 미만, 5등급은 75만 이상이다.

[**] 광우병이 전 세계로 확산되면서 우리나라를 포함해 대부분의 나라는 초식 동물에게 고기 사료를 먹이는 것을 법으로 금지했다. 그러나 미국은 "반추 동물의 단백질을 반추 동물의 사료로 사용하지 못한다."고 규정했다. 따라서 반추 동물인 소, 양 등의 고기를 반추 동물이 아닌 돼지, 닭에게 먹이는 것은 허용되고, 이를 먹고 자란 돼지, 닭의 고기를 반추 동물인 소나 양에게 먹이는 것은 허용하고 있다. 초식 동물에게 사실상 고기 사료를 허용하고 있는 것이다. 또한 단백질이 아닌 지방에 대해서도 예외 규정을 두고 있어 아무런 제한 없이 사료로 사용할 수 있다. 사료로 쓰이는 동물은 대부분 병으로 죽었거나, 실험용으로 쓰였거나, 늙어서 동물보호소에 버려진 동물들이다.

서 곡물 사료에 고기 사료를 섞고, 항생제와 성장호르몬을 투여하며 하루에 30리터 이상의 우유를 생산한다. 게다가 인공 수정 기술과 정자 냉동법이 개발되면서 젖소를 휴식 기간 없이 평생 동안 출산과 우유 생산만을 되풀이하는 기계로 만들었다.

이렇게 극심한 비만 상태의 젖소에게서 대량 생산되는 우유는 전에 인류가 마셨던 우유가 아니라 우유를 닮은 가짜 우유다. 특히 다량 함유되어 있는 합성 성장호르몬(IGF-1)은 유방암과 자궁암, 췌장암을 크게 유발시키는 발암 물질로 확인되어 유럽과 캐나다, 오스트레일리아, 뉴질랜드 등에서는 사용이 금지된 약물이다. 성장호르몬은 미국에서 가장 많이 사용되고 있고, 우리나라에서도 규제 없이 사용된다. 문제는 이 성장호르몬이 주류 의사들의 탐욕에 의해 키가 조금 작은 어린이에게도 무차별 처방된다는 사실이다. 성장호르몬을 투여 받은 어린이는 자라면서 심장병, 당뇨병, 신부전증, 관절염, 뼈 부식, 각종 암, 인간 광우병 등에 시달리다가 대부분 일찍 사망하는 것으로 보고되고 있다.

주류 의사들은 제1형 당뇨병이 유전적인 요인에 의해 발병하며 우유는 제1형 당뇨병을 예방해준다고 한다. 그러나 유전적 요인이란 수만 년에 걸쳐 변화되는 것이기 때문에 급증하거나 급감하는 현상은 일어나지 않는다. 현실에서 당뇨병 발병률은 세계적으로 해마다 3퍼센트씩 증가하고 있다. 당뇨병 발병률이 급증한다는 것은 유전적 요인이 아니라는 말이다. 1994년 미국 소아과협회는 가족 중에 당뇨병 환자가 있는 경우에는 생후 2년 동안 우유, 치즈, 아이스

크림 등 유제품을 일체 먹이지 말 것을 경고했다.[2]

　백신에 들어 있는 수은, 알루미늄 등도 제1형 당뇨병의 중요한 원인으로 알려져 있다. 결국 백신 등의 약물, 유제품, 가공식품 등이 서로 상승작용을 일으키게 되면 제1형 당뇨병뿐만 아니라 각종 질병이 유발될 가능성은 더욱 커진다. 인체는 약알칼리성을 띠고 있어 자연의 채소나 과일 등에서 알칼리성 분자를 얻으며 몸의 균형을 유지한다. 그러나 자연에 존재하지 않는 합성화학물질로 이뤄진 백신, 스테로이드 같은 의약품이나 가공식품, 유제품, 정제 곡물 등에 의해 점점 산성으로 변해가고 있다. 산은 동맥을 부식시켜 혈류를 차단하기 때문에 심장마비나 뇌졸중, 당뇨병 등을 일으키고, 관절을 부식시켜 관절염을 일으키기도 하다. 또한 적혈구의 산소 교환, 혈액 응고, 염증 치유, 호르몬 생성, 신경 세포 등의 기능을 방해한다.

65
의사들은 다발성 경화증의 원인을 모른다

다발성경화증이나 근무력증, 루게릭병, 운동신경질환(MND)을 가진 환자는 신체 여러 곳에서 갑작스럽게 마비되는 증상이 일어나다가 다시 호전되는 과정을 여러 번 거치면서 극심한 고통 과 함께 점차적으로 신체의 전체 기능을 잃어간다. 그리고 질병이 시작된 지 5~10년이 지나면 휠체어와 침대에 의지한 채 살아야 한다. 신체마비로 인해 본인뿐만 아니라 주변 사람도 매우 힘들게 하는 질병인 것이다. 이 질병의 다양한 증상은 신경계에서 발생한다. 전기적인 신호가 뇌, 척수 같은 중추신경계와 말초신경계를 통과하여 몸의 나머지 기관으로 전달되는 기능이 잘 조절되지 못한다. 이는 신경섬유의 겉을 덮고 있는 절연체인 수초가 자가면역질환으로 파괴되었기 때문이다.

주류 의학계는 이러한 질병에 '불치병'이라는 낙인을 찍고, 원인을 알 수 없다거나 유전적 소인이라거나, 흡연 또는 알 수 없는 바이러스에 의한 경우일 것이라고 한다. 그러나 생명은 자연치유력으로 모든 질병을 스스로 이겨낼 능력을 갖고 있다. 다발성경화증에 걸릴 확률은 이 병에 걸린 형제, 자매가 있는 경우 2퍼센트 증가하고, 일란성 쌍둥이의 경우에는 3퍼센트로 높아진다. 그러나 이 수치는 통계학적으로 의미가 없는 수치다. 가족 간에 동일한 질병의 발병률이 조금 높게 나타나는 까닭은 음식 등 환경이 유사하기 때문이다.

결국 이런 질병의 근본 원인도 제1형 당뇨병과 같이 우유 같은 유제품을 통해 들어오는 포화지방, 백신 등을 통해 들어오는 중금속, 가공식품과 처방약을 통해 들어오는 합성화학물질 등이다. 특히 치아 충전재인 아말감과 임플란트 등에는 금속이 함유돼 있으므로 체내에서 전기장을 일으켜 신호를 혼란시키기 때문에 신경계를 크게 파괴하는 것으로 알려져 있다. 식품첨가제인 아스파탐도 신경조직을 파괴하는 것으로 확인됐다.

1940년대부터 1990년까지 50년이라는 긴 시간을 두고 노르웨이와 캐나다에서 연구를 진행한 로이 스웽크는 이 병이 적도보다는 극지방으로 갈수록 100배 이상 많이 발생한다는 사실을 확인했다. 북 오스트레일리아보다 남극에 가까운 남 오스트레일리아에서 7배 이상 많이 발생한 것이다. 그는 144명의 다발성 경화증 환자에게 식이요법을 권하면서 34년을 관찰한 결과 포화지방을 적게 먹으면 질병이 호전된다는 사실을 발견했다. 포화지방을 적게 먹은 환자군은 다발성 경화증으로 5퍼센트만이 목숨을 잃었고, 나머지 대부분은 모두 증상이 호전되거나 유지됐다.

　반면 포화지방을 많이 먹은 환자군은 80퍼센트가 목숨을 잃었고, 증상도 점차 악화됐다. 이후 다른 연구에서도 우유와 같은 포화지방을 많이 섭취한 사람에게서 다발성 경화증이 많이 발생하는 것으로 나타났다. 채식이나 오메가-3 지방산, 비타민 B12와 같은 불포화지방과 항산화제를 많이 먹는 원주민들에게는 다발성 경화증이나 관절염이 거의 발병하지 않았다.

　또한 유의해야 할 것이 비타민D의 작용이다. 극지방에 사는 사람들은 조상 대대로 우유나 육류 등 포화지방을 많이 먹어왔고, 추위와 일사량 때문에 피부가 햇빛에 노출되는 시간이 적어 비타민D를 잘 합성해내지 못한다. 우리 몸의 거의 모든 세포는 비타민D 수용체를 가지고 있고 강력한 호르몬 활동을 하는 것으로 알려져 있다. 비타민D는 자가면역질환의 발생을 억제하는 물질일 뿐 아니라 유방암과 전립선암, 골다공증, 충치, 제1형 당뇨병, 심장질환 등을 예방해준다. 그러나 칼슘과 포화 지방이 많이 함유된 우유는 비타민D의 활성화를 저해한다.

　다발성 경화증 같은 신경계질환의 예방 또는 치료 방법은 단순하다. 항생제, 성장호르몬, 고기 사료로 사육한 젖소에서 생산되는 우유와 같은 포화지방과 육류를 줄이고, 피부를 햇빛에 노출시켜 비타민D를 많이 생성하면 된다. 이렇게 중요한 비타민D에 대해 관심을 기울이는 의사들이 거의 없는 이유는 인체가 유일하게 자가 생성하는 비타민D는 수익과 연결되지 않기 때문이다.

66
스테로이드가 케네디 대통령을 죽였다

1948년 미국 의사인 필립 쇼월터 헨치는 머크 제약회사에서 화학적으로 합성해낸 스테로이드*의 일종인 코르티손을 이용해 류머티스성 관절염을 앓고 있는 환자들을 치료했다. 인체의 부신에서 생성되는 호르몬인 코르티손은 극미량만 생성되기 때문에 이윤을 극대로 하기 위해서는 대량 생산이 필요했고 마침내 데옥시콜린산을 이용해 화학적으로 합성해내는 데 성공했다. 그는 그 공로로 1950년에 노벨의학상을 수상했다. 그러나 코르티손 치료

---

* 성호르몬, 부신피질호르몬, 담즙산, 소염진통제, 단백동화제, 경구용 피임약 등에 광범위하게 쓰이고 있다. 그러나 단백동화 스테로이드가 심장병, 간 손상, 성 기관의 비정상 초래, 뇌졸중, 신부전, 심각한 정신질환, 뼈 괴사 등 여러 가지 심각한 부작용을 유발한다는 사실이 밝혀졌다. 현재까지 가장 널리 쓰이는 스테로이드 약은 1960년대 초에 개발된 경구용 피임약이다. 이것은 야생 마 식물로부터 얻어지는 식물성 스테로이드(디오스게닌)에서 분자 구조를 조작한 합성화학물질로 만들어지며 배란을 억제하는 작용을 한다. 피임약은 유방암과 자궁암을 유발하는 부작용을 일으킨다. 화장품, 연고제에도 광범위하게 사용되며 특히 운동선수들의 근육 강화제로도 쓰인다.

가 시작된 지 2년 후, 즉 노벨상을 수상한 그해부터 합성 코르티손으로 치료받은 환자들은 심각한 위궤양, 척추 파괴, 중증 비만, 신경 마비 등의 부작용을 겪으며 사망자가 속출하기 시작했다.

합성 코르티손은 염증 반응을 일으키는 백혈구와 프로스타글란딘의 이동을 차단해서 통증을 가라앉히는 진통제이다. 면역체계의 핵심인 백혈구를 차단하기 때문에 면역력이 크게 약해진다. 다른 합성 호르몬제와 마찬가지로 코르티손도 복용을 중단하면 이전보다 증상이 더욱 악화되므로 평생 약을 복용해야 하고, 계속 복용하면 신부전증, 간부전증, 폐부전증, 각종 암, 뇌출혈, 골다공증 등 심각한 부작용이 따르는 악순환이 계속된다. 그러나 이 약이 진통 효과가 강력하다는 이유로 주류 의사들은 통증을 수반하는 대부분의 환자에게 이 약을 규제 없이 처방한다. 사실 통증은 백혈구가 박테리아를 파괴하고 손상된 조직을 제거하는 과정에서 나타나는 증상으로, 면역체계가 정상 작동되고 있음을 의미한다.

뇌졸중, 관절염, 우울증, 심장병, 다발성 경화증, 성기능 장애, 암 등 모든 만성질환은 원인이 동일하다. 합성화학물질과 중금속, 방사선 등에 의한 육체적 스트레스와 정신적 스트레스! 육체적 스트레스로 교감신경이 긴장하면 과립구가 늘어나고, 늘어난 과립구는 염증을 일으키는 사이토카인이라는 활성산소를 배출해 요통이나 관절염을 유발한다. 이때 요통이나 관절염을 치료하기 위해 스테로이드 계열의 소염진통제를 복용하면 교감신경이 더 큰 자극을 받아

사이토카인은 더 증가한다.

　스테로이드는 원래 인체의 부신 피질에서 생성되는 천연 호르몬이지만 외부에서 투여하는 스테로이드는 합성화학물질이다. 아무리 건강한 사람이라도 1~2년간 스테로이드를 투여하면 인체의 '항상성' 원리에 의해 체내에서 더 이상 스테로이드와 테스토스테론 등의 호르몬을 생성하지 못하게 되며 현기증, 근육 경련, 염분 결핍, 구토, 탈수, 골다공증 등의 증상을 일으킨다. 우리가 질병에 걸렸을 때 부신은 더 많은 호르몬을 생성하게 되는데 스테로이드 계열의 합성화학물질에 의해 그 기능을 잃게 되면 결국 면역체계는 완전히 무너지고 만성질환으로 발전하게 되는 것이다.

　코르티손을 투여 받은 환자들이 고통을 느끼지 않는다는 것을 알게 되자 의사들은 아무런 임상 시험도 거치지 않은 채 과민성 쇼크, 암, 간질, 눈병, 위장 질환, 간 질환, 다발성 경화증, 알레르기 비염, 피부 질환, 갑상선 질환 등 모든 질병에 투여했다. 그러나 이렇게 투여된 코르티손은 곧바로 위와 척추, 골수 등을 파괴하고 당뇨병과 우울증, 고혈압, 비만, 암, 골다공증을 유발하는 등의 부작용을 일으키기 시작했다. 코르티손으로 인해 야기되는 부작용을 완화시켜주는 또 다른 진통제, 당뇨병 치료제, 항암제 등과 함께…….

　미국인에게 워싱턴, 링컨, 루스벨트와 함께 가장 존경받는 존 F. 케네디는 설령 암살당하지 않았다 해도 어차피 오래 살지 못했을 것이다. 사망 당시 그는 부신 피질에서 호르몬이 제대로 분비되지 않는 에디슨병을 앓고 있었고, 면역체계가 거의 파괴된 상태였다.

이미 부신 조직이 병에 찌들었고, 여러 차례 수술로 척추는 무너져 있었다. 오랫동안 복용해온 코르티손의 부작용 때문이었다.

그는 의사들이 생명을 구하기도 하지만 동시에 무지로 인해 생명을 무너뜨린다는 사실도 알고 있었다. 전두엽 절제 수술을 받고 평생을 요양원에서 보낸 여동생 로즈마리의 비참한 삶도 목격했다. 한때 미국에서 유행했던 전두엽 절제 수술을 받은 여동생은 생기를 잃고 성격 장애가 생겼으며, 대소변도 가리지 못하고 휠체어에 의지한 채 2005년 1월 7일 사망할 때까지 비참한 삶을 이어갔다.

케네디도 어린 시절부터 하복부에 통증과 경련을 겪으며(다발성 경화증으로 짐작된다) 여러 차례 병원에 입원했다. 처음에는 '장궤양'이라는 진단을 받고 그에 따른 약을 복용했다. 다음에는 '과민성 대장염'이란 진단을 받고 다른 약을 복용했다. 의사들의 감에 따른 진단으로 처방이 오락가락하는 사이에 그는 통증을 줄여주는 스테로이드 약물인 '코르티손'을 장기 처방받고 있었다. 그러나 코르티손은 치명적인 부작용으로 의학계에서도 논란이 있는 약이다. 그는 네오르론토실이라는 항생제를 다량 처방받기도 했다.

그러는 사이 그에게 코르티손의 부작용으로 허리 디스크와 골다공증이 발생했다. 이때도 의사들은 디스크 수술을 시행하고 코르티손을 또 처방했다. 골다공증과 디스크는 코르티손의 부작용 때문이었지만 통증을 줄이기 위한 손쉬운 치료 방법으로 계속 코르티손을 처방한 것이다.

서른도 안 된 젊은 남자는 벌써부터 갱년기 증상을 보이기 시작했다. 결국 1954년 10월 21일, X-선 촬영에서 5번 척추가 코르티손의 과다 복용으로 완전히 녹아내렸음이 확인됐다. 의사들은 금속판으로 천골을 장골과 허리 척추에 고정시키는 수술을 다시 시행했다. 면역력이 무너진 에디슨병 환자에게 수술은 극도로 위험하다. 케네디도 이 수술로 요도염이 발생하여 죽음 직전까지 가기도 했다. 다행히도 강력한 의지의 남자는 이를 극복했고, 결국 1961년 1월 20일 백악관에 입성해 미국 제35대 대통령으로 취임했다.

이후 케네디는 현대의학을 포기하고 전통의학을 시행하는 재닛 트라벨을 주치의로 선정해 전통요법으로 치료를 받았지만 건강을 회복하기에는 불가능할 정도로 면역체계가 완전히 무너져 있었다. 낙담한 케네디는 현대의학 쪽의 맥스 제이콥슨에게 다시 도움을 청했고, 그는 대증요법으로 암페타민(마약의 일종인 히로뽕) 등의 진통제, 바비튜레이트 등의 수면제, 테스토스테론 등의 남성호르몬제, 페니실린 등의 항생제를 고용량으로 마구 처방했다. 케네디가 암살당한 후 부검을 실시했을 때 그의 간은 완전히 기능을 잃은 상태였다. 제이콥슨은 환자들에게 진통제, 신경안정제 등을 과도하게 처방했다는 사실이 밝혀져 1975년 의사 자격을 박탈당한다.[3]

67
류머티스성 관절염 치료제의 부작용은 치명적이다

관절염은 뼈의 말단 부분을 감싸 쿠션 역할을 하는 연골 조직이 닳아 생기는 질병으로 움직일 때마다 뼈와 뼈가 부딪혀 그 통증이 매우 심하다. 그런데 연골 조직이 닳아 없어지는 이유는 약, 가공식품 등을 통해 섭취하는 합성화학물질 때문이다. 인체는 놀라울 만큼의 자연치유력을 가지고 있기 때문에 연골 조직에 이상이 생기더라도 즉시 재생된다. 그러나 화학물질에 의해 산성으로 변한 인체는 면역체계가 무너지고 결국 인체는 뼈를 재생하지 못해 연골 조직은 점차 없어지게 되는 것이다.

주류 의사들은 관절염의 원인을 유전적 원인과 반복적이고 부자연스러운 움직임, 운동에 따른 외상, 비만, 흡연 등이라고 본다. 치료 방법으로는 수술과 스테로이드제인 소염진통제를 꾸준히 복용하는 것이 유일하다고 한다. 그러나 일란성 쌍둥이 두 명이 동시에 류머티스 관절염이 생기는 경우는 거의 없고, 연골은 부자연스러운 자세나 운동으로 파괴되는 조직이 아니다. 연골 조직의 기능 자체가 부자연스러운 자세나 운동으로 인한 외상으로부터 몸을 보호해 주는 것이다. 스테로이드제는 궤양을 일으키고 부신 기능 감퇴, 골다공증 등의 심각한 질환을 유발하기 때문에 미국에서만 스테로이드제 복용이 원인이 되어 입원하는 환자가 매년 20,000명이 넘고 그 중 13퍼센트인 2,600명이 사망한다.[4]

자동차에 윤활유가 부족해서 계기판에 빨간 불이 들어오면 불안해진다. 이때 윤활유를 보충하는 것이 아니라 계기판에 연결된 전선을 끊어버리고 계속 운행을 하면 어떻게 되겠는가? 얼마가지 않아서 결국 폐차시켜야 하는 지경에 이르게 될 것이다. 관절에 통증이 느껴질 때 신경을 마비시키는 소염진통제를 복용하며 일상생활을 유지하는 것은 전선을 끊고 자동차를 계속 운행하는 것과 같다. 결국 완전히 망가진 관절을 치료하는 최후의 방법은 주류 의사들이 환영하는 고가의 인공 관절이다. 그러나 금속으로 된 인공 관절은 체내에서 전기를 발생시키기 때문에 심장과 신장, 뇌, 관절에 심각한 부작용을 일으킬 수 있다.

관절염, 다발성 경화증, 피부염 등에 처방되는 합성 마약인 스테로이드는 교감신경을 긴장시켜 혈관을 수축시킨다. 또 혈류의 흐름을 억제해 통증을 완화시키는 원리이므로 반드시 혈압이 상승한다. 혈관이 굳어지면서 혈류가 제대로 흐르지 않기 때문에 소화 장애, 발기 부전도 발생한다. 부작용으로 고혈압이 발생하고 맥박이 빨라지고 불안해지면 의사들은 항불안제를 처방한다. 항불안제는 당의 대사를 억제시켜 당뇨병을 유발하고, 이번에 의사들은 당뇨병 치료제를 처방한다. 결국 면역체계는 더욱 파괴되고, 결국 관절 파괴 등 만성 질환에서 벗어나지 못한다.

사실 통증은 혈관이 굳어지면서 혈류가 제대로 흐르지 않기 때문에 나타나는 증상이다. 스테로이드 등 진통제는 신경조직을 마비시켜 잠시 통증을 느끼지 않도록 하는 것에 불과하다. 그러나 약효가 떨어지면 합성 약의 부작용으로 이전보다 혈관이 더 굳어지기 때문에 통증은 더욱 심해진다. 결국 무지와 탐욕에 젖은 주류의사는 환자에게 더 강력한 진통제를 처방한다. 혈관을 굳게 하는 진통제는 심장질환, 뇌졸중, 각종 암 등 모든 만성질병을 유발하는 원인이다.

COX-2 억제제인 바이옥스와 셀레브렉스는 심장질환과 성기능 장애 등의 부작용을 임상 시험 보고서에서 삭제하고 약의 효능을 크게 과장하는 등의 방법으로 1999년 관절염 치료제로 시판 승인받았다. 주류 언론과 주류 의사들은 제약회사가 쏟아 붓는 55억 달러의 지원금에 현혹돼 COX-2 억제제가 '위장에 해를 일으키지 않는 기적의 약'이라며 연일 홍보했다. 기존의 아스피린과 같이 위 점막을 파괴해 위궤양을 일으키지 않는 안전한 약이라는 것이다. 그러나 3년도 되지 않은 시점에서 미국에서만 2만 8,000명을 심장마비로 사망케 했고 수백만 명을 심장질환과 위궤양으로 입원하게 했다.

같은 시기에 FDA 연구원인 데이비드 그레이엄은 "바이옥스와 셀레브렉스*가 매주 하늘에서 대형 비행기 3대가 추락해 생기는 인명 피해와 맞먹을 정도의 사망자를 내고 있다."고 지적하며 즉각 시장에서 회수할 것을 촉구했다. 또한 앨리슨 갠데이도 바이옥스와 셀레브렉스의 심장질환 위험을 경고하며 연구 조작과 관련해 수사를 촉구하기도 했다.

그 후에도 많은 양심적인 의사들이 두 약의 허구를 폭로했음에도 불구하고 FDA는 위험을 지적하는 보고서들을 철저히 은폐했다. 심사위원 11명 중 10명을 매수한 제약회사 머크와 화이자는 아무런 조치도 하지 않은 채 쌓여가는 부를 보며 즐거워했다. 결국 전 세계적으로 수십만 명의 생명을 빼앗고, 수백만 명을 불구자로 만든 후인 2004년에야 바이옥스는 퇴출됐고, 셀레브렉스는 엄격한 처방을 하도록 제재를 받는다.[5]

특히 타이레놀이나 아스피린 같은 진통제는 간암, 신장암, 혈액암 등을 일으키는 부작용이 심각해 전 세계 보건당국이 조심스럽게 취급하는 의약품 중의 하나다. 이런 의약품들을 일반 슈퍼에서도 손쉽게 구입할 수 있는 미국에서는 연간 평균 56,000건의 부작용 사례가 보고되며, 그 중 연평균 450명이 타이레놀의 직접적인 부작용으로 사망한다.

반면 슈퍼 판매를 금지하고 있는 프랑스에서는 연간 평균 5,000건

---

* 화이자는 셀레브렉스 승인을 위한 임상 시험을 하나는 12개월 동안, 또 하나는 15개월 동안 실시했지만 둘 다 초기 약효가 나타나기 시작한 6개월 동안의 결과만 제출했다. 6개월부터 아스피린보다 효과가 떨어지기 시작했고, 특히 치명적인 심장마비가 나타나기 시작했기 때문이다.

의 부작용과 6명 내외의 사망자가 보고되고 있다. 아스피린이나 부루펜의 경우도 거의 비슷한 양상이다.[6] 우리나라에서 타이레놀의 슈퍼 판매가 금지되었던 기간에는 연간 200여 건의 부작용이 보고되었다. 2012년 슈퍼 판매가 허용된 이후 부작용이 얼마나 늘어날지 상상만 해도 끔찍하다.

2006년 제약회사 씨스팜과 렉쌀이 재정을 지원한 연구는 1,583명의 관절염 환자들을 상대로 관절염 치료제인 글루코사민[**]과 콘드로이틴에 대한 임상 시험 결과를 발표했다. 그에 의하면 두 가지 약을 6개월간 투여한 결과, 통증이 심한 환자에게서 20퍼센트의 치료효과가 있었다고 한다. 그러자 주류 언론은 이를 선전하는 기사로 모든 지면을 장식했고, 주류 의사들은 서로 이를 인용하며 권위를 키워줬다.

그러나 이 연구엔 오류가 있었다. 첫째, 두 가지 약을 복용한 후에 연골로 흡수되어 연골이 재생됐는지의 효과에 대한 언급은 전혀 없었다. 둘째, 전체 환자 1,583명 중 심한 통증을 느끼는 환자 353명에게만 약간(20퍼센트)의 진통 효과가 있었을 뿐 나머지 1,229명의 환자(80퍼센트)에게는 아무런 효과가 나타나지 않았다.

2010년 영국과 우리나라의 논문들은 글루코사민과 콘드로이틴

[**] 글루코사민과 콘드로이틴은 포도당의 아미노산 유도체의 하나로 관절의 연결 부위에 있는 연골의 주요 구성 성분이다. 퇴행성 관절염은 연골이 닳아서 관절의 통증과 움직임에 제한이 생기는 질환이기 때문에 글루코사민과 콘드로이틴을 먹으면 관절염 개선에 도움을 줄 수 있다는 가설에 근거하고 있다. 그러나 글루코사민 등은 조개류나 갑각류로부터 추출해낸 물질을 화학 처리해서 분자 구조를 비슷하게 만든 일종의 당이기 때문에 당뇨병을 크게 유발할 위험이 있는 약과 같은 합성화학물질이다.

이 관절염 치료와 진통 효과에 아무런 도움이 되지 못한다는 연구 결과를 발표하며 진실을 공개하기도 했다. 합성화학물질로 만들어진 글루코사민 역시 약이기 때문에 부작용은 심각하다. 소화 불량, 속쓰림, 설사, 구토, 신장 악화, 간 경화 등이 흔히 보고되고 있다. 2004년 엔지니어인 노먼 페리는 글루코사민을 처방받고 수주 만에 간경화가 일어나 사망했다. 이전에 그를 진료했던 의사 존 딜런에 의하면 그의 간 기능은 아주 정상이었다고 한다.[7]

한편 암 등 불치병을 전통의학으로 치료하는 일본의 야야마 도시히코는 "아말감, 팔라듐과 같은 치아 충전재는 금속으로 되어 있어서 심장에서 발생되는 전류의 10배를 방출한다. 이렇게 방출된 전류는 다시 금속을 이온화시켜 인체 스트레스의 원인이 되고 이 스트레스가 류머티스 관절염의 직접적인 원인이 된다."고 한다. 그가 환자 입안의 금속을 모두 제거했더니 류머티스 관절염이 깨끗하게 완치됐다고 한다.

이런 현상은 발전소 노동자들의 백혈병 발병률이 일반인에 비해 38배 높은 것으로도 입증된다. 전자파 에너지에 의해 DNA가 파괴되기 때문이다. 또한 전자파는 유전자의 말단 부위인 텔로미어를 다시 증식시켜 암의 성장 속도를 24배 높인다는 사실도 확인됐다. 특히 몸속에 품고 다니는 아말감을 통해 노출될 수 있는 수은의 위험도는 일반 환경오염을 통해 노출될 수 있는 위험의 4배가 넘으며 신경계와 소화계를 크게 손상시키고 관절염도 일으키는 것으로 알

려져 있다.[8]

류머티스성 관절염의 자연스러운 진행 과정, 즉 합성 약으로 치료하지 않았을 때 어떻게 진행하는가를 알기 위한 10년간의 관찰 연구에서 31명 중 14명은 완전히 치유되었고, 나머지 17명도 크게 호전되었음을 확인했다. 반면 약물이나 수술을 통한 의학적 개입은 오히려 증상을 더욱 악화시킨 것으로 나타났다. 관절염에 흔히 사용되는 진통제는 아스피린과 이부프로펜인데, 이들은 오히려 관절을 파괴해 관절염을 악화시키는 것으로 밝혀졌다.[9]

2002년 J. B. 모슬리 등의 공동연구 결과도 이런 사실을 뒷받침한다. 무릎 관절염을 앓고 있는 180명의 환자를 세 그룹으로 분류했는데 두 그룹은 부식된 관절을 제거하는 수술을 받았고, 나머지 한 그룹은 수술을 하지 않았다. 2년 경과 후, 수술을 하지 않은 그룹의 환자가 호전되는 경우가 더 많았다. 이런 결과는 후에 이뤄진 다른 연구에서도 동일하게 나타났다. 또한 무릎에 인공 관절 수술을 시행한 그룹과 자연 치료를 한 그룹을 비교한 연구에서도 역시 자연 치료를 한 그룹이 치료 효과가 높은 것으로 나타났다.[10]

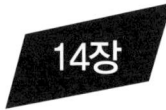

우울증은 마음의 감기인가?

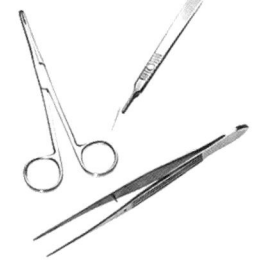

# 68
우울증은 의사들이 만든 가짜 질병이다

비뚤어진 자본주의 논리에 젖은 주류 의사들은 질병이 없는 건강한 사람들을 환자군에 포함시켜 두려움을 조장하고 약을 처방하면서 부를 축적하고 있다. 우울증, 과민성대장 증후군, 대중 기피증, 만성피로 증후군, 골다공증, 폐경기 여성의 성기능 장애, 당뇨병, 고혈압, 고콜레스테롤, 비만 등 무수히 많은 질병들이 제약회사와 주류 의사, 주류 언론이 만들어낸 거짓 질병이다. 이에 대해 영국의 리처드 레이는 "미국을 중심으로 한 의료산업은 대중을 상대로 마약을 판매하기 위한 시장일 뿐이다."라고 일갈했다.[1]

여성들이 10개월의 힘든 임신 과정과 출산 시의 극심한 고통을 겪고 난 후 일시적으로 느끼는 허무와 회한의 감정에 대해서도 '산후 우울증'이라는 병명을 붙이고 약을 처방한다. 우울증은 정신병이라는 부정적인 이미지를 피하면서 환자를 늘리기 위한 마케팅용 병명에 불과하다. GSK가 일본에서 우울증 치료제인 팍실을 광고하면서 사용한 '마음의 감기'라는 표현도 이런 맥락이다.

제약회사와 주류 의사들은 이 같은 자연스러운 삶의 과정마저 질병으로 규정하며 합성화학물질로 이루어진 약으로 치료 가능하다고 한다. 이렇게 질병의 범위를 넓힌 그들이 늘 마음속에 새기고 있는 구절이 있다. "모든 질병은 약으로(a pill for every ill)!" 그러나 과학적 증거에 의하면 관절염, 우울증, 천식, 과잉 행동 장애, 편두통 등은 가공식품 알레르기나 화학물질과 관련된 환경적 요인, 영양 결핍 등에 의해 유발되기 때문에 이러한 증상을 치료하기 위해 약을 복용하는 것은 증상을 더 악화시키는 결과를 가져온다고 한다.[2]

미국에서는 성인 4명 중 1명이 우울증 환자로 진단받아 프로작, 팍실 등 항우울제 약물을 정기적으로 복용한다. 1988년 항우울제인 프로작이 시판된 후에 정신과 의사들은 진료받는 대부분의 사람들을 환자로 규정하고 마구잡이로 강독성 신경안정제인 항우울제를 처방한다. 또한 암페타민이라는 마약을 우울증 치료제로 처방하기도 한다.

우리나라의 경우 우울증을 앓고 있는 사람은 100만 명, 항우울제를 복용하는 사람은 29만 명이다. 2002년부터 우리나라의 자살 사망자 수가 교통사고 사망자 수를 추월했다. 자살이 7위의 사망 원인으로 하루에 24명이 스스로 목숨을 끊는다. 국제자살방지협회(IASP)

의 보고에 따르면 전 세계에서 40초마다 한 명씩 스스로 목숨을 끊는다고 한다. 특히 청소년에게 자살은 주요한 사망 원인이다. 자살에 성공한 청소년보다 실패한 청소년이 훨씬 많다는 점을 생각하면 문제의 심각성이 더해진다.[3]

현대상선 회장인 정몽헌, 유명 연예인인 최진실과 그의 동생 최진영도 장기적으로 항우울제를 복용한 결과 자살로 삶을 마감했다. 미국에서는 프로작을 복용한 47세의 조지프 웨스베커가 직장에서 동료 8명을 살해하고 12명에게 부상을 입혔다. 또한 한 여성은 자신의 어머니를 이빨로 물어뜯어 중상을 입히기도 했다.

1999년 18세의 에릭 해리스는 컬럼바인 고등학교 교내에서 학생 12명과 교사 1명을 총으로 살해했다. 해리스도 프로작을 복용하고 있었다. 이 약의 제조사인 엘리 릴리사는 피해자들에게 배상을 해주었다. 2001년 팍실을 복용하던 도널드 쉘은 자신의 아내, 딸, 손녀를 살해했다. 이 사례에서도 합성 마약 성분이 들어 있는 신경안정제가 문제였다고 밝혀져 피해자의 유족들에게 640만 달러를 지불하라는 판결을 받았다.[4]

제약회사들과 주류 의사들은 문제가 발생할 때마다 "이상 행동은 약 때문이 아니라 약으로 치료하려던 정신병이 악화됐기 때문이다."고 강변한다. 모든 질병을 화학 처리된 약물로 치료하겠다는 현대의학의 우울한 모습이다. 미국 FDA가 우울증 환자 1만 5,000명을 두 그룹으로 나눠 연구한 결과, 팍실을 복용한 그룹에서는 11명이 자살을 기도한 반면, 위약(플라시보)을 복용한 그룹에서는 단 1명만이 자살을 기도했다. 특히 중요한 사실은 자살을 기도한 12명 중 8명이 18~30세의 젊은이였다는 것이다.[5)]

이후 FDA는 여러 번의 실험을 거친 후 부모 중 한 명이 리튬[*], 팍실, 프로작 등 항우울제를 복용할 경우 본인뿐만 아니라 신생아에게 심각한 폐질환, 심장질환, 무뇌증, 뇌수종(뇌에 물이 차는 질병), 자폐증 등의 기형을 유발할 수 있음을 경고하고 있다. 카이저 커머넌트 연구소의 연구에 따르면 프로작, 팍실, 리튬[*]같은 우울증 치료제를 복용할 경우 심각한 경련, 불면증, 망상, 두통, 비만, 신부전증, 턱뼈 괴사, 발기 부전증 등에 걸릴 우려가 있다고 한다.[6)]

---

[*] 최근 항우울제로 가장 주목받는 물질은 한동안 자취를 감추었던 리튬(lithium)이다. 고체 원소 가운데 가장 가벼운 리튬은 탄산리튬이나 구연산리튬 등 알약으로 조제돼 1990년대 초반에 조울증(양극성 장애) 처방 약의 80%를 차지할 정도로 많이 처방됐다. 그런데 리튬이 갑상선 기능 저하, 신부전증, 당뇨병, 관절염, 탈수증, 구토, 손 떨림, 무기력증, 판단력 감소, 단기 기억 장애 등의 부작용을 나타내면서 시장에서 사라졌다가 이 물질이 자살을 방지한다는 사실이 알려지면서 다시 관심을 모으고 있다. 우리나라에서는 우울증, 치매, 알츠하이머병 치료제와 함께 부작용 치료제로 복합 처방되고 있다.

69

병원이 우울증 환자를 만든다

강독성 화학물질로 만들어진 최초의 우울증 치료제 '클로르프로마진'이나 리튬이 치명적인 부작용을 일으키면서 시장에서 사라질 즈음 '이미프라민'이라는 약이 시장에 나왔다. 이미프라민은 전의 약보다 부작용은 적었지만 중독성이 있다는 사실이 확인되면서 역시 시판 금지됐다. 그즈음 로켓 연료로 사용하던 '히드라진'을 주성분으로 하는 약이 시장에 나왔다가 역시 부작용을 일으키며 사라졌다. 이어서 나타난 신경안정제 '벤조디아제핀'*은 현재까지 처방되는 약물이지만 뇌를 수축시키고, 중독성이 크다는

---

* 현재 우리나라에서 로라제팜, 디아제팜, 클로티아제팜 등의 성분명으로 팔리고 있으며 대표적 오남용 우려 의약품으로 꼽힌다. 2009년 감사원이 발표한 식약청 감사 결과에 따르면 12주 이상 처방해서는 안 되도록 규정하고 있지만 12주 이상을 처방한 사례가 무려 6만 1,351건이나 됐다는 것이다. 현재 영국에서 벤조디아제핀은 최대 4주 치만 처방이 허용되고 있다. 대부분의 나라에서 수면제로도 흔히 처방되고 있다.

등의 부작용이 보고되고 있다.

현대의학은 우울증이라는 질환이 모노아민이라는 신경전달 물질을 형성하는 아미노산의 생화학적 불균형 때문에 유발된다는 생리학적 가설을 세웠다. 모노아민에는 세로토닌, 멜라토닌, 감마아미노부티르산, 도파민, 노르에피네프린 등이 있다. 환경, 영양, 심리적 원인에 의해 모노아민의 불균형이 일어나며 기분이 내려앉고 우울한 감정이 일어난다는 것이다. 그러나 중요한 사실은 이러한 의학적 설명이 확인되지 않은 가설일 뿐이라는 것이다.[7] 그래서 초기에는 도파민이라는 신경호르몬을 증가시키는 방법으로 우울증을 치료했다.

그러나 현재 대부분의 항우울증제는 두뇌의 말단신경 세포에서 세로토닌의 재흡수를 억제함으로써 뇌가 세로토닌의 이용도를 증가시키도록 하는 원리로 치료한다. 이것이 선택적 세로토닌 재흡수 억제제(SSRI)이다. 이는 기분을 좋게 하는 세로토닌이 뇌에서 분비된다는 생각에서 만들어진 가설이다.

즉 SSRI는 부족한 세로토닌의 분비를 촉진하는 치료제가 아니라 한 번 기능을 발휘하고 사라져야 할 호르몬인 세로토닌을 다시 활용하는 약이다. 그러나 세로토닌은 95퍼센트가 장에서 만들어지는 호르몬이기 때문에 장 내부에 염증이 생겨 제 기능을 하지 못하면 세로토닌을 제대로 분비하지 못한다. 따라서 항우울증제를 복용하면 세로토닌이 장에서 제대로 분비되지 않아 구토, 설사, 식욕 부진이 일어나는 것이다. 우울증 치료제의 부작용이 식욕 억제와 구토 증상임을 이용해 비만 치료제로 광범위하게 처방되고 있다.

영국 국립보건임상연구소의 연구 결과와 많은 논문들에 의하면 가공식품과 약을 피하고 채식 위주의 식단을 꾸리며 등산, 달리기, 수영, 자전거 타기, 축구 등 운동을 하면 합성화학물질로 만든 항우울제보다 세로토닌의 분비가 월등히 증가한다는 것이 밝혀졌다.[8] 세로토닌의 80퍼센트는 장에서 분비되므로 채식, 천일염 등으로 장을 튼튼히 하면 우울증은 쉽게 치유된다.

즉 우울증은 치명적인 부작용과 경제적 손실을 가져오는 약물로 치유해야할 질병이 아니라는 것이다. 우울증 치료제를 복용하는 대부분의 환자들은 사실 우울증 환자가 아니다. 정상적인 사람들까지 '우울증 전 단계'라는 굴레로 옭아매어 약을 처방하고 있는 것이다. 대부분 우울증 환자들은 갑상선 기능 저하, 저혈당, 당뇨병, 심장병, 관절염, 장기능 장애 등과 관련된 약을 복용하고 있어서 늘 불안하고 초조한 상태다.

약물에 따른 육체적 스트레스로 인해 교감신경이 긴장된 상태이고 혈류의 흐름에 제약을 받아 결국 스트레스 호르몬인 아드레날린과 코르티솔이 과다 분비되기 때문에 나타나는 증상이다. 또한 이런 우울한 심리 상태에서는 도파민이나 세로토닌의 분비도 억제된다.

신경정신학자인 존 호건을 포함해 많은 비주류 신경과 의사들은 "세로토닌이라는 신경 전달 물질은 인체의 도처에 흩어져 있고, 그

작용이 너무 복잡하기 때문에 세로토닌이 우울증과 관련이 있다는 것은 우울증이 혈액과 관련이 있다는 것만큼이나 무의미하다."고 한다. 사실 지금까지 세로토닌의 결함이 우울증을 야기하고 SSRI가 세로토닌의 균형을 조절해준다는 과학적인 증거는 한 번도 입증된 적이 없다. 세로토닌 가설은 1950년대에 조지 애쉬크로포트에 의해 제창되었다가 폐기됐던 가설이다. 사실 심장마비 환자들의 50퍼센트 이상에게서 콜레스테롤 수치가 정상이듯이 우울증 환자들의 50퍼센트는 세로토닌 수치가 지극히 정상적이다.[9]

뇌세포는 1,000억 개로 구성되어 있고, 각 뇌세포는 1,000개의 뉴런과 연결되어 있다. 즉 우리의 뇌는 100조 개의 신경망으로 이뤄져 있다. 게다가 신경전달 조직인 뉴런은 척추, 뇌, 위장을 포함해 신체 곳곳에 다수 분포되어 있다. 100조 개가 넘는 신경망에서 세로토닌 시스템 하나를 찾아 우울증을 치료할 수 있다고 하는 가설은 얼마나 허황된 것인가?

70
우울증 치료제의 부작용은 환자 몫이다

　　　　　　1950년대에 최초의 항우울제로 개발된 삼환계 항우울제인 '이미프라민'에 이어 프로작을 시판한 엘리 릴리사는 이 약의 승인을 위해 10회의 임상 시험을 했다. 1년 이상의 기간이 소요된 6개의 실험에서 프로작을 복용한 환자들과 플라시보를 복용한 환자들 사이에 아무런 효능의 차이가 확인되지 않았다. 연구 대상이 286명에 불과한 4개의 임상 시험에서는 프로작을 복용한 환자들에게서 미미한 효과가 확인되었다. 릴리사는 약효가 확인되지 않은 6개의 실험보고서는 폐기하고 미미하게라도 효과가 나타난 4개의 보고서만 FDA에 제출했다. FDA는 이를 근거로 1987년 프로작의 시판을 승인한다.[10]

　프로작 이전의 약은 도파민의 재흡수를 억제하는 원리이고, 프로작 이후의 약들은 세로토닌의 재흡수를 억제하는 원리다. 도파민 억제제가 아무런 작용을 하지 못하고 부작용만 일으키며 퇴출되자 이번에는 세로토닌 가설을 내세운 것이다. 현대의학은 아직까지 뇌의 기능에 대해서 거의 알아낸 것이 없다. 프로작이 최고로 인기 있는 항우울제가 될 수 있었던 것은 이전의 약과는 달리 하루에 한 알만 복용하면 되는 편리함과 주류 의사들의 광풍과도 같은 선전 때문이었다. 그러나 사실상 효과와 부작용은 이전의 약과 거의 동일했다.

오리건 주 건강과학 대학의 에릭 터너 교수팀은 1987년부터 2004년 사이에 FDA에 시판 승인을 신청하면서 제출했던 항우울제 관련 임상 시험 논문 74편을 분석한 결과, 약효가 미미하게라도 긍정적으로 나온 논문 38편은 발표하고, 약효가 부정적으로 나온 36편은 폐기했다고 지적한다. 그에 의하면 이펙사, 졸로프트, 웰부트린, 팍실, 리메론, 프로작 등 12개 항우울제의 임상 시험에서 부정적인 결론을 내린 36편의 논문 중 11편은 임상 시험 결과를 긍정적으로 조작해 발표했다고 한다. 구체적으로 졸로프트는 5편 중 2편만, 팍실은 7편 중 2편만[*], 웰부트린은 3편 중 1편만을 공개했다.[11]

그런데 중요한 사실은 대부분의 신약 승인을 위해 의무적으로 실시해야 하는 임상 시험이 몇 개월의 짧은 기간 내에 행해진다는 사

---

[*] 미국 펜실베이니아 대학 제이 암스테르담 교수에 의하면 팍실이 발표한 두 편의 논문 중 한 편은 GSK가 고용한 유령 인물이 임상 시험을 조작해 작성하고 여기에 펜실베이니아 대학 교수들을 저자로 등재한 사실을 「네이처」지 2011년 7월 13일 자에 폭로했다. 당시 저자들은 단 한 번도 논문을 본 적이 없었다고 한다.

실이다. 우울증 치료제의 대부분도 6주의 실험을 거치고 나서 승인됐다. 복잡한 인간의 뇌에서 일어나는 화학작용을 다루는 강력한 향정신성 의약품이 6주 만의 실험으로 승인되는 것이 과연 정상일까? 우울증 치료제에 대한 임상 시험이 그렇게 짧을 수밖에 없었던 이유는 6주가 지나면서 자살, 폭행 등의 부작용이 나타났기 때문이다.

물론 항우울제가 합성 마약인 신경안정제이므로 단기간에는 용감해질 수 있고, 업무 능력을 향상시킬 수 있다. 그러나 항우울제를 계속해서 복용하게 되면 체내에 서서히 축적되어 각종 암, 신부전, 간기능 저하, 뇌신경 장애 등의 원인으로 작용한다. 그리고 '향정신성' 의약품이므로 복용을 중단할 때 심각한 금단 현상을 겪는다. 항우울제를 복용하는 환자들이 그 부작용의 심각성을 느끼며 약을 중단하려고 할 때 금단 현상으로 자살, 살인, 폭행, 방화 등의 폭력성을 나타내게 된다. 이 때문에 영국을 비롯한 대부분의 국가가 청소년에게 항우울제를 처방하는 것을 금지 또는 엄격하게 제한하고 있지만, 우리나라는 아무런 제약 없이 마구 처방되고 있다.

브라운대 정신과 교수인 짐머만의 연구에 의하면 마약인 우울증 치료제의 부작용은 그동안 알려진 것보다 20배 높으며, 특히 약을 중단하려고 할 때 금단 현상으로 나타나는 부작용이 가장 심각하다고 한다. 사실 GSK의 금연 치료제인 '지반'은 우울증 치료제인 '웰부트린'을 이름만 바꾼 동일한 약이다. 향정신성 의약품으로 분류되는 이 약물을 복용한 실험군에서 미미하게나마 흡연을 적게 한다는 사실을

발견하고 금연 치료제로 승인을 받은 것이다.[12]

그러나 담배는 기분을 좋게 하는 신경전달물질인 천연의 도파민과 세로토닌, 엔도르핀의 분비를 촉진시켜주기 때문에 우울증을 치료하는 데는 위험한 약을 복용하는 것보다 담배를 즐기는 편이 오히려 안전하다. 자유롭게 담배를 즐기는 중동이나 아시아, 아프리카, 남미, 유럽 등은 미국에 비해 심장질환, 뇌졸중, 우울증, 신부전증, 각종 암 등이 상대적으로 적다. 반면 워싱턴 포스트지가 2002년 5월에 폭로한 사실에 의하면, 제약회사와 탐욕에 젖은 주류 의사들의 거짓 선전으로 마구 처방되는 프로작, 팍실, 졸로프트 등의 합성 마약보다 설탕으로 만든 가짜 약이 부작용 없이 우울증을 근본적으로 치료하는 데 효능이 있다고 한다.[13]

2002년 코네티컷 대학 어빙 키르시 교수는 1987년부터 1999년까지 FDA 승인을 받아 시판 중인 항우울제 프로작, 졸로프트, 팍실**, 이펙사, 설존, 셀렉사 등 6개 제품에 대해 제약회사가 FDA에 제출한 47가지의 임상 시험 자료를 검토했다. 그런데 그 중 20가지 실험에서만 약물 복용자에게 미미한 효능이 있었고, 나머지 27개 실험에서는 오히려 플라시보 대조군보다 효과가 없었음이 확인됐다.[14]

한편, 엘리 릴리사에서 생산한 우울증 치료제 자이프렉사는 1996년 조작된 임상 자료를 근거로 FDA로부터 승인을 받은 후 390억 달

** 미국과 우리나라에서는 '팍실'이라는 상품명으로, 캐나다에서는 '파로제틴'이라는 상품명으로, 영국에서는 '세로자트'라는 상품명으로 판매 중인 GSK(글락소스미스클라인)의 항우울제이다. 이 약은 프로작에 이어 두 번째로 잘 팔리는 약으로 2003년 한 해에만 전 세계에서 50억 달러에 달하는 매출을 올렸다.

러를 벌어들이는 동안 수많은 사람들에게 당뇨병, 간부전, 심장마비 등을 유발했지만 FDA는 끝내 회수하지 않았다.[***]

당시 영국과 일본에서는 이 약이 당뇨병을 유발한다는 사실이 확인되면서 라벨에 이를 경고하도록 조치했지만 미국과 우리나라에서는 아무런 조치도 하지 않았다. 지금도 우리나라에서는 이 약이 아무런 규제 없이 마구 처방되고 있다. 그러나 릴리사가 10년간 부작용을 철저히 숨기고 처방 비율에 따라 주류 의사들에게 뇌물을 제공했으며, FDA 직원들과 국회의원들에게도 거액의 뇌물을 전달했음이 밝혀지면서 14억 달러의 벌금이 부과되었다.

[***]당시 엘리 릴리사의 회장인 시드니 타우렐이 부시 대통령에 의해 국토안보부 장관으로 임명되어 이라크 전쟁, 돼지 인플루엔자 공포를 포함해 '테러와의 전쟁'을 수행하던 시기다. 2006년 12월17일 자, 「뉴욕타임스」에 의하면 그는 자이프렉사의 부작용으로 비만과 당뇨병, 경련 등이 크게 유발된다는 사실을 알았지만 주류 의사들에게 거액의 뇌물을 제공하며 이를 철저히 숨겨왔다는 사실이 내부 자료를 인용해 공개됐다.
탐욕에 젖은 주류 의사들의 마구잡이식 처방으로 자이프렉사는 2004년 한 해에만 전 세계 200만 명에게 처방돼 42억 달러의 매출을 올렸다. 결국 2005년에 자이프렉사 복용으로 당뇨병에 걸린 것이 확인된 8,000명의 환자에게 소송을 제기하지 않는다는 조건으로 7억 5천만 달러를 지불하는 등 지금까지 28,500명의 피해자에게 12억 달러를 지불하기로 합의했으며, 아직도 1,200건의 소송이 법원에 계류 중이다. 2007년 이후 릴리사는 미국에서 줄어든 판매액과 배상액을 충당하기 위해 해외에서 판매되는 자이프렉사 가격을 17퍼센트 인상했다.

71
우울증 급증의
원인은 따로 있다

1990년대 독일을 비롯한 유럽에서 항우울제의 부작용이 크게 부각되면서 천연 약초인 성요한초(st. John's wort) 바람이 일었다. 성요한초는 고대부터 간이나 대장 질환을 치료하는 데 널리 사용되어온 약초다. 이 약초를 복용한 환자들이 소화기관의 염증이 치료되면서 우울증 증상이 많이 호전되자 미국에서도 자연의학으로 바꾸려는 움직임이 일어나기 시작했다.

항우울제의 하나인 졸로프트를 생산하는 화이자와 파록세틴을 생산하는 GSK는 긴급히 주류 의사들을 매수해 성요한초가 항우울제에 비해 효능이 없음을 증명하는 임상 시험을 하고 이를 언론에 공표한다. 그러나 성요한초를 복용시킨 대조군에는 2년 이상 우울증을 앓아온 중증 환자들을 배치하고, 실험군에는 건강한 젊은이들만 배치했다. 또한 성요한초 추출물의 성분을 조작해 자연 상태의 비율이 아닌 다른 형태로 바꿨음이 드러났다. 그런 중에서도 한 실험에서는 GSK의 우울증 치료제인 파록세틴보다 성요한초의 효과가 뛰어나고 부작용이 없음이 확인되기도 했다.[15]

2003년 「뉴욕타임스」는 특집을 통해 "12년 전 임상 시험을 통해 청소년의 자살 위험성이 크게 우려되어 프로작, 팍실, 졸로프트 등의 승인에 반대 목소리가 컸지만 결국 돈의 힘에 눌려 승인됐다."는 사실을 폭로한다. 이 기사는 이어 "승인 과정에 찬성했던 FDA 전문위원 10명 중 7명은 '다시 심사한다면 거부할 것'이라고 기자에게 심경을 밝혔다"고 한다. 팍실과 관련된 9개의 연구들을 분석한 결과 우울증을 겪고 있는 사람이 팍실을 복용할 경우 자살 등 폭력의 위험이 3.2배 이상 높아진다고 나타났지만 제약회사는 여전히 "폭력 행위와 약 복용 사이에 직접적인 인과관계를 입증할 수 없다."며 강력히 반발하고 있다고 보도했다.[16]

사실 우울증을 비롯한 각종 암, 심장병, 당뇨병 등 모든 질병은 자연의 음식으로 쉽게 치료할 수 있다. 예컨대 모유에도 들어있고 채소와 과일에 풍부한 필수지방산 오메가-3는 뇌의 신경막 형성에 중요한 작용을 한다. 비록 우리 체내에서는 합성해내지 못하지만 암, 당뇨병, 심장병 등 각종 질병을 이겨내고, 뇌 활동을 촉진시켜주는 자연의 힘을 선물한다. 다만 오메가-3 지방산도 다른 영양소들과 적절한 조화를 이뤄야 효능이 발휘되기 때문에 외부에서 이런 성분만을 별도로 추출한 보충제는 오히려 독이 된다는 사실을 명심해야 한다.

반면 오메가-6는 염증과 열을 일으키는 역할을 한다. 생명체에 있어서 염증과 열은 면역력을 키워주기 때문에 건강을 유지하기 위해서는 반드시 필요하다. 생명체에 있어서 오메가-3와 오메가-6가 적절한 조화를 이루어야 건강한 삶을 유지할 수 있다. 자연 상태에서 섭취하는 음식의 오메가-3와 오메가-6의 비율은 1:1이다. 풀을 먹고 자란 쇠고기는 이 비율이 1:2지만, 곡물과 고기 사료, 성장호르몬으로 키운 소는 1:20이다. 가공식품의 경우 그 비율은 1:50이다. 중요한 사실은 어떤 질병에 어떤 성분이 좋다는 분석은 환원주의식 사고에서 나오는 분류법에 불과하고, 자연에 가까운 모든 음식을 골고루 섭취하는 것이 모든 질병을 예방하고 치료하는 데 필요하다는 것이다.

미국 국립보건원이 80명의 폭력 전과가 있는 지원자들을 상대로 엄격한 이중 맹검법*으로 약과 가공식품을 금지시키고 채식과 과일을 위주로 한 식사를 공급하는 실험을 실시했다. 그 결과 실험자들에게서 폭력성과 우울증이 크게 줄어드는 것이 확인됐다. 이 연구는 아주 중요한 발견을 했다. 실험자들에게서 오메가-6가 크게 줄고 오메가-3가 크게 늘어나, 그 비율이 1:1~1:2가 된 것이다. 오메가-6는 가공식품, 특히 액상 과당에 많이 들어 있어 세로토닌과 도파민의 교란을 불러와 우울증과 폭력성의 원인으로 작용한다.[17]

---

* 진짜 약과 가짜 약을 피검자에게 무작위로 주고, 효과를 판정하는 의사에게도 진짜와 가짜를 알리지 않고 실험하는 방법이다. 즉 의사도 누구에게 어떤 약을 투여했는지 모르고, 피검자도 어떤 약을 복용했는지 모르게 함으로써 환자의 심리효과, 의사의 선입관, 개체의 차이 따위를 배제하여 약의 효력을 객관적으로 판정하는 방법이다.

골밀도가 떨어지면
골다공증인가?

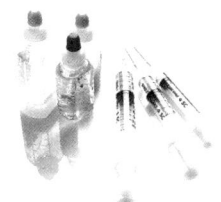

72
골다공증 공포는 병원이 만들었다

 여성이 나이가 들면서 골밀도가 낮아지는 것은 자연스러운 노화 과정이지 질병은 아니다. 골밀도가 낮아졌다고 해서 어떤 증상도, 어떤 위험도 늘어나지 않는다. 다시 말해 골밀도가 낮아졌다고 해서 골다공증에 걸렸거나 걸릴 위험이 증가하는 것이 아닌데도 주류 의사들은 이를 질병으로 취급하며 각종 검사를 실시하고 약을 처방한다. 많은 여성들이 골다공증에 대해 두려움을 갖는 까닭은 콜레스테롤, 당뇨, 고혈압, 과민성 대장 증후군, 우울증 등과 같이 주류 의사들이 만들어낸 공포 때문이다. '돈을 향한 끝없는 탐욕'이 만들어낸 거짓 공포!
 뼈의 경제학은 매우 정교하다. 뼈의 질량은 체중을 지탱하고 뼈에 붙어 있는 근육의 활동을 보조하는 데 충분한 기능을 하면 되기 때문에 뼈의 밀도가 너무 높으면 골격을 유지하는 데 부담스럽기만 하다. 때문에 인체가 면역력을 회복하면 자연치유력에 의해 뼈의 밀도와 근육의 강도는 스스로 정상적인 상태를 유지하게 된다. 뼈는 인체에 영향을 주는 힘을 조절하기 위해 날마다 스스로를 점검하므로, 활동을 통한 자극을 주지 않으면 골밀도는 줄어든다. 생명체는 자연치유력이 탁월하기 때문에 스스로 낡은 골세포를 제거하고 새로운 골세포를 만들고 뼈의 밀도를 적절히 유지하는 과정을 끊임없이 반복한다. 단백질과 칼슘으로 이뤄진 천연의 콜라겐은 새로운 뼈와 치아 등을 끊임없이 재생시키기 때문에 뼈의 적절한 질량을 유지하고 골절 위험을 예방하기 위해서는 자연식 위주의 균형 잡힌 영양 섭취와 일광욕, 체중을 지탱할 근력운동이 필요하다.[1] 근육과 뼈는 상호작용을 하기 때문이다.

미국, 영국, 캐나다 등에서는 1940년대 이후 골다공증이 크게 증가했다. 홍콩은 1960년대 이후 역시 크게 증가하고 있고 우리나라도 골다공증 환자 수가 꾸준히 늘고 있다. 국민건강보험공단에 의하면 2005년 44만 명에서 2009년 70만 명으로 4년 새에 59퍼센트가 증가했다. 골다공증이 증가하자 처음엔 합성 호르몬인 코르티손을 치료제로 처방했지만 심장마비, 뇌졸중, 유방암, 간암, 뼈 부식 등의 치명적인 부작용이 나타나면서 줄어들었다. 사실 뼈 조직이 손상된 후에 호르몬제를 복용하면 효과가 없다.

뼈 조직을 보호하기 위해서는 뼈 조직이 손상되기 전인 35세 이전에 호르몬제를 복용해야 효과가 있다. 호르몬인 에스트로겐은 뼈의 손실을 약간 늦출 뿐 손실된 뼈를 재생시키는 것은 아니기 때문이다.[2] 다만 에스트로겐이나 요오드 등 합성 호르몬제는 한 번 복용하면 평생을 복용해야 하고 중도에 중단하면 다른 약제보다 그 후유증이 더 치명적이다. 반면 합성 호르몬제를 계속 복용하면 유방암, 자궁암, 골다공증, 류머티스 관절염 등 각종 부작용이 나타난다. 호르몬제는 합성화학물질이어서 여러 가지 다른 질병을 불러오기 때문에 복용을 시작할 때는 손익을 잘 검토해서 신중히 결정해야 한다.

73
의사들이 처방하는 칼슘보충제는 오히려 해가 된다

다른 질병들과 마찬가지로 산업화의 속도와 비례해서 골절이 증가하자 낙농업계는 발 빠르게 움직였다. 그들은 주류 의사들을 동원해 유제품으로 칼슘을 섭취하게 되면 골밀도가 증가되고 골절을 예방할 수 있다고 선전했다. 그러나 유제품은 골절을 예방할 수 없고 오히려 유방암 등의 부작용만 유발시켜 경제적 손실과 건강의 손실, 극심한 고통을 가져오는 것으로 확인됐다. 유제품은 유전자 조작 곡물사료, 유전자 조작 성장호르몬, 고기 사료, 항생제로 키운 젖소에서 생산되는 불량 음식이다.

미국은 '규제 완화 정책'에 의해 방사선을 쪼이는 살균법을 식품업체의 자율에 맡겼다. 식품업체들은 '방사선'이라는 용어 대신 '파스퇴르 살균 방식' 또는 '저온 살균', '이온화 식품'이라는 용어를 쓴다.

식품 살균에 쓰이는 방사선은 코발트60이나 세슘137의 방사선 동위원소에서 나오는 감마선을 사용하는데 골수암과 폐암을 일으키는 원인으로 알려져 있다.

일반적으로 사용되는 방사선 양은 5,000라드(rad)에서 500만 라드인데, 이 에너지가 비타민과 효소, 칼슘 등을 파괴하고 유전자 구조를 근본적으로 변형시키기도 하고 자연에 존재하지 않는 새로운 물질을 만들어내기도 한다. 식품업계는 파괴된 영양소를 채우기 위해 여기에 합성 비타민과 합성 칼슘 등을 첨가하지만 이것은 독이다. 또한 효소가 없으면 음식이 체내에 들어가도 화학작용을 일으키지 못하기 때문에 소화시키지 못한다. 최근에는 우유에 첨가하던 합성 비타민D가 동맥경화를 일으키고 뼈를 약화시킨다는 사실이 밝혀지면서 금지되기도 했다.[3]

여성의 유방 조직에는 지방이 많기 때문에 유제품을 많이 먹는 여성은 유방암에 걸릴 위험이 커지고 남성에겐 전립선암의 원인으로 작동한다. 주류 의사들은 유제품에 들어있는 합성 IGF-1이 체내에서 완전히 소화되기 때문에 혈류에 침투하지 않는다고 한다. 천연 IGF-1처럼 안전하다는 것이다. 하지만 혈액에 이 인자가 남아 있음을 확인해주는 과학적 연구는 너무도 많다. 합성 IGF-1은 인체에서 잘 소화되지 않는 우유 단백질 카제인의 보호를 받으며 혈액으로 흡수되기 때문이다.

미국의 소아과 의사인 벤자민 스팍은 "아기가 태어난 후에 면역체계가 형성될 때까지 적어도 2년간은 절대 우유를 먹이지 말라."고 경고한다. 우유가 면역체계를 무너뜨려 당뇨병, 알레르기, 암 등을 유발하기 때문이다. 유제품에 IGF-1이 많이 들어 있는 까닭은 유전자 조작으로 대량 생산되는 성장호르몬, 몬산토의 '파실락' 또는 우리나라 LG생명의 '부스틴'을 투여하기 때문이다. 20세기 초엔 젖소 한 마리가 1일 평균 3리터 정도의 우유를 생산했지만 현재는 평균 30리터 이상을 생산한다.[4] 이렇게 비정상적으로 다량 생산되는 우유는 영양분이 조화를 이룬 정상적인 우유가 아니다.

1997년 호주의 로버트 그레이엄 커밍이 수행한 연구, 1999년 셰필드 대학의 존 캐니스가 한 연구, 2002년에 앨라배마 대학의 롤랜드 웨인저가 한 연구 등 9건의 연구에서 8건이 우유 칼슘이 골밀도를 증가시켜주지 못하고, 골절을 예방해주지 못한다는 결론을 내렸다. 네브래스카 대학의 로버트 히니가 연구한 결과만 유일하게 우유를 통한 칼슘 섭취가 골절을 예방해준다는 결론을 내렸다. 그러나 히니는 「미국 낙농업 협회」의 이사다. 2005년 핀란드의 연구진이 발표한 연구에서도 유제품이 골절을 예방해준다는 결론을 내렸다. 그러나 이 연구 역시 프랑스의 유제품 회사인 '캉디아'에서 자금을 댄 연구였음이 밝혀졌다.[5]

코넬 대학의 영양학자 콜린 캠벨은 40년간 음식, 특히 유제품에 관해 연구를 하고 이런 결론을 내렸다. "칼슘이 골밀도를 증가시킨다는 과학적 증거는 전혀 없고, 따라서 골절을 예방할 수 없다. 이제 칼슘 파티는 끝났다." 사실 '우유는 완전식품'이라는 도그마는 낙농업계가 만들어낸 선전 문구다. 미국 경제의 5퍼센트를 차지하고 있는 낙농업은 의회의 15퍼센트를 장악하고 전 부문에 강력한 로비를 할 만큼 거대한 이익 집단이다.

미국, 영국, 프랑스, 독일, 호주, 스웨덴 등 서방 국가 사람들은 평균 하루에 1,000밀리그램 이상의 합성 칼슘을 섭취하고 그 대부분을 유제품 등 가공식품에서 얻는다. 반면 아시아, 중동, 아프리카, 남미 사람들은 일일 평균 500밀리그램의 칼슘을 섭취하고, 그 대부분을 과일과 채소, 물, 소금, 햇빛 등에서 얻는다. 그런데 우유 섭취량이 많은 서구 사람들의 골절 발생률은 우유를 적게 섭취하는 지역 사람들의 3배 이상이다. 유제품을 많이 먹는 스위스, 스웨덴, 덴마크, 노르웨이 등 북유럽에서는 특히 골절 발생률이 높다.

2000년 캘리포니아 의과대학 골다공증센터에서 오랜 기간 연구한 결과를 발표했다. 65세 이상의 여성 1,000명을 상대로 동물성 단백질 섭취와 골다공증과의 관계를 수년간 추적 관찰했고, 동시에 33개국의 골절률과 비교했다. 그 결과 쇠고기, 유제품 등 동물성 단백질을 많이 섭취한 여성들은 식물성 단백질을 많이 섭취한 여성에 비해 골다공증의 발생률이 4배나 높았다.[6]

우유에 대한 논란이 이어지던 중 놀라운 사실이 발견되었다. 우라늄과 플루토늄의 분열 시 부산물로 발생하는 스트론튬-90[*]이라는

---

[*] 미국 핵무기 시험장인 네바다 사막, 1986년 구소련의 체르노빌 원자력 발전소와 2011년 일본 후쿠시마 원자력 발전소 폭발 사건에서도 스트론튬-90이 검출되었다. 스트론튬-90은 세슘과 함께 반감기가 30년

발암 물질은 칼슘과 화학적 특성이 동일해, 인간의 치아와 뼈에 축적되어 유방암 등 각종 암과 골다공증 등 만성질환을 일으키고 치아를 크게 부식시킨다는 것이다. 1956년 원자력에너지위원회는 인간이 섭취하는 식품 중에서 스트론튬-90의 영향을 가장 심각하게 받는 식품이 우유라는 사실을 시인했고, 2001년의 연구에서도 동일한 결론을 얻었다.[7]

이고 칼슘과 분자 구조가 동일해 쉽게 뼈와 치아에 축적되고, 축적된 후에는 제대로 배출되지 않는다.

74
칼슘 섭취 권장량은 낙농업자가 만들었다

뼈도 다른 인체 조직과 같이 끊임없이 재생이 이뤄지는 조직이다. 뼈세포는 2년 정도를 주기로 재생된다. 오래되어 약해진 뼈는 주기적으로 파골 세포에 의해 제거되고, 즉시 조골 세포에 의해 생성된 건강한 뼈조직으로 채워진다. 그런데 나이가 들면서 조골 세포가 적게 만들어져 새로운 뼈 조직을 생성하지 못해 나타나는 증상이 골다공증이다. 이때 산성 식품은 파골세포를 자극해 새로 생성하는 뼈 조직보다 파괴되는 뼈 조직이 더 많아지게 되는 것이다. 각종 칼슘, 칼륨, 인, 마그네슘 등의 미네랄이 인체에 부족할 때도 뼈 조직을 제대로 생성하지 못한다.

우유는 단백질과 지방이 풍부한 액체 고기로 산성 식품이다. 칼슘은 산성 환경에서 빠져나가기 때문에 뼈를 약하게 만든다. 또한 유제품에 들어 있는 동물성 단백질과 칼슘은 비타민D의 합성을 방해해 유방암 등 각종 암, 골다공증, 자가면역질환 등을 유발한다.

반면 알칼리성인 야채나 과일, 천일염, 효소 등은 알칼리성인 인체를 중화시켜 약알칼리성으로 만들어주기 때문에 칼슘의 소실을 예방할 수 있다. 그래서 채식 위주의 식단을 유지하면 크게 진행된 골다공증도 호전되는 사례가 많다. 탄산음료는 인산이 많이 들어 있는 대표적 산성 식품이며, 최근 가정에 널리 보급되어 있는 역삼투압 정수기로 여과한 물도 산성이므로 각종 질병을 유발시킬 위험이 있다.

2011년의 한 연구에 의하면, 칼슘이 적절한 비율로 유지되기 위해서는 혈액 내의 마그네슘과 칼슘의 비율이 1:1, 칼슘과 인의 비율도 1:1이 되어야 한다. 마그네슘은 뼈 조직에 적절한 칼슘을 유지시켜 뼈의 강도와 탄력성을 유지시키고, 칼슘이 관상동맥을 막거나 신장에서 결석으로 변하는 것을 예방해준다. 또한 신경 기능과 심장의 전기적 작용을 안정시키며 관절염, 천식, 월경 전 증후군도 막아준다.

아무리 우리 건강에 필요한 물질이라 해도 균형을 잃게 되면 오히려 질병을 초래한다는 것은 진리다. 마그네슘은 칼슘이 지나치게 혈관이나 세포 속으로 들어오는 것을 막아주는 기능을 한다. 혈액 내에 칼슘이 많아지면 심장의 관상동맥을 막아 심장질환을 일으키고, 측두뇌의 혈관을 막아 편두통을 유발하며, 폐 속의 평활근에 쌓여 천식을 일으키고, 뇌혈관에 쌓여 뇌세포를 파괴하게 된다. 칼슘도 마그네슘, 비타민D, 보론, 인산, 호르몬 등과 조화를 이룬 자연적인 상태를 유지해야 한다.[8]

서구 여성들에게 골다공증이 많이 발생하는 것은 가공식품 때문이다. 식품을 공장에서 가공하는 과정에서 마그네슘 등 미네랄을 제거하고, 각종 합성화학물질을 다량 첨가한다. 사실 골다공증은 가공식품과 약을 피하고 우유를 줄이면서, 채식 위주의 식단과 적절한 천일염을 섭취하면 쉽게 예방하거나 진행 속도를 줄일 수 있다. 골다공증이 위험한 까닭은 넘어졌을 때 치명적인 골절 사고로 이어지기 때문인데 적당한 운동으로 다리의 근육을 튼튼히 하고 균형 감각을 유지해야 한다. 골다공증의 흔한 원인 중 하나는 위산 부족이다. 칼슘이 소장에서 흡수되기 위해서는 먼저 위산에 의해 이온화되어야 한다. 그런데 위궤양 치료제인 제산제를 비롯해 각종 합성 약을 복용하면 위산 분비가 억제되기 때문에 칼슘을 제대로 흡수하지 못하게 되어 골다공증에 걸리게 된다. 한 연구에 의하면 폐경기 여성의 40퍼센트가 위산이 부족한 것으로 나타났다.[9]

미국 보건국은 우유를 통해 섭취되는 칼슘의 양이 시금치 등 채소를 통해 섭취되는 양에 비하면 너무도 보잘 것 없다고 한다. 우유의 칼슘 농도는 높으나 자연의 비율과 맞지 않아 인체에 흡수되는 양은 극히 미미하다는 것이다. 그리고 낮은 골밀도와 골절과는 아무런 관계가 없으며, 칼슘 필요량은 일상적인 식사로 충분하다고 한다.

반면 혈액 내에 칼슘 농도가 높으면 혈전을 형성해 혈류가 원활하지 않으므로 비정상적인 심장 박동과 심한 탈수 현상, 신체 각 부위의 염증 등이 일어나 생명을 잃을 수도 있다. 그러나 주류 의사들은 채식으로 섭취하는 칼슘은 인체가 필요로 하는 양에 미치지 못한다며 우유와 합성 칼슘 보충제로 섭취할 것을 권한다.

2010년 「영국 의학 저널」은 골다공증의 위험이 있는 사람(체질이 산성으로 변한 사람)이 골밀도를 높이기 위해 칼슘 보충제를 복용하면 심장마비의 위험이 있다고 경고했다. 칼슘의 흡수를 좋게 하는 비타민D는 피부가 햇빛의 자외선에 노출될 때 체내에서 충분하게 생성되며, 뼈의 형성을 증가시키고 동시에 뼈를 안정되게 유지시켜준다. 또한 아무런 부작용도 없기 때문에 합성화학물질로 만들어진 칼슘 보충제나 비타민D 보충제가 함유된 유제품을 섭취할 필요가 없다. 칼슘은 미네랄이므로 천연 칼슘이라고 해도 필요량 이상을 섭취하게 되면 변비, 소화 장애, 신부전증, 전립선암을 유발하고, 아연이나 철분 같은 다른 미네랄의 흡수를 방해한다.[10]

2010년 미국환경그룹(EWG)이 발표한 보고서에 의하면, 시중에서 판매되고 있는 자외선 차단제의 80퍼센트가 옥시벤존, 옥티살레이트 등의 합성화학물질로 만들어졌다고 한다. 이 물질들이 피부를 통해 체내에 흡수되면 환경호르몬으로 작용해 피부암, 알레르기 등을 유발하므로 어린이는 사용하지 말 것을 경고했다.

자외선 차단제에 나노입자로 들어 있는 이산화티탄은 천연의 자외선이 인체에 흡수되는 것을 막아 비타민D의 합성을 방해한다. 사실 '자외선이 피부암을 일으키므로 외출 시에 자외선 차단제를 이용하라.'는 주류 의사들의 권고는 거짓이다. 많은 양심적인 학자들의 연구에 의하면 피부암은 형광, 할로겐, LED 등의 인공자외선에 의해 유발되며 태양 자외선은 인체에 해를 미치지 않는다고 한다.

75

의사들은 골밀도와 골강도 차이를 모른다

골다공증은 고혈압, 콜레스테롤과 같이 특별한 증상이 없기 때문에 제약회사들이 두려움을 심어주기가 아주 쉽다. 주류 의사들은 "뼈에는 밀도가 있어 측정 가능하며 뼈 조직이 소실되는 것은 질병이기 때문에 약으로 치료해야 한다."는 선전 문구를 만들어냈다. 두려움을 느낀 사람들이 골밀도 검사를 받도록 유인하는데 성공한 것이다. 일단 병원에서 검사를 받게 되면 거의 대부분의 여성과 노인들은 골다공증 위험군에 포함되어 약물을 처방받게 된다. 그러나 혈당이나 혈압 수치가 변하는 것이 정상이듯이 골밀도에 변화가 있는 것은 질병이 아니고 자연스러운 현상이다. 또한 골밀도가 낮아진다고 해서 골절의 위험이 높아지는 것도 아니다. 골절을 당하는 사람의 절반은 골다공증이 없는 사람이다.[11] 다시 말해 골밀도는 골다공증 또는 골절과 아무런 관계가 없다.

제약회사와 주류 의사들의 주장과는 달리 에스트로겐 농도와 골절과도 아무런 상관관계가 없음이 캘리포니아 대학의 엘리자베스 배럿코너에 의해 밝혀졌다. 반면 여성 무용수들이나 운동선수들에게 무월경, 식이장애, 골다공증이라는 삼총사가 흔히 나타나는 까닭은 무리하게 식사량을 줄이고 살 빼는 약이나 스테로이드제를 과도하게 복용하기 때문이다. 이러한 부작용으로 난소에 이상이 생기면 천연 에스트로겐 분비가 줄어들어 뼈 조직에 균형이 깨지게 된다.[12]

존 F. 케네디 대통령의 건강을 앗아갔으며, 로큰롤의 제왕 엘비스 프레슬리와 우리나라의 유명 레슬링 선수 김일의 생명을 앗아간 것은 스테로이드다. 주류 의사들은 진통 효과가 뛰어나다는 이유로 엄청난 부작용에도 불구하고 이를 마구 처방한다. 심지어 아기에게도 소염진통효과를 위해 마구 처방한다. 특히 위험한 것은 이 약물의 중독성이 치명적이라는 사실이다. 스테로이드는 강독성 마약으로 한 번 접촉하면 평생 그 늪에서 헤어나지 못하게 된다. 중독된 상태에서 이를 끊으면 부신 피질 호르몬의 부족으로 쇼크가 오게 되며 생명을 잃을 위험이 크다.

비스테로이드제 역시 그 작용은 같으므로 나타나는 부작용은 거의 동일하다. 한 연구에 의하면, 임신한 여성이 아스피린, 타이레놀, 이부프로펜과 같은 비스테로이드 소염제를 복용할 경우 치명적인 폐동맥 고혈압에 걸린 아기를 낳을 위험이 21배나 더 높아진다고 한다. 현재 미국에서만 매년 거의 2,000명에 달하는 아기가 폐동맥 고혈압에 걸린 채로 태어난다.

1998년 합성 에스트로겐 랄록시펜(상품명 에비스타)이 유방암과 자궁암을 유발하지 않으면서 골다공증을 예방해주는 탁월한 효능이 있다는 주류 의사들의 연구와 함께 고가로 시판되기 시작했다. 그러나 시판 5년이 지난 후부터 폐, 뇌 등에 혈전이 생기는 부작용이 보고되기 시작했다. 게다가 척추 압박 골절을 예방해주는 효과는 5퍼센트 있는 것으로 나타났지만 대퇴골 골절에는 아무런 효과가 없는 것이 확인됐다. 척추 압박 골절은 통증만 있을 뿐이지만, 대퇴골 골절은 생활이 불가능할 정도로 심각한 증상을 수반하며 생명을 위협하기도 한다. 현재 호르몬 대체 요법은 유방암, 뇌졸중, 정맥 혈전 등을 유발시킬 가능성이 크기 때문에 골다공증 치료엔 적용하지 않는 것이 세계적인 추세다. 하지만 우리나라에서는 아무런 규제 없이 마구 처방되고 있다.

골다공증에 처방되는 호르몬 치료제 포사맥스, 아레디아, 보니바, 악토넬, 조메타 등은 파골 세포의 활동을 억제해 뼈 조직의 분해를 막는 효과가 있지만 동시에 위의 점막 등 조직을 부식시키는 부작용 때문에 식도와 위장에 치명적인 손상을 일으키기도 한다. 또한 설사, 복부 팽창, 피부 발진, 두통 등의 부작용도 보고되고 있다. 또한 다른 모든 약물과 같이 합성화학물질로 만들어졌기 때문에 간질환, 신부전증, 각종 암, 뇌졸중 등을 유발시킨다. 골다공증은 식이요법을 통해 조화로운 영양 상태를 유지하면 아무런 부작용과 경제적 부담 없이 얼마든지 예방할 수 있다.

머크사의 '포사맥스'가 시판되기 1년 전 1994년, 제약회사의 재정 지원에 크게 의존하고 있는 세계보건기구(WHO)는 '30세의 건강한 여성의 골밀도'를 기준으로 정했다. 일반적으로 30세의 여성은 골밀도가 가장 높고, 골다공증이나 골절의 위험이 가장 적은 때다. 이렇게 뼈가 가장 건강한 시기를 질병의 기준으로 잡은 까닭에 30세 이상 대부분의 여성이 골다공증 위험군에 포함된다.

마치 고혈압과 당뇨의 정상치를 계속 좁혀 환자를 늘리려는 사악한 행동과 유사한 전략이다. 2003년 머크사는 "미국, 캐나다, 영국, 스페인 등 거대 시장에서 골다공증을 앓고 있는 여성들 중 25퍼센트 이하만 약물 치료를 받고 있다."며 골밀도 측정을 무료로 제공하고 적극적으로 마케팅을 확대할 것이라고 했다.[13] 그러나 포사맥스는 식도암, 턱뼈 괴사, 심장마비, 근육통 등의 부작용이 있는 것으로 확인되고 있다.

76

골밀도 검사는 하지 않아도 된다

골밀도와 골절은 거의 관계가 없고, 특히 기계를 이용한 골밀도 측정은 정확성이 매우 낮다는 것이 양심적인 학자들의 공통된 견해다. 캐나다 플리머스 대학의 테렌스 윌킨 교수는 "골밀도 검사로는 골절의 가능성을 예측할 수 없고, 오히려 골밀도를 관리하는 것보다 낙상 방지에 주의하는 것이 현명하다. 골밀도보다 뼈의 구조와 관련된 변화가 골절을 더 정확하게 예측할 수 있으며, 약은 가능한 한 줄이는 게 좋다."고 한다. 세계보건기구(WHO)나 골밀도 전문가협회(ISCD)도 "기계에 의한 골밀도 측정은 심각한 오류가 있다."며 경고했다.

우리나라에서는 2003년부터 전국 병원에서 스퍼스(SPUS)라는 골밀도 측정기를 이용해 수많은 사람에게 골다공증 진단을 내렸고 합성 호르몬제 등 골다공증 치료제를 처방했다. 골다공증은 주로 나이 든 노인, 특히 여성에게 주로 나타나는 증상이다. 그런데 스퍼스로 젊은 남성들을 측정한 결과, 골다공증 환자로 진단되는 경우가 많았다. 주류 의사들은 "요즘에는 젊은 남성에게도 골다공증이 많이 발견되기 때문에 젊은 남성들도 정기적으로 골밀도 검사를 받아야 한다."며 선전하기도 했다.

그러나 후에 성별과 나이를 바꾸어 측정해도 거의 대부분의 사람들이 골다공증 환자로 진단된다는 사실이 밝혀지면서 2005년 식약청은 이 기계의 사용을 금지했다. 주류 의사들은 기계에 의한 진단이 오류가 많음을 알고 있지만 경제논리 앞에서 쉽게 무너진다. 그들의 일그러진 탐욕으로 인해 골다공증 환자로 진단받아 치명적인 골다공증 치료제를 복용해온 사람들의 건강은 누가 책임질 것인가.

골밀도 검사는 늦게 시작하는 편이 X-선 촬영도 적게 하고(골밀도 검사는 대부분 X-선으로 한다.), 약물도 적게 복용하게 되어 바람직하다. 아니면 아예 하지 않는 것도 괜찮다. 골다공증은 대부분 약물 부작용으로 나타난다. 호르몬 대체 요법을 받는 여성과 폐질환 치료를 받는 남성에게 흔하게 나타나는 질병이다. 폐질환 환자들은 부신피질 호르몬이라고 이름 붙여진 합성 스테로이드 처방을 받게 되는데, 이것이 뼈 조직에 치명적 영향을 주기 때문이다.

2000년 8월 「뉴잉글랜드 의학 저널」은 골다공증을 포함한 각종 약물을 다룬 신문 기사 180종과 TV 보도 기사 27종을 분석한 연구 결과를 공표됐다. 이에 의하면 40퍼센트가 실제 효과를 입증하는 임상 시험 자료를 공개하지 않았고, 83퍼센트가 상대적인 비교 수치로 효과를 나타냈으며, 47퍼센트 이하만이 부작용의 가능성을 언급했다. 그리고 기사에 언급된 자료의 50퍼센트가 제약회사로부터 재정 지원을 받은 것으로 밝혀졌다.

머크사가 실시하여 영국 의학 전문지 「랜싯」에 발표한 내용에 의하면 플라시보를 4년간 복용한 100명 중 2명이 골절상을 당했고, 포사맥스를 4년간 복용한 100명 중 1명이 골절상을 당했다. 이 결과를 가지고 머크사는 약을 복용한 실험군에서 50퍼센트의 골절 예방 효과가 있었다고 보고했다.

숫자의 허구를 이용한 조작이다. 절대평가를 하면 1명과 2명의 차이이므로 1퍼센트의 효과가 있었을 뿐이다. 4년간 많은 돈을 들이고 심장 발작과 턱뼈가 괴사하는 등의 부작용을 감수한 결과가 단 1퍼센트의 효과였던 것이다. 게다가 이 실험의 대조군엔 대부분 50세 이상의 여자를 배치했고, 실험군엔 주로 젊고 건강한 여성을 배치했다는 사실이 후에 밝혀졌다.[14]

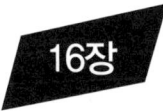

호르몬 요법은 노화를 막아주나?

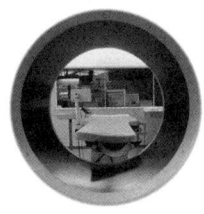

77

합성 호르몬은 면역체계를 교란시킨다

인체가 스스로 생성하는 천연 호르몬은 대부분 1ppt 단위(1조 분의 1, 축구장 크기의 수영장에 물 한 방울을 떨어뜨리는 정도)의 극미량으로 작용하며, 자기 기능을 수행한 후에는 다른 천연 성분과 마찬가지로 24시간 이내에 몸 밖으로 배출된다. 호르몬은 인체가 필요로 하는 양을 조금이라도 넘어서면 몸 안에서 치명적인 부작용을 일으키게 된다.

그러나 합성 호르몬은 상황이 좀 다르다. 합성 호르몬이 우리 몸에 들어오기 시작한 것은 불과 100년도 안 된다. 수십억 년의 진화 과정 속에서 인체가 적응하지 못한 새로운 물질이므로 비정상적인 기능을 수행한 후에도 체외로 배출되지 않는다. 결국 혈류를 타고 몸 전체를 돌아다니다가 지방층에 축적된다. 합성화학물질과 방사선은 처방 약, 가공식품, 합성 비타민제, 화장품, 실내 오염 등의 형태로 끊임없이 인체로 들어와 지방층과 세포에 질병 공장을 만든다. 수은, 납, 알루미늄, 카드뮴 등의 중금속도 체내에 들어오는 경우 배출되지 않고 계속 지방에 축적되다가, 일정 용량을 넘어서면 각종 질병을 일으킨다.

처방 약이나 가공식품 등에 들어있는 합성화학물질은 현재 인류에게 가장 치명적인 환경호르몬(내분비계 교란 물질)의 한 가지다. 일일 섭취허용량(ADI)*에 맞춰 복용해도 체내에 축적되기 때문에 일정 기간이 지나면 위험량을 초과하게 된다. 이것이 일일 섭취 허용량의 허구다. 특히 약물을 복합 복용할 때는 서로 상승작용을 일으키기 때문에 그 위험이 더욱 커진다. 실제 10만 가지가 넘는 합성화학물질 중 상승작용의 위험성에 대해 조사한 자료는 단 하나도 없다.

의사들은 호르몬 측정을 해서 호르몬이 부족할 경우 보충해야 한다고 주장한다. 그러나 혈당이나 콜레스테롤, 혈압 등과 같이 호르몬 수치도 수시로 변하는 것이어서 정확하게 계측하는 것은 불가능하다. 2001년 미국 국립보건원(NIH)도 "에스트로겐이나 프로게스테론 등과 같은 호르몬 수치를 측정하는 것은 과학적으로 정확하지 않다."고 결론을 내렸다.[1] 호르몬은 극미량으로 작용하며 날씨, 기온 등에도 미세한 차이를 보이기 때문에 수치로 측정하는 것이 불가능

---

* 실험용 쥐에게 어떤 성분을 투여해, 일주일 내에 쥐의 50퍼센트가 죽는 정도의 양을 측정한 다음 그것의 100분의 1을 일일 섭취 허용량으로 정한다. 그러나 합성화학물질은 체내에 축적되기 때문에, 한 번 섭취했을 때 곧바로 체외로 배출된다는 전제로 만들어진 일일 섭취 허용량은 과학의 허구다.

하다는 것이다.

　그러나 주류 의사들은 그들의 수입을 고려해 정확하게 호르몬을 측정할 수 있다고 한다. 따라서 50세 이상은 수시로, 그리고 그 이전이라도 호르몬 분비에 이상이 있다고 생각될 때에는 언제든지 검사하라고 권한다. 만약 이런 불확실한 검사로 환자에 포함될 경우 합성 호르몬이 처방되어 오히려 건강한 사람마저 중증의 환자가 될 가능성이 높다.

78
합성 에스트로겐은 환경호르몬이다

인류에게 재앙을 몰고 왔던 살충제 DDT가 주류 과학자들의 축배 속에 탄생하던 1938년, 영국의 찰스 도드는 합성 에스트로겐 DES(독일에서 개발한 탈리도마이드와 성분 및 작용 원리가 비슷한 합성화학물질)를 개발했다. 후에 DDT를 개발한 파울 뮐러는 록펠러재단이 식량 장악을 위해 추진한 녹색혁명에 실탄을 제공했다는 공로로 노벨화학상을, DES를 개발한 찰스 도드는 백인 인구 증가에 기여할 것이라는 예측으로 영국 여왕으로부터 기사 작위를 수여받았다. 당시 뮐러는 DDT에 대해 특허 신청을 했지만, 도드는 DES에 대해 특허 신청을 하지 않아 제약회사는 값싸게 대량 공급할 수 있었다.

처음에는 동물실험에서 나타난 대로 이 호르몬제를 위장 장애, 현기증, 피부 발진, 여드름 치료제로 처방했다. 농부들은 항생제 기능을 하던 이 호르몬제를 가축의 성장 호르몬으로 투여했다(현재도 미국에서는 이를 성장 호르몬으로 투여하고 있다).* 그 후 1947년 제약회사의 재정 지원을 받은 하버드 대학의 조지반 스미스와 올리브 스미스 부부가 동물실험을 통해 이 호르몬이 '부작용이 없는 기적의 약'이며, 유산을 방지해준다고 주장하는 연구 논문을 발표한다. 주류 의사들은 재현 실험도 하지 않은 채 연일 지지 논평을 쏟아냈고, FDA는 이 합성 호르몬을 임신 여성들이 의무적으로 복용하도록 조치를 내렸다. 전쟁으로 줄어든 인구를 증가시켜야 한다는 정책 아래 빈약한 가설, 소규모의 실험이라는 한계는 묻혀 버리고 돈의 힘이 승리한 사례였다.

비주류의 양심적인 의학자들은 DDT와 DES가 동물 실험 결과 각종 암, 기형아, 사산 등을 일으킨다며 이 약의 사용을 막으려 했지만 탐욕에 젖은 대다수의 주류 의사들과 제약회사에 의해 이는 철저히 무시된다. 언제나 진실은 묻히나 보다. 당시 FDA에서 임신부의 강제 복용 조치를 결정했던 사람 중의 한 명은 후에 DES를 제조하는 제약회사 머크사의 사장으로 자리를 옮긴다.[2]

그 후 46개국 수백만 명의 임신부들이 제2차 세계대전 후의 인구 증가 정책이라는 분위기 속에서 유산 방지제로 둔갑한 DES를 강제 복용했다. 그런데 건강하고 예쁜 자녀를 기다리던 임신부들의 꿈은

---

* 동식물은 자신의 질병이나 상처를 스스로 치유하기 위해 많은 에너지를 소모한다. 질병이나 상처를 외부에서 투여한 약물로 치유하게 되면 스스로 에너지를 소모하지 않아도 되기 때문에 그 에너지는 모두 성장에 쓰인다. 이 같은 원리로 가축의 질병을 약으로 치유하면 성장이 빠르다는 사실을 알게 된 제약회사는 스티어 오이드, 랄그로, 콤푸도제, 시노벡스 등의 항생제를 가축의 성장촉진제로 시판하고 있다.

산산이 부서졌다. 태아가 사람의 구조를 갖추기 시작하는 시기인 임신 5주에서 8주 사이에 DES를 복용한 임신부의 경우 많은 태아가 모체에서 사산됐고, 태어난 아기들은 눈이 없거나, 머리가 붙은 쌍둥이거나 팔다리가 없는 기형아 또는 선천성 환자들이 많았다. 게다가 많은 임산부들이 유방암, 자궁암 등 각종 치명적인 질병에 시달리며 고통 속에서 짧은 삶을 이어가야 했다.

DES와 함께 생태계를 교란시키는 DDT의 후유증이 전 세계를 흔들었다. 그러나 주류 의사들은 "사산과 기형아 출산, 선천성 질병, 산모의 자궁암 등이 DES와 DDT가 원인이라는 직접적이고 과학적인 증거를 제시하라."며 20년 넘게 계속해서 처방해왔다. 미국의 경우 탈리도마이드는 적국인 독일에서 개발된 약이어서 FDA가 승인을 지체하던 중, 치명적인 부작용으로 세계가 발칵 뒤집히는 바람에 미국에서는 승인이 거절되었다. 결과적으로 미국은 DDT 불행은 피했지만, 동일한 약제인 DES 비극은 정면으로 얻어맞은 것이다.

DES 복용 임신부에게서 태어난 아기는 다행히 외형상 기형이 없더라도 자라면서 자궁암, 유방암, 전립선암, 간암, 류머티스 관절염, 불임, 자궁 외 임신, 정신질환, 신체마비 등이 발생해 정상적인 성인으로 성장하지 못했다. 그러나 제약회사의 영향력 아래 있는 FDA와 주류 의사들은 이런 현상을 개인의 잘못된 식생활 탓으로 돌리며 계속 DES 처방을 강행했다. 1971년 임신부 복용 권고가 철회됐고, 1981년에야 시장에서 회수됐다. 그때까지 전 세계에서 수천만 명의 임신부들이 이 합성 호르몬을 복용했다.

　1977년 미국 여성 1,000여 명은 록펠러 재단 소유의 시카고 대학이 본인들의 동의 없이 DES를 강제 투여했다는 이유로 7,700만 달러의 손해 배상 청구 소송을 제기했다. 법정 기록을 남기기 꺼려했던 시카고 대학은 법정 밖에서 배상에 합의했다. 지금도 아프리카, 남미, 아시아 등 개발도상국에서 그 당시 만들어졌던 DES 재고품이 유산방지제 또는 피임약 등으로(같은 약을 유산방지제와 피임약으로 동시에 처방하는 의사들의 행위는 얼마나 어이없는 사기 행각인가?) 판매되고 있다. 같은 맥락에서 현재 미국은 국내에서 사용이 금지된 강독성 살충제인 DDT를 연간 6만 3천 톤 이상 개발도상국에 수출하고 있다.

　이렇게 끔찍한 약물 사고를 일으키고도 제약회사들은 반성하지 않았다. DES를 사후 피임약으로 다시 승인받아 1971년부터 전 세계에서 판매하고 있다. 우리나라에서 시판 중인 사후 피임약도 고농도의 스테로이드 호르몬제인 DES다. 경구 피임약 10개월치에 해당하는 이 약은 기형아 출산, 고혈압, 유방암, 자궁암, 심장마비, 폐질환, 신장질환, 뇌졸중 등의 부작용이 보고되고 있다.

　그러나 제약업계의 재정 지원을 받은 주류 의사들은 "부작용이 거의 없는 안전한 피임약"이라며 거짓 논문을 발표했고, 이 약은 현재 미국에서 처방전 없이 누구나 약국에서 구입할 수 있게 되었다. 다행히 우리나라에서는 의사의 처방전이 있어야 구입할 수 있는 '전문의약품'으로 규제하고 있지만 대부분의 의사들은 고객이 요구하는 대로 처방해주기 때문에 규제의 실익은 없는 상태다. 또한 유방암 치료제로 가장 많이 처방되고 있는 타목시펜도 DES의 분자를 변형시켜 새로 특허를 받은 의약품이다. 그리고 유럽에서 DES와 같은 참사를 불러왔던 탈리도마이드는 나병 치료제와 에이즈 치료제, 항암제로 현재도 처방되고 있다.

79
호르몬이 골다공증을 예방해주지 않는다

주류 의사들은 '치료'가 아닌 '예방'이라는 이름으로 호르몬 대체 요법을 시행하기 시작했다. 수익을 절대 이념으로 하는 제약회사와 주류 의사들이 생애의 3분의 1을 폐경으로 보내야 하는 여성을 그냥 놔둘 리가 없다. 게다가 고령자를 대상으로 하기에 약물이나 의료 처치의 부작용을 고령으로 돌리기도 쉽다.

주류 의사들은 "폐경은 질병이며, 약물로 치료할 수 있다."는 선전 문구를 만들어냈다. 그러나 호르몬은 외부에서 투여할 수 있는 물질이 아니다. 인체는 자신의 필요에 의해 호르몬을 스스로 만들어내고, 이런 천연 호르몬은 극미량으로 작용한다. 그러나 의사들은 젊게 살고 싶은 인간의 욕망을 덫으로 삼아 사람들의 건강은 무시하고 자신의 이익을 추구하는 데만 열을 올렸다.

폐경은 에스트로겐이라는 여성 호르몬이 감소하면서 나타나는 자연스러운 노화 과정이다. 에스트로겐은 신체의 모든 부분에 영향을 주어 월경 주기, 임신과 출산 주기 등 생식 능력을 조절한다. 프로게스테론은 에스트로겐과 서로 시소게임을 하며 인체 내의 호르몬을 조절해준다. 이렇게 인체의 자연적 주기에 맞춰 생성되는 천연 호르몬은 인위적으로 조절할 수 있는 게 아니다. 나이가 들면 호르몬의 양은 자연스럽게 감소한다. 인체의 조화에 따라 호르몬이 필요 없기 때문에 생성하지 않는 것이다. 그런데 인위적으로 합성 호르몬을 투여하면 곧바로 환경 호르몬으로 작용해 유방암, 자궁암 등에 걸릴 위험이 크게 높아진다.

반면 천연 호르몬이나 음식 속에 들어 있는 피토에스트로겐은 인체에 아무런 부작용을 일으키지 않는다. 채식을 주로 하는 문화에서는 골다공증, 유방암, 안면 홍조, 우울증 등 폐경기 증상의 빈도가 낮게 나타난다. 야채, 과일, 효소 등에 풍부하게 들어 있는 피토에스트로겐이 부족한 에스트로겐의 작용을 보완해주기 때문이다.

콩이나 인삼, 성요한초 등 천연의 물질로 실시한 세계 각국의 여러 가지 임상 시험에서도 이러한 결과는 동일하게 나타난다. 그러나 콩이나 아마인 등이 폐경 증상을 줄이는 데 효과적이라고 해서, 콩에서 이소플라본을 별도로 추출하거나 아마인에서 리그닌을 별도로 추출해 섭취하는 것은 좋지 않다. 천연의 음식이 건강을 지켜주는 까닭은 음식 속에 들어 있는 여러 가지 성분이 상호작용을 일으키기 때문이지 어떤 한 가지 성분이 별도로 독립적인 작용을 하는 것은 아니기 때문이다. 그리고 건강식품이나 영양 보충제 등은 음식에서 특정 성분을 추출하는 과정에서 화학 처리를 하고, 상품 가치를 높이기 위해 방부제, 착색제, 향미제, 보존제 등 수십 가지 합성화학물질을 첨가하기 때문에 건강에 치명적이다. 게다가 석유폐기물인 콜타르, 벤조퀴논 등에서 추출한 물질의 분자구조를 변경시켜 생산하는 합성 보충제는 자연에 존재하는 물질이 아니어서 더욱 치명적인 부작용을 일으킬 수 있다.

합성 에스트로겐과 프로게스테론은 간 파괴 등 치명적인 부작용을 유발하는 스테로이드 호르몬이다. 특히 에스트로겐은 호르몬 작용을 모방하는 환경 호르몬과 쉽게 결합한다. 합성화학물질이 체내에 들어오면 이를 생체 호르몬과 혼동해 수용체에서 쉽게 받아들인다. 그 결과 각종 암, 심장병, 뇌졸중 등 치명적인 질환의 발병 가능성을 크게 높인다. 합성 에스트로겐은 혈액을 서서히 응고시켜 피의 찌꺼기가 혈관을 막는 색전증을 유발하므로 뇌졸중이나 심장마비의 위험성이 커진다.

2007년 옥스퍼드 대학의 발레리 베랄 교수의 연구에 의하면 1991년부터 2005년 사이에 호르몬 대체 요법을 처방받은 948,576명의 여성 중 1,000명 이상이 난소암, 유방암, 자궁암 등으로 사망했다고 한다. 호르몬 치료를 한 여성은 호르몬 치료를 하지 않은 여성에 비해 암이 발병할 가능성이 63퍼센트 높은 것이다. 2009년 캘리포니아 대학의 연구도 이런 결과를 지지한다. 호르몬 치료를 받은 여성들을 8년간 추적 조사한 결과 난소암, 유방암, 뇌졸중, 심장병뿐만 아니라 폐암의 위험성도 크게 높아지는 것을 밝힌 것이다.[3]

여성에게 젊음을 되찾아준다는 호르몬 대체 요법이 유방암과 자궁암을 일으키는 것으로 알려지자 주류 의사들은 "골다공증과 심장병을 예방해주는 효과가 뛰어나기 때문에 유방암의 위험은 무시해도 좋다."고 대대적으로 선전했다. 그러나 대부분의 연구에서 호르몬 대체 요법은 골다공증과 심장병을 예방하는 효과가 거의 없고 오히려 위와 같은 질병들을 유발할 위험이 더 큰 것으로 확인됐다. 하지만 이러한 연구 결과는 철저히 무시되고, 제약회사의 의뢰를 받은 조작된 연구만 금과옥조로 받아들여진다. 호르몬을 투여하는 여성들은 대부분 각종 암, 심장질환, 뇌졸중, 고혈압, 당뇨병, 관절염, 우울증 등을 앓는 것으로 확인됐다.[4]

80
피임약은 유방암을 크게 일으킨다

골다공증 치료제를 복용하는 여성, 호르몬 화장품을 사용하는 여성들이 유방암 등에 걸릴 확률이 높다는 사실은 이제 대부분의 주류 의사들도 인정한다. 전 세계의 젊은 여성들이 흔하게 복용하는 피임약도 DES의 구조를 다소 변형시킨 합성 호르몬이다. 연구에 의하면 피임약을 복용하는 여성은 그렇지 않는 여성에 비해 심장병과 뇌졸중, 유방암 등 치명적인 질병에 걸릴 확률이 4배나 높다. 자궁암에 걸릴 위험은 8배나 높다.

주류 의사들은 "피임약에 미미한 부작용이 있긴 하지만, 그래도 임신보다는 안전합니다."라고 말하며 너무나 쉽게 위험한 피임약을 처방한다. 그들은 피임약에 들어 있는 합성 에스트로겐인 '에티닐 에스트라디올'이 천연 호르몬과 분자 구조가 비슷하기 때문에 체내에서 동일하게 작용한다고 주장한다. 게다가 8살에 생리를 시작하는 소녀가 있어도 단지 영양 상태가 개선되었고 의학이 발전해서 일찍 성숙하는 것이니 걱정할 필요가 없다고 한다. 그러나 많은 연구에 의하면 성조숙증은 합성화학물질 때문이고 후에 자궁암, 유방암에 걸릴 확률이 10배 이상 높다는 것이 밝혀졌지만 주류 의사들은 이를 철저히 무시한다. 초경이 빠르면 노화도 빠르게 나타나 각종 질병에 시달리게 된다.

1993년부터 주류 의사들은 호르몬 대체 요법이 폐경기 이후의 심장질환 위험을 크게 줄인다는 논문을 대대적으로 발표하며, 임신한 암말의 소변에서 추출한 '프레마린'이라는 호르몬제를 시장에 내놓았다. 그러나 실험군에는 젊은 여성을, 대조군에는 노령의 여성을 배치한 사실이 후에 밝혀졌다. 사실 제약회사가 재정 지원을 하고 주류 의사가 수행하는 연구는 대부분 일그러진 자본주의 논리에 의해 조작되는 경우가 많다.

그러나 미국 FDA 등 많은 연구에 의하면 프레마린은 심장질환과 치매 등 폐경기 이후의 질병을 예방하는 효과가 거의 없다고 한다. 오히려 심장마비, 뇌졸중, 골다공증과 치매, 유방암, 자궁암 등을 유발하는 것으로 밝혀져 신중히 이용할 것을 경고한다.[5] 그런데도 주류 의사들은 생리불순을 겪는 젊은 여성에게도 만병통치약으로 프레마린을 쉽게 처방하고 있다. '악마가 전해준 지팡이'인 스테로이드와 같은 참사가 일어나고 있다.

태아는 면역체계와 신체 조직을 만들어가는 과정에 있기 때문에 합성 호르몬, 비스페놀A, 프탈레이트, 알킬벤젠 등 환경 호르몬이나 납, 수은 등 중금속에 특히 취약하다. 따라서 임신 전후의 여성은 합성 호르몬에 특히 주의를 기울여야 한다. 합성 호르몬은 체내에서 쉽게 배출되지 않고 지방층에 축적되어 태아에게 영향을 주기 때문이다.

주류 의사들은 여성들에게 골다공증과 심장병, 성기능 감퇴 등 갱년기 장애를 극복하기 위해 젊었을 때부터 장기적으로 호르몬 대체 요법을 받을 것을 권한다. 그러면서 동시에 부작용의 우려가 있으니 유방암 검진을 수시로 받을 것도 권고한다.

합성 호르몬은 여성호르몬인 에스트로겐과 비슷한 작용을 한다는 연구 결과가 보고되면서 지난 1942년부터 여성 갱년기 증상 치료에 무차별 처방돼 왔다. 미국 여성건강협회(WHI)는 호르몬 대체 요법이 여성에게 미치는 영향을 20년에 걸쳐 연구하다가 유방암, 심혈관계 질환 발생 위험을 높이는 부작용이 심각하게 나타나자 2002년 임상 시험을 조기에 중단했다.* 중단할 때까지의 결과에 의하면 합성 호르몬을 처방받은 여성이 그렇지 않은 여성에 비해 유방암 발병률은 약 27퍼센트, 뇌졸중은 41퍼센트, 심장질환은 29퍼센트 높았으

---

* 1991년부터 40개 의료센터 161,000명의 갱년기 여성을 상대로 실시한 가장 규모가 크고 과학적인 임상 시험이다. 2011년까지를 연구 기간으로 잡았으나 호르몬 대체 요법의 부작용이 너무 커서 중도인 2002년에 중단됐다. 실험 중단 후 대상 여성들을 추적 조사한 결과, 호르몬제를 복용하다가 중단한 경우에도 1)유방암에 걸릴 위험은 27퍼센트, 2)다른 암에 걸릴 확률은 24퍼센트 높았다. 반면 대장암과 골절의 위험성은 약을 처음부터 복용하지 않은 여성과 비슷했다. 자궁을 제거한 여성의 경우에는 유방암에 걸릴 위험이 조금 낮았으나 뇌졸중에 걸릴 위험은 훨씬 높았다.

며 폐혈전은 2배, 간 경화는 3배 증가했다.

의사들은 호르몬 대체 요법이 노령에 심장마비를 예방해준다고 했지만 사실이 아니었다. 오히려 심장질환이 29퍼센트나 증가했다.[6] 이 실험을 통해 합성 에스트로겐이 혈액을 응고시키는 작용을 한다는 사실도 밝혀졌다. 혈액이 응고되면 급작스런 심장마비로 이어질 위험이 크게 높아진다.

미국 여성건강학회(WHI)의 연구 결과가 알려진 후, 미국에서 가장 흔한 호르몬 약물인 '프레마린'과 '프렘프로' 처방은 2001년 6,100만 건에서 2004년 2,100만 건으로 감소했다. 그러자 유방암의 발병률도 처음으로 8.4퍼센트 감소했다.

호르몬 대체요법의 부작용과 X선 촬영을 통한 조기검진의 허구가 세상에 알려지면서 미국에서는 유방암 발병률이 점차 줄어들고 있는 반면, 우리나라는 급증 추세를 이어가고 있다. 1990년대 미국에서 의학박사 학위를 받은 주류 의사들이 우리나라 의료계의 주도권을 잡고 있기 때문이다. 그러나 문제는 여기서 끝이 아니다. 지금도 미국과 우리나라 등에서 프레마린이 화장품에 첨가되어 '기능성 화장품'으로 고가에 팔리고 있으며, 성관계시 사용되는 여성의 윤활제로도 시판되고 있다.

2008년 미국 예시바 대학 연구팀이 「국립암협회저널」에 발표한 연구 결과에 의하면, 프레마린이 유방 질환 위험을 크게 높인다고 한다. 폐경이 지난 여성 1만 739명을 대상으로 7년에 걸쳐 진행된 다른 연구 결과도 흥미롭다. 위약(플라시보)을 복용한 여성 중 77명에게서 유방암이 발병했고, 프레마린을 복용한 사람 중엔 115명이 발병한 것으로 조사됐다. 다른 연구에서도 호르몬 대체 요법이 심장마비, 뇌졸중, 유방암 등의 중증 후유증을 유발할 수 있는 것으로 나타난 바 있다.[7]

81
폐경은 의사들이 만든 병이다

제약회사와 주류 의사들은 "여성의 성욕 감퇴도 성호르몬인 테스토스테론이 부족해서 생기는 질병이므로 약으로 치료할 수 있다."고 한다. 그들이 붙인 병명은 '여성 성기능 장애'다. 그러나 여성이든 남성이든 대부분의 성기능 장애는 노화와 약물 부작용으로 일어난다. 따라서 고혈압이나 당뇨병을 치료하는 사람이 치료하지 않는 사람보다 성기능 장애를 겪을 확률이 월등히 높다. 우울증을 치료하기 위해 프로작 등을 복용하는 환자의 거의 절반에게서 성기능 장애 증세가 나타난다. 남성이든 여성이든 합성 약을 복용하는 대부분의 사람에게서 가장 흔하게 나타나는 부작용이 성기능 장애다.

1999년 「미국 의학협회 저널」에 발표된 보고서는 성기능 장애를 앓고 있는 여성이 전체 노령 여성의 43퍼센트에 달한다고 한다.

2005년 비아그라 시판사인 화이자의 보고서는 그 숫자를 63퍼센트로 부풀린다. 그러나 이 수치는 과학적인 연구에 의한 것이 아니다. 50세 전후의 여성을 대상으로 "성욕이 강한지, 성관계가 즐거운지, 성관계시 윤활액이 부족하지 않은지" 등의 7가지 질문을 하고, 그중 하나라도 '아니오'라는 대답이 나오면 환자로 분류한 것이다.[8]

한마디로 조악한 설문 조사를 통한 조작이다. 나이가 들면서 성호르몬이 줄어드는 것은 당연한 삶의 과정임에도 이것을 질병으로 규정한 것이다.

43퍼센트와 63퍼센트라는 수치는 그야말로 일그러진 자본주의에 젖은 주류 의사들의 가장 추한 보고서였다. 여성에게 있어 성의 즐거움은 음핵 혈류량이나 테스토스테론의 수치보다는 파트너와의 정서적 유대, 즉 사랑의 감정에 더 많이 좌우된다. 차라리 부작용이 없는 꽃다발이나 초콜릿이 더 효과적이리라. 남성의 정액에는 테스토스테론, 에스트로겐, 프로락틴, 프로스타글란딘 같은 천연 호르몬이 풍부하다. 많은 연구들에 의하면 콘돔을 사용하지 않고 성관계를 갖는 여성들에게 우울증과 자궁암 위험이 훨씬 낮다고 한다.[9]

여성이 젊음을 유지한 채 활기찬 생활을 유지하려면 채식과 과일 위주의 식단과 적절한 운동, 그리고 아름답고 상큼한 로맨스가 필요하다. 이렇게 시작되는 삶은 '폐경'이 아니라 출산과 육아를 마치고 새롭게 제3의 삶을 엮어간다는 의미의 '완경'이다. 새로운 삶에 대한 설렘에서 분비되는 엔도르핀과 아세틸콜린은 부교감신경을 자극해 혈류를 원활하게 해주고 노화로 굳어진 관절, 근육 등을 풀어준다. 신체 곳곳에서 일어나는 염증을 완화시켜 심장질환, 당뇨병, 고혈압 등도 예방해준다. 이런 현명한 방법을 택하면 완경 이후에는 약의 부작용으로 나타나는 고통스러운 질병 없이 남은 삶을 얼마든지 행복하게 엮어갈 수 있다.

탐욕에 젖은 주류 의사들은 이런 방식을 남성에게도 적용하기 시작했다. 비뇨기과에 내원한 건강한 남성들에게 다음 10가지 항목에 대해 문진을 하는 것이다.

> 1) 성욕이 줄었는지?   2) 무기력한지?   3) 지구력이 감소했는지?
> 4) 키가 줄었는지?   5) 삶이 즐거운지? 6) 짜증날 때가 있는지?
> 7) 발기력이 좋은지?   8) 운동을 하면 지치는지?
> 9) 저녁 식사 후 졸리는지? 10) 예전에 비해 업무 능력이 감소했는지?

10가지 항목 중 1)과 7)에 하나라도 해당되거나, 기타 다른 항목에서 3가지가 해당되면 남성 갱년기라고 하며 호르몬제를 처방한다. 그러나 남성에게 갱년기가 존재한다는 것은 과학적으로 입증된 적이 단 한 번도 없었다. 40대 이상 남성이라면 1)과 7) 항목에 적용되지 않는 사람은 거의 없을 것이며, 나머지 항목 중에서도 5가지 이상에 해당되는 경우가 많을 것이다. 따라서 남성 갱년기도 단지 의사가 공포를 조장하며 만들어낸 질병일 뿐이라는 것이다. 어떤 남성이라도 나이가 들면 뇌하수체에서 보내는 신호들에 대한 남성호르몬의 반응이 줄어든다. 남성의 혈중 테스토스테론 수치는 20대를 기준으로 1년에 평균 1.2퍼센트씩 감소한다. 그러나 20대 청년기에도 혈중 테스토스테론 수치는 하루 동안에도 큰 변화를 보인다.[10]

비뇨기학은 오랫동안 결석이나 전립선 비대증 등 비뇨기계 질병 치료를 담당해왔지만, 요즘에는 거의 발기 부전과 호르몬 치료 등 성적인 문제를 다루는 쪽으로 변하고 있다. 처방이 쉽고, 수익이 크기 때문이다. 제약회사는 2004년 프록터&갬블사의 여성 성기능 장애 치료제 '인트린사'를 FDA에 승인 신청하고 주류 의사들을 매수해 대대적으로 홍보하고 압력을 행사했다.

그러나 여성의 성관계를 보조하는 의약품은 금욕주의를 강조하는 청교도 문화에 반하고, 부작용이 우려된다는 이유로 기각되었다. 그러나 이후 여러 종류의 성기능 치료제들이 승인됐고, 현재는 대부분 우울증, 골다공증 치료제로도 처방되고 있다. 일본에서는 합성 호르몬제인 '펨프록스'가 여성의 성기능 장애 치료제로 특허를 받아 시판 중이다.

주류 의사들은 또한 DHEA를 젊음을 회복시켜주는 최고의 노화방지제로 권장한다. DHEA는 부신과 난소에서 생성되는 스테로이드 호르몬의 일종으로 나이가 들어감에 따라 분비량이 줄어든다. 그러나 1999년 DHEA에 대해 임상 시험을 하고 발표한 21건의 연구 논문 모두가 이 호르몬을 외부에서 투여할 경우 정력을 되찾아주는 효과는 전혀 없으며 오히려 치명적인 부작용이 일어날 수 있음을 경고했다.

　이 호르몬 역시 다른 합성 호르몬과 동일하게 여성에게는 유방암과 난소암을, 남성에게는 탈모와 전립선암을 크게 유발시키는 것으로 확인됐다.[11] 따라서 캐나다나 유럽 등에서는 DHEA를 포함해 합성 호르몬을 엄격히 취급하고 있지만 미국이나 우리나라에서는 건강보조식품으로 분류해 누구나 어디서든지 구입할 수 있다.

　이제 우리는 신체적인 노후 현상으로 나타나는 성욕 감퇴, 안면홍조, 시력 감퇴 등의 증상을 노후로 인한 자연스러운 현상으로 받아들이고 식이요법, 햇빛, 운동 등으로 치유할 것인지, 아니면 유방암, 전립선암, 뇌졸중, 심장마비 등의 치명적인 부작용과 경제적 손실을 감수하면서 호르몬 대체 요법으로 치료할 것인지 현명하게 선택해야 한다.

◆ 마무리하며

현대 의학이라는
신흥 종교

현대 문명이 만들어낸 가장 치명적인 독은 "의학이 모든 것을 해결해줄 것이다."라는 미신이다. 이러한 미신은 서구식의 사고를 가지고 있는 지식인들에게 특히 심해서 의학에 대해서는 거의 검증을 하려고 들지 않는다. 이러한 미신 때문에 감기만 걸려도 항생제라는 폭탄을 집중 쏟아 붓지만 사실 의약품이 해결해줄 수 있는 질병은 5퍼센트도 되지 않는다. 항생제는 박테리아의 효소를 차단하거나 세포벽을 파괴하는 원리로 작용하므로, 효소나 세포벽이 없는 바이러스는 죽이지 못한다. 감기는 바이러스에 의한 것이기 때문에 아무리 폭탄을 쏟아 부어도 치유되지 않고 오히려 세균에게 내성만 생기게 해서 작은 질병에도 큰 위험을 불러올 수 있다.

데카르트가 만들어내고 록펠러 대학교가 이어받아 발전시킨 환원주의라는 이데올로기는 의학이라는 또 다른 종교를 등에 업고 인류의 의식 속에 굳게 자리 잡았다. 이데올로기는 널리 공유되지만 객관적으로 입증되지 않은 가설에 근거하여 인류의 삶을 조작하는 방법이다. 신흥 종교인 현대의학의 주술에 걸린 사람들은 무기력하게 건강에 관한 모든 권한을 의사들에게 위탁해버렸다. 생명에 대한 애정이 전혀 없고 오히려 질병을 만들어내는, 무지와 탐욕에 젖은 주류 의사들에게! 미국식 환원주의 과학은 인간의 몸을 분류하고 연구했지만 정작 자연으로 이어지는 생명에 대해서는 무지하다.

이런 모습은 이전부터 계속되어온 현상이다. 피렌체의 의사인 안토니오 두라치니가 1622년에 시 정부에 보고한 내용에 의하면 "의사들에게 전 재산을 다 바치면서 치료를 받는 사람들이 치료를 전혀 받지 못하는 가난한 사람들에 비해 사망자 수가 더 많다."고 한다[*]. 1905년 앰브로스 비어스는 『악마의 사전』이라는 저서에서 "진단이란 한 손으론 환자의 맥을 짚고, 한 손으론 환자의 지갑을 털어내는 과정"이라고 힐난했다. 그럼에도 불구하고 환자가 요행으로 회복될 경우 그들은 의사 덕분에 회복이 되었다고 믿을 것이다. 이런 현상은 오늘날에는 더 심각하게 발생한다. 대중이 의사들의 세계를 전문가 집단으로 만들어주었기 때문에 그들은 장막 뒤에서 진

---

[*] 기독교의 오랜 경전인 마가복음 5장 25~26절에도 "열두 해를 혈루증(만성 자궁 출혈증)으로 앓아온 한 여인이 있어 많은 의사에게 많은 괴로움을 받았고 가진 것도 다 허비하였으되 아무 효험이 없고 도리어 더 중하여졌던 차에"라고 기록되어 있다. 의사들의 무지와 탐욕은 인류가 역사를 엮어오면서도 아무런 변화가 없는 듯하다. 셰익스피어도 '아테네의 시몬'에서 "의사들을 믿지 말라. 그들은 독약을 주면서 돈을 갈취한다."고 했다. 이 같은 진실을 알고 있던 엘리자베스 1세 여왕은 죽어가면서까지 의사들의 치료를 거부했다고 한다.

단에 부담을 느끼지 않는다. 오로지 기계에 의해 나타나는 수치로만 진단을 내리고 설령 그 진단이 잘못되었어도 환자와 함께 땅속에 묻히기 때문이다.

그럼에도 이런 잘못된 의학이 오래도록 인류를 기만할 수 있었던 것은 현대의학에 대한 굳어진 신념이 하나의 종교로 자리 잡고 있어 부작용이나 잘못에 대한 지적을 주류 의사들은 결코 받아들이지 않기 때문이다. 전문가 집단이라는 두텁고 높은 벽이 그들의 잘못된 신념과 거짓 연구를 둘러싸고 있다. 현대의학은 왜곡된 유물론을 바탕으로 제약회사라는 대군주의 노예로 전락하면서 약이라는 칼에 미친 악마가 되어 인류를 지배하려고 한다. 그들은 수만 년의 임상 시험을 통해 안전성과 효능이 입증된 음식과 약초에 관한 인류의 지혜를 거부하고, 잘못 배운 지식을 종교적인 집단 사고로 굳히며 백신 접종을 종교 행사로 이용한다. 의료계의 집단 사고는 오류에 대한 책임을 분산시키기 때문에 잘못된 판단이나 세뇌된 내용에 대해 경계심을 늦추게 된다. 따라서 잘못에 대한 지적을 극도로 거부한다. 집단의 사고에 균열이 생기면 존립이 어렵기 때문이다.

잘못된 종교의 허구를 파헤치는데 집중하고 있는 영국의 분자생물학자 리처드 도킨스는 로버트 퍼시그의 말을 인용해 종교적인 집단 사고를 해학적으로 설명한다. "소수가 망상에 시달리면 정신이상자라고 하지만, 다수가 망상에 시달리면 종교라 한다." 이렇게 잘못된 종교는 죽음과 고통으로 이어진다. 무지와 탐욕에 젖은 주류 의사들에 의해 오늘도 중세와 나치 시대에 벌어졌던 죽음의 굿판이 난무하고 있다. 흰 가운을 입은 죽음의 사신에 이끌려 병원을 헤메다가 평생 땀 흘려 모은 재산을 빼앗기고, 마지막으로 안내되는 곳은 고통 속에서 소중한 생명마저 빼앗기게 되는 암 병동, 호스피스다!

사실 그 안을 들여다보면 오직 무지와 탐욕만 있을 뿐 텅 비어 있고, 그들은 자신들의 무지를 가리기 위해 진단에는 거의 도움이 되지 않는 테스트들을 습관적으로 남발한다. 결국 진단에 있어서는 의학적 지식과 경험이 사라지고 기계와 숫자에 의한 잘못된 의학만이 판을 치고 있다. 한마디로 말해 주류 의사들의 기계에 의한 과잉진단과 과잉치료는 무지를 가리고 탐욕을 불태우기 위한 행위다. 이런 현상을 두고 일리노이 의과대학의 로버트 멘델존은 "현대의학은 과학이 아니라 죽음을 불러오는 새로운 종교다. 환자들이 질문을 하면 주류 의사들은 알려고 하지 말고 그냥 나를 따라오라는 말만 한다."고 지적한다. 종교가 죄의식을 심어주어 신도를 자기 종교로 붙들어 매듯이, 현대의학은 병 의식을 심어주어 자기 병원의 고객으로 붙들어 매둔다.

역사를 돌이켜 볼 때 잘못된 종교가 독단론으로 다른 종교를 배척하며 절대적인 믿음을 강요했듯이, 현대의학은 독단론으로 다른 전통의학을 철저히 부정하며 절대적인 신뢰를 강요한다. 잘못된 종교가 교리로 죄인을 양산하며 고문과 협박을 통해 너무도 많은 인류의 생명과 재산을 빼앗아갔듯이, 현대의학은 기계로 인한 정해진 수치로 환자를 양산하며 수술과 거짓 약, 방사선으로 인류의 생명과 재산을 앗아가고 있다. 잘못된 종교가 기적을 소설로 만들어내듯, 현대의학은 암 치료나 이식 수술의 성공을 소설로 만들어내고 있다. 잘못된 종교가 지옥의 공포를 이용하듯, 현대의학은 불치병의 공포를 이용한다. 잘못된 종교의 성직자 집단이 구원을 매개로 권력과 부를 확보한 후 인류를 지배했듯이, 현대의학은 주류 의사 집단이 의료를 매개로 권력과 부를 장악하고 인류를 지배하고 있다. 종교에서의 악마는 박테리아나 바이러스로 대체되었고 영생은 장수 유전자로, 구세주는 백신으로 대체되었다.

이제 현대의학과 주류 의사들은 거짓 의학을 근거로 대중을 상대로 한 강도 행위와 살인극을 중단해야 한다. 물론 이미 탐욕에 젖은 그들에게 자율적으로 중단을 요구하는 것은 공염불임을 안다. 따라서 그들이 펼쳐놓은 추악한 굿판을 엎기 위해서는 규제를 강화하는 길밖에 없다. 첫째, 제약회사가 독립적으로 실시하는 임상 시험을 금지하고 철저히 국가기관이 행하거나 감독을 해야 한다. 둘째, 제약회사가 의과대학에 재정을 기부하거나 교육 자재를 제공하는 것을 금지해야 한다. 제약업체가 원하는 내용으로 의료 교육이 편향될 수 있기 때문이다. 그리고 모든 연구는 어느 단체나 기업으로부터 재정 지원을 받았는지 분명하게 밝혀야 한다. 셋째, 의과대학의 교육 과정에 음식과 약초 등 자연 물질에 대한 교육을 1년 이상 필수 과목으로 포함시켜야 한다. 넷째, TV와 라디오, 신문, 잡지 등 언론을 통한 약 광고를 금지시켜야 한다.** 다섯째, 제약회사와 병원의 회계 기록에 대해서는 철저히 검증해야 하고 국가 예산을 지원받고 있는 대한의사협회와 대한치과의사협회를 국회의 국정조사 기관에 포함시켜야 한다.

** 미국은 1997년 이후 규제 완화 정책에 따라 신문이나 TV 등에 자유롭게 약 광고를 할 수 있다. 우리나라도 케이블TV에서는 아무런 규제 없이 허용되고 있다. 반면 프랑스, 독일 등 유럽 대부분의 나라에서는 전문의약품에 대해서는 일절 광고가 금지되어 있다. 일반의약품뿐만 아니라 생수나 의료기기 등 일반 상품에서도 질병을 치료해준다거나 증상을 완화시켜준다는 내용을 광고에서 금지하는 등 건강 관련 광고를 엄격히 제한하고 있다.

◆ 참고문헌

1장

1) 약이 사람을 죽인다. p26,32,41, 레이 스트랜드 지음, 웅진리빙하우스 2007년 발행
   의사들이 해주지 않는 이야기, p27~29, 린 맥타가트 지음, 진선미 옮김, 허원미디어 2011년 발행.
   국민일보, 2012년 5월 24일, "의료진 과실로 年 4만 명 죽는다……울산의대 교수팀 연구 보고서"
   Life Extension Magazine, March 2003, "Medications side effects"
   http://www.lef.org/magazine/mag2003/mar2003_cover_effects_01.html
   Hazards of "Modern" Medicine, by Barry Charles,
   http://www.vedicvibration.com/Hazards.htm

2) 항암제로 살해당하다(상식편). p81, 후나세 슌스케 지음, 김하경 옮김, 중앙생활사 2007년 발행.
   Doctors Are The Third Leading Cause of Death in the US, Causing 225,000 Deaths Every Year
   http://www.axisofgreed.org/?p=229

3) 나는 현대의학을 믿지 않는다. p39, 로버트 멘델존 지음, 남점순 옮김, 문예출판사 2010년 발행.
   의학의 진실. p184~185, 데이비드 우튼 지음, 윤미경 옮김, 마티 2007년 발행.

4) 의사들이 해주지 않는 이야기. p30.

5) 위험한 의학, 현명한 치료. p22, 25, 45, 56. 김진목 지음, 전나무숲 2009년 발행.

6) 제약회사는 어떻게 거대한 공룡이 되었는가.p364, 재키로 지음, 김홍옥 옮김, 궁리 2008년 발행.
   월간 암 2011년 12월호, 미국 현대의학 의료산업의 현실과 대체요법-1
   http://www.cancerline.co.kr/html/5728.html
   Acupuncture for the Management of Chronic Headache: A Systematic Review.
   http://www.anesthesia-analgesia.org/content/107/6/2038.abstract
   Complementary and Alternative Medicine: a Japanese Perspective
   http://www.ncbi.nlm.nih.gov/pmc/articles/PMC516460/

7) 의사들이 해주지 않는 이야기. p417.
   몸을 살리는 의학, 몸을 죽이는 의학. p245~246, 윤승일 지음, 북라인 2010년 발행.

8) 제약회사는 어떻게 거대한 공룡이 되었는가. p220~221,
   THE PROBLEM
   http://www.stopfdacensorship.org/
   The Food and Drug Administration (FDA) approves drugs largely based on information provided bydrug companies.
   http://www.searcylaw.com/do-you-know/dyk-fda-approval/

9) 배드 사이언스, p255, 벤 골드에이커 지음, 강미경 옮김, 공존 2011년 발행.

10) 당신의 의사도 모르는 11가지 약의 비밀. p275~276, 마이클 머레이 지음, 이영래 옮김, 다산북스 2011년 발행.

11) Hazards of "Modern" Medicine, by Barry Charles,
    http://www.vedicvibration.com/Hazards.htm

12) 당신의 의사도 모르는 11가지 약의 비밀, p20.
    WORLD HEALTH ORGANIZATION ASSESSES THE WORLD'S HEALTH SYSTEMS
    http://www.photius.com/rankings/who_world_health_ranks.html

US slips to 49th in life expectancy: study
http://www.rawstory.com/rs/2010/10/18/slips-49th-life-expectancy-study/

13) 위험한 의학, 현명한 치료. p39.
    The Evolution of Resistance to Penicillin, by Susan Streble.
    http://webpub.allegheny.edu/employee/r/rmumme/FS101/ResearchPapers/SusanStreble.html

14) 당신의 의사도 모르는 11가지 약의 비밀. p25~27,35.

15) 우리 몸은 석기시대. p193,202, 테트레프 간텐 외 지음, 중앙북스 2011년 발행.

16) 의학상식 대반전. p200, 낸시 스나이더맨, 랜덤하우스코리아 2010년 발행.

17) 아파야 산다. p38, 샤론 모알렘 지음, 김소영 옮김, 김영사 2010년 발행.

18) 닥터스 씽킹. p151~189. 제롬 그루프먼 지음, 이문희 옮김, 해냄 2008년 발행.

19) 독감. p89~94, 지나 콜라타 지음, 안정희 옮김, 사이언스북스 발행.

20) 의사의 반란. P193~198, 신우섭 지음, 에디터 발행

21) 중앙일보, 2004년 4월2일, "PPA 관련 국내 감기약 167종 판매 금지" FDA vs 식약청, p205~210

22) 감기의 과학, p181~182, 188~190, 제니퍼 애커먼 지음, 한세정 옮김, 21세기북스 발행.

23) 한겨레신문. 2013년 1월 8일, 12면, "가습기살균제 성분, 심장 대동맥도 손상" 아이 몸에 독이 쌓이고 있다. p94~95, 임종한 지음, 예담 발행.

24) 의학의 진실. p360~361, 369, 데이비드 우튼 지음, 윤미경 옮김, 마티 2007년 발행.
    현대의학의 역사. p388~398, 제임스 르 파누 지음, 조윤정 옮김, 아침이슬 2005년 발행.
    The Truth on Longer Life Spans
    http://www.livescience.com/10464-truth-longer-life-spans.html

25) 불량의학. p219~226, 크리스토퍼 완제크 지음, 박은영 옮김, 열대림 2006년 발행.
    동아일보, 2011년 8월 8일, 이지은 기자, "쇠락기 걷던 19세기 조선 양반 수명 6년 짧아졌다."
    불량지식이 내 몸을 망친다. p229, 292, 최낙언 지음, 지호 2012년 발행.
    효소가 생명을 좌우한다. p53, 쓰루미 다카후미 지음, 남원우 옮김, BM북스 발행.
    생명을 살리는 북한의 민간요법. p23, 석영환 지음, 평단 발행.

26) 옥수수의 습격. p66~68, 유진규 지음, 황금물고기 2011년 발행.

27) 한국경제, 2011년 7월 5일, [다산칼럼] 제주도의 老人星
    http://cn.moneta.co.kr/Service/paxnet/ShellView.asp?ArticleID=2011070517395905046
    민족의학신문. 2010년 09월 04일, "줄기와 한의학, 그리고 우리" http://www.mjmedi.com/news/articleView.html?idxno=19721

28) The Fallacy Of Increased Life Expectancy
    http://www.selfgrowth.com/articles/the-fallacy-of-increased-life-expectancy
    Life expectancy
    http://en.wikipedia.org/wiki/Life_expectancy

29) 동아일보 2013년 7월 15일, "노인 사망 전 평균 8년간 병치레. 기대수명과의 격차 줄여라." http://news.donga.com/3/all/20130715/56448807/1
    과잉진단, p23, 길버트 웰치 지음, 홍영준 옮김, 진성북스 발행.

30) 아파야 산다. p234.
    Fix Our Genes – The search for Human truth.
    http://www.fixourgenes.com/

31) 항암제로 살해당하다. p172.
    아파야 산다. p231~236, 샤론 모알렘 지음, 김소영 옮김, 김영사 2010년 발행.

32) 미국의 소리, 2010년 7월 5일, 조은정 기자, "미 연구진 장수 유전자 발견"
    불량의학. p229.
    Thomas Perls: Longevity researcher
    http://edition.cnn.com/2001/CAREER/jobenvy/08/27/thomas.perls.focus/index.html

33) 헬스코리아 뉴스, 2010년 7월 10일, "100세 장수 연구 결과에 논란"
    http://www.hkn24.com/news/articleView.html?idxno=51524
    'Longevity gene' is a mirage
    http://www.abc.net.au/science/articles/2011/09/22/3323355.htm
    'Longevity gene' is nothing of the sort
    http://www.tgdaily.com/general-sciences-features/58617-longevity-gene-is-nothing-of-the-sort

34) 세계 파이낸스, 2011년 10월 27일, "'백세 노인들' 백 명 게놈 분석하면 상금이 113억"
    http://fn.segye.com/articles/article.asp?aid=20111027001690&cid=0501030000000

35) 환경의 역습. 138~140, 박정훈 지음, 김영사 2004년 발행.

2장

1) 나는 고백한다. 현대의학을, p84~86, 253~272, 아툴 가완디 지음, 소소 2003년 발행.
   위대한, 그러나 위험한 진단. p359~360, 리사 샌더스 지음, 장성준 옮김, 랜덤하우스 2010년 발행.
   Changes in Rates of Autopsy-Detected Diagnostic Errors Over Time
   http://jama.ama-assn.org/content/289/21/2849.full
   Sudden Death in Young ComPETitive Athletes
   http://jama.ama-assn.org/content/276/3/199

2) 교실 밖 과학 이야기. p279. 진정일 지음, 양문 발행.

3) 의사들이 해주지 않는 이야기. p88.
   Ultrasound: Sonogram
   http://www.americanpregnancy.org/prenataltesting/ultrasound.html
   The Dangers of Prenatal Ultrasound
   http://www.unhinderedliving.com/pultra.html

4) 의사들이 해주지 않는 이야기. p82, 85.

5) Intrapartum Fetal Monitoring. http://www.patient.co.uk/doctor/Intrapartum-Fetal-Monitoring.htm#

6) 의사들이 해주지 않는 이야기. p89.

7) 과잉진단. p206~207, 길버트 웰치 지음, 홍영준 옮김, 진성북스 발행.

8) 의사들이 해주지 않는 이야기. p50~55.
   미국 의학계가 감춘 진실. p205, S. J. 호트 지음, 건강신문사 2009년 발행.
   Side Effects Of X Rays
   http://www.healthmattersinside.com/side-effects-of-x-rays/

9) 의사들이 해주지 않는 이야기. p102~104.
   나는 현대의학을 믿지 않는다. p226.
   Myths and Truths, about Down Syndrome
   http://www.ndss.org/index.php?option=com_content&view=article&id=59&Itemid=76

10) 의학 상식 대반전. p27~28.
    How dangerous are CT scans?
    http://stvincentsdarlinghurstmalenurses.blogspot.com/2010/04/how-dangerous-are-ct-scans.html

11) 위험한 의학, 현명한 치료. p110.
    의사들이 해주지 않는 이야기. p61~63.
    제약회사는 어떻게 거대한 공룡이 되었는가. p409.
    SIDE EFFECTS OF SCREENING COLONOSCOPIES
    http://fibermenace.com/crc/crc_side_effects.html

12) REUTERS, Nov 28, 2007, by Gene Emery, "Excessive CT scans pose radiation risk: doctors"
    http://www.reuters.com/article/2007/11/28/us-cancer-ct-idUSN2859987220071128
    더러운 손의 의사들. p196, 제롬 캐시러 지음, 양문 2008년 발행.
    항암제로 살해당하다(상식편). p53,55.

13) 메디잡코리아, "사용 많아지는 조영제 그 불편한 진실" http://www.jobkr.kr/150559
    NSF a Serious MRI Gadolinium Side Effect
    http://MRI-dye-recall.com/gadolinium_side_effects

14) 과잉진단. p85.

15) 조금 지저분하게 살면 면역력이 5배 높아진다. p244~248, 후지타 고이치로 지음, 노경아 옮김, 예인 발행.

3장

1) 나는 현대의학을 믿지 않는다. p89~92.
   위험한 의학, 현명한 치료. p61~62.
   위대한, 그러나 위험한 진단. p184.

2) 의사들이 해주지 않는 이야기. p370.
   몸을 살리는 의학, 몸을 죽이는 의학. p213~216.

3) 이브의 몸. p133, 메리앤 J. 리가토 지음, 사이언스북스 2004년 발행.
   Surgical Menopause is a Lie
   http://www.thecompounder.com/alternative-treatments/hormone-imbalance/hysterectomies-a-lies

4) 의사들에게는 비밀이 있다. p166~168, 데이비드 뉴먼, 김성훈 옮김, 알에이치코리아 발행.

5) 현대의학의 위기. p193, 멜빈 코너 지음, 소의영 옮김, 사이언스 북스 발행.
   위대한, 그러나 위험한 진단. p109.

6) 의사들이 해주지 않는 이야기. p352, 354.

7) 의사는 수술 받지 않는다. p82, 김현정 지음, 느리게읽기 발행.

8) 의사들이 해주지 않는 이야기. p355.
   건강, 음식, 질병에 관한 오해와 진실. p149, 콜린 캠벨, 토마스 캠벨 지음, 열린과학 2010년 발행.

나는 현대의학을 믿지 않는다. p100~105.
당신의 의사도 모르는 11가지 약의 비밀. p27.
Avoid heart disease
http://www.healingdaily.com/conditions/heart-disease.htm

9) 의사들이 해주지 않는 이야기. p48~49, 355~356.
   건강, 음식, 질병에 관한 오해와 진실. p149.

10) 의사들이 해주지 않는 이야기. p397.

11) The New England journal of medicine. 11/1992; 327(19):1329-35. "Predictors of long-termoutcome after percutaneous balloon mitral valvuloplasty"
    건강, 음식, 질병에 관한 오해와 진실. p150.

12) 헬스코리아 뉴스, 2008년 05월 16일, "바이엘 '트라시롤' 아웃 오브 어메리카"
    Aprotinin http://en.wikipedia.org/wiki/Aprotinin

13) Second Opinion: Is it desirable? Issues Med Ethics.1997 Jul-Sep;5(3)
    http://www.issuesinmedicalethics.org/053mi075.html
    "Angioplasty - The Blocked Drain Theory" What Doctors Don't Tell You (Volume 4, Issue 2)
    http://www.healthy.net/Health/Article/Angioplasty_The_Blocked_Drain_Theory/3615/1-3

14) Herniated Disc and Sciatica Facts
    http://www.clinicalrehabspecialists.com/pain_disc.asp

15) 닥터스 씽킹. p323.
    http://blog.joinsmsn.com/kojokw/9602976 고종관 기자, "디스크질환 수술 않고 한방치료 뒤 95% 좋아져"

16) 병원장사, p23~29, 김기태 지음, 씨네21북스 발행.

17) 의사는 수술 받지 않는다. p72, 124.

18) 의사들이 해주지 않는 이야기. p358.
    몸을 살리는 의학, 몸을 죽이는 의학. p83.
    Even If MRI Negative Do Herniated Disc Surgery
    http://exercisesforaherniateddisc.com/even-if-MRI-negative-do-herniated-disc-surgury.html

19) 의사들에게는 비밀이 있다. p30~34.
    과잉진단. p85~86.

20) 닥터스 씽킹. p317~328.
    Lumbar Herniated Disc Surgery
    http://www.herniated-disc-pain.org/lumbar-herniated-disc-surgery.html

21) 건강, 음식, 질병에 관한 오해와 진실. p190~191.

22) The Guardian, 8 February 2011, by Sarah Boseley, "The truth about breast cancer"
    http://www.guardian.co.uk/society/2011/feb/08/breast-cancer-one-in-eight
    The Breast Cancer Statistics
    http://www.winabc.org/the-breast-cancer-statistics.htm

23) 중앙일보, 2011년 3월 24일, "긴급 점검, 건보 적자 1조원 시대 검사 왕국"

24) 의사들이 해주지 않는 이야기. p.361, 362.

25) 의사들이 해주지 않는 이야기. p363~365.
    Rethinking Screening for Breast Cancer and Prostate Cancer
    http://jama.ama-assn.org/content/302/15/1685.abstract

26) 먹고 마시고 숨 쉬는 것들의 반란. p100~107, 샌드라 스타인그래버 지음, 이지윤 옮김, Archive 발행.

27) 의사들이 해주지 않는 이야기. p127.
    건강 백세 시대 내 몸 관리. p228, 김항선 지음, 문무사 2011년 발행.

28) 질병예찬. p185~186.

29) "PSA 검사 BRCA 변이 가진 남성에 효과적" http://blog.naver.com/luckgalaxy/100122279462

30) Comparative Efficiency of Prostate-Specific Antigen Screening Strategies for Prostate CancerDetection
    http://jama.jamanetwork.com/article.aspx?articleid=193091

31) 한겨레신문, 2009년 10월 19일. 김양중 기자, "비싸도 자주하면 안심? 암검진법을 검진한다"

32) Prostate Cancer Screening Has Zero Benefit, Concludes 20-Year Study,
    http://www.lewrockwell.com/adams-m/adams-m16.1.html
    The New York Times, October 21, 2009, "Risk seen in breast, prostate cancer screening"

33) New York Times, March 9, 2010, "The Great Prostate Mistake" http://www.nytimes.com/2010/03/10/opinion/10Ablin.html?pa,&_r=0)

34) 건강, 음식, 질병에 관한 오해와 진실. p208~211.
    우유의 역습. p156~157, 162~163, 165~186, 티에리 수카르 지음, 알마 2009년 발행.
    DOES MILK CAUSE PROSTATE CANCER?
    http://drmirkin.com/men/8334.html

35) 의사들이 해주지 않는 이야기. p367.
    건강, 음식, 질병에 관한 오해와 진실. p206.
    The Truth About Prostate Cancer Screening
    http://www.parentgiving.com/elder-care/the-truth-about-prostate-cancer-screening/

36) 항암제로 살해당하다(상식편). p.52,100~101.
    The truth about Green Tea and Prostate Cancer link
    http://www.prostate-treatment-options.com/green-tea-and-prostate-cancer.html

37) 과잉진단. p104~105.

38) 의사들이 해주지 않는 이야기. p409.
    MEDCITY, 2004년 11월 4일, "신장질환은 불치병이 아닙니다."
    http://www.medcity.com/zboard/view.php?id=sinjang&no=111

39) 의사들이 해주지 않는 이야기. p409.

4장

1) 감기에서 백혈병까지의 비밀. p541, 김성동 지음, 건강신문사 2008년 발행.

백신 그리고 우리가 모르는 이야기. p65~66, 125~129, 팀 오시 지음, 오경석 옮김, 여문각 2009년 발행.
나는 고백한다. 현대의학을. p274, 아툴 가완디 지음.
Vaccination Myths
http://www.relfe.com/vaccine.html
부모가 최고의 의사, Vol.01, 2013년 봄, p33.

2) 의사들이 해주지 않는 이야기. p163~165.

3) 파괴의 씨앗, GMO. p327~330. 윌리엄 엥달 지음, 김홍옥 옮김, 도서출판 길 2009년 발행.
Eli Lilly, Zyprexa & The Bush Family The Diseasing Of Our Malaise By Bruce Levine 5-8-4
http://www.rense.com/general52/exc.htm
백신 그리고 우리가 모르는 이야기. p210, 팀 오시 지음, 오경석 옮김, 여문각 발행.
부모가 최고의 의사, Vol.01, 2013년 봄, p43~45.

4) 경향신문, 2010년 1월 13일, "다국적 제약사 신종플루 공포 교묘히 부추겨"

5) 국민일보, 2010년 1월 10일, 문수정 기자, "'플루 백신' 접종 후 임신부 태아 사산"
Vaccinations – Deception and Tragedy
http://www.shirleys-wellness-cafe.com/flu.htm

6) 질병예찬, p233, 베르트 에가르트너 지음, 성균관대 출판부 2009년 발행.
약, 먹으면 안 된다, p131, 후나세 슌스케 지음, 강봉수 옮김, 중앙생활사 발행.

7) 백신 그리고 우리가 모르는 이야기. p206~207,218.
Political Lies and Media Disinformation regarding the Swine Flu Pandemic
http://globalresearch.ca/index.php?context=va&aid=13633

8) Daily Express, February 5, 2010, "Swine Flu Scandal – UK Government Squandered Billions"
http://www.theoneclickgroup.co.uk/news.php?id=4285#newspost
Vaccinations – Deception and Tragedy
http://www.shirleys-wellness-cafe.com/flu.htm

9) 위험한 의학, 현명한 치료. p114.
MBC TV, 2012년 11월 15일, [집중취재] "신종플루 치료제 '타미플루' 약효 과대평가?" http://imnews.imbc.com/replay/nwdesk/article/3182346_5780.html 예방접종 어떻게 믿습니까, p235.

10) Critics ask why flu shot doesn't match strain.
http://www.wnd.com/2004/01/22843/

11) 질병예찬. p60~67.
나는 현대의학을 믿지 않는다. p221.
의사들이 해주지 않는 이야기. p166.

12) 백신 그리고 우리가 모르는 이야기. p21~24.
Vaccination Myths
http://www.relfe.com/vaccine.html

13) 의사들이 해주지 않는 이야기. p.185.
감기에서 백혈병까지의 비밀. p492.
백신 그리고 우리가 모르는 이야기. p77~78.
Vaccination Myths, Contradictions between Medical Science and Immunization Policy. http://www.relfe.com/vaccine.html

14) 백신, 그리고 우리가 모르는 이야기. p10~11.

History of poliomyelitis
http://en.wikipedia.org/wiki/History_of_poliomyelitis

15) NEWSIS, 2011년 1월 25일, 우동성 기자, "빌 게이츠, '소아마비 박멸이 나의 최우선 과제'"
Los Angeles Times, February 9, 2011, By Wendy Orent, "The polio virus fights back"
Don't let polio eradication slip away again
http://www.newscientist.com/article/mg20928050.100-dont-let-polio-eradication-slip-away-again.html?page=1

16) 감기에서 백혈병까지의 비밀. p459.
백신 그리고 우리가 모르는 이야기. p20~21.

17) 감기에서 백혈병까지의 비밀. p460.
백신 그리고 우리가 모르는 이야기. p71.
Pharmaceutical industry
http://www.sourcewatch.org/index.php?title=Pharmaceutical_industry

18) 의사들이 해주지 않는 이야기. p182.

19) HISTORICAL FACTS EXPOSING THE DANGERS AND INEFFECTIVENESS OF VACCINES
http://www.vaclib.org/sites/debate/web2.html
백신접종을 하지 말아야 하는 이유.
http://dreamdash.wordpress.com/2011/02/09/

20) 백신 그리고 우리가 모르는 이야기. p28~29.
Homeland Security Bill Assailed by Public Health Expert: Says Vaccine Policy Pork Reflects FourthReich Mentality
http://usa-exile.org/archive/vaccinesvaccines.html

21) The New York Times. October 7, 2003. by RICHARD PEREZ-PENA, "Refusal of Vaccination Citedin Whooping Cough Outbreak"
질병예찬. p124~125.

22) Vaccination Myths and Truths, by Global Research, August 3, 2009.
http://globalresearch.ca/index.php?context=va&aid=14618
Politicol News, October 14, 2011, Swine Flu Side Effects Making the World Afraid of N1H1 Vaccin
http://www.politicolnews.com/swine-vaccine-feared-by-world/
예방접종 어떻게 믿습니까. p39, 스테파니 케이브 지음, 차혜경 편저, 바람 발행.
부모가 최고의 의사. Vol. 02, 2013년 여름. p39

23) 질병예찬. p133, 138.

24) God As Modern Medicine - The Church of Allopathy
http://curezone.com/forums/fm.asp?i=1523061
Modern Medicine: The New World Religion
http://www.mnwelldir.org/docs/editorial/modern_medicine.htm

25) 예방접종 어떻게 믿습니까. p61, 181~182, 220~221.

26) 배드 사이언스. p374.
슈퍼마켓이 우리를 죽인다. p89~90, 낸시 드빌 지음, 기린원 2008년 발행.
US Government In US$20 million Legal Settlement For Vaccine Caused Autism Case, September 21, 2010 by ChildHealthSafety http://childhealthsafety.wordpress.com/2010/09/21/us20m-hannah-poling-vaccine-autism-case/

Your Child. Your Future. Your Choice. http://vran.org/in-the-news/the-hannah-poling-case-the-us-government-concedes-vaccine-autism-link/
부모가 최고의 의사. Vol.01 2013년 봄. p53~54, 58.

27) 제약회사는 어떻게 거대한 공룡이 되었는가. p328~329.

28) 배드 사이언스. p361~410.
    연합뉴스, 2010년 5월 25일, "영, 웨이크필드 의사 자격 박탈"
    The end of the autism/vaccine debate?
    http://edition.cnn.com/2010/HEALTH/09/07/p.autism.vaccine.debate/index.html

29) 감염. p42~47, 제럴드 N. 캘러헌 지음, 세종서적 2010년 발행.
    Healthy horrors: the benefits of parasites, by brown on 23 August 2011.
    http://www.scienceinschool.org/2011/issue20/horrors

30) 중앙일보, 황운하 기자, 2011년 10월 17일, "뚱뚱한 엄마는 저체중아 낳아...그 아이는 천식, 아토피로 고통"

31) 감기에서 백혈병까지의 비밀. p474~475.
    The SV40 Virus: Has Tainted Polio Vaccine Caused An Increase in Cancer?
    http://www.nvic.org/nvic-archives/testimony/testimonysPETember102003.aspx

32) 불량의학. p125.

33) 과잉진단. p141~142.

34) The Great HPV Vaccine Hoax Exposed
    http://www.naturalnews.com/Report_HPV_Vaccine_0.html
    HPV Vaccine - Questions &Answers
    http://www.cdc.gov/vaccines/vpd-vac/hpv/vac-faqs.htm
    약업신문, 2011년 10월 26일, "미, CDC, '가다실' 11~12세 사내아 접종 권고"

35) 자궁경부암 예방 접종 하세요
    http://euphrates.blog.me/150119431021
    세계일보, 2009년 9월 30일, 조풍연 기자, "영, 자궁경부암 백신 안전성 논란"
    오마이뉴스, 2013년 6월 21일, "부작용 논란 자궁경부암 백신... 국내도 발칵" http://www.ohmynews.com/NWS_Web/View/at_pg.aspx?CNTN_CD=A0001878308&CMPT_CD=P0001

5장

1) 김형희 산야초, "암조직검사, 암조기 검사, 오진율 높다." http://blog.daum.net/amunabaraba/13739565
   The New York Times, October 21, 2009, "Risk seen in breast, prostate cancer screening"
   JAMA. 1998 Oct 14;280(14):1245-8. "Autopsy diagnoses of malignant neoplasms: how often areclinical diagnoses incorrect?"
   http://www.ncbi.nlm.nih.gov/pubmed/9786374

2) 건강상식 오류사전. p211~216, 우도 폴모 지음, 이혜원 옮김, 경당 2006년 발행.

3) 의사들이 해주지 않는 이야기. p107.
   위험한 의학, 현명한 치료. p109.

4) 의사들이 해주지 않는 이야기. p107.
   위험한 의학, 현명한 치료. p109.

의사들에게는 비밀이 있다. p64~76, 83~88,165~166.
건강검진, 종합검진 함부로 받지 마라 p5~6, 20~21, 이충원 지음, 좋은땅 발행.

5) 의, 약으로 못 고친 병 음식으로 고친다. p30, 박상복 편저, 건강신문사 2007년 발행.
항암제로 살해당하다. p51.
약을 끊어야 병이 낫는다. p31, 아보 도오루 지음, 부광출판사 2004년 발행.

6) 중앙일보, 2013년 8월 1일, "'암입니다.' 과잉진단이 과잉공포 불러"

7) 건강 백세시대 내 몸 관리. p234~251.

8) 건강검진, 종합검진 함부로 받지 마라 p11, 19, 149, 157.
과잉진단. p128~132.
의사들이 말해주지 않는 건강이야기. p177~179, 215~219, 홍혜걸 지음, 비온뒤 발행.

9) 위대한, 그러나 위험한 진단. p299.
Premortem clinical diagnoses and postmortem autopsy findings: discrepancies in critically ill cancerpatients
http://www.biomedcentral.com/content/pdf/cc5782.pdf
조선일보, 1998년 10월 18일, "미 암사망 오진 44%"

10) Nocut News, 2009년 11월 17일, 박종률 특파원, "미 정부의 새로운 유방암 검진지침 논란"
건강 신호등. p433~434, 닉 숄만 외 지음, 비타북스 2010년 발행.

11) 의사들이 해주지 않는 이야기. p121.
The truth about breast cancer and mammography.
http://www.purewatergazette.net/pinkribbons.htm

12) 건강, 음식, 질병에 관한 오해와 진실. p189~190.

13) 건강, 음식, 질병에 관한 오해와 진실. p193.
Hanall 의약 뉴스, 2002년 9월 4일, "유방암 유전자 진단 믿을 수 없다."
http://blog.naver.com/iicah/60091485293
BRCA Genetic Testing: What You Need to Know
http://www.everydayhealth.com/breast-cancer-awareness/brca-gene.aspx

14) 한국일보, 2011년 1월 5일, 권대익 기자, "삼성서울병원(1) 유전성 유방암"
BBC News Health, 6 July, 2010, "Men with faulty gene 'carry breast cancer risk"
비타민2, p237, KBS 2TV 비타민 제작팀, 동아일보사 2006년 발행.

15) Bio-Medicine, June 1, 2011, University of Pennsylvania School of Medicine.
http://www.bio-medicine.org/biology-news-1/Women-with-BRCA-mutations-can-take-hormone-replacement-therapy-safely-after-ovary-removal-19573-1/
대한의사협회 Doctor's News, 2010년 5월 12일, 송성철 기자, "암 환자가족 유전자 검사 필수"

16) 이브의 몸. p371~372.
KRAS as a Target
http://www.curetoday.com/index.cfm/fuseaction/article.show/id/2/article_id/944

17) NYT, 14 December, 2011, "Gene therapy claimed to have been 'almost unbroken failure'"

18) 거짓말을 파는 스페셜리스트. p69, 데이비드 프리드먼 지음, 지식갤러리 2011년 발행.

6장

1) 탐욕과 오만의 동물실험. p138~139, 레이 그릭 외 지음, 김익현 외 옮김, 다른세상 발행.

2) 실내공기 및 위해성관리. p103~134, 양원호 지음, 집문당 발행.
   콘크리트의 역습. p46~67, 후나세 슌스케 지음, 박은지 옮김, 마티 발행.
   KBS 뉴스, 2012년 7월 4일, "오늘 아침 부엌 오염", http://www.youtube.com/watch?v=_xT1eP4NVoM

3) Why?
   http://www.motherjones.com/politics/1994/05/why
   Breast cancer and serum organochlorine residues
   http://oem.bmj.com/content/60/5/348.full

4) 아주 중요한 거짓말. p274.

5) 의사들이 해주지 않는 이야기. p310.
   현대의학이 숨기고 있는 암치료. p20,23,24, 카와키 세이치, 스리모리 겐지 지음, 버들미디어 2009년 발행.
   불량식품이 내 몸을 망친다. p179, 253~257, 최낙언 지음, 지호 발행.

6) 의사들이 해주지 않는 이야기. p307~311.
   화학으로 이루어진 세상. p289. 메데페셀 헤르만 외 지음, 권세훈 옮김, 에코리브르 2007년 발행.
   현대의학의 역사. p189~193, 206, 434~436.

7) The Independent, by Steve Connor, 8 December 2003, "Glaxo chief : Our drugs do not work onmost patients"
   의사들이 해주지 않는 이야기. p28.

8) 스티브 잡스. p715~719, 751~766, 843~870, 월터 아이작슨, 안진환 옮김, 민음사 2011년 발행.
   머니투데이, 2012년 1월 6일, "스티브 잡스 사망원인인 '섬세포암'"
   http://mnb.mt.co.kr/mnbview.php?no=20120106164625 46504
   Steve Jobs' Pancreatic Cancer: A Timeline, abc News, Oct. 6, 2011.

9) The New York Times Magazine, October 24, 2012, "The Island Where People Forget to Die"
   http://www.nytimes.com/2012/10/28/magazine/the-island-where-people-forget-to-die.html?pagewanted=all

10) 질병예찬. p284.
    미국 의학계가 감춘 진실. p32, S. J. 호트 지음, 김태수 옮김, 건강신문사 2009년 발행.
    월간 암, 2011년 4월 21일, "암을 이겨내는 대체요법, 콜리의 독소요법"

11) Scientists Discover Common Bacteria in Dirt Kills Cancer Tumors
    http://www.truthistreason.net/scientists-discover-common-bacteria-in-dirt-kills-cancer-tumors

12) 경향신문, 2012년 3월 15일, p7(광고), "암세포 열 받으면 죽는다!"
    The Telegraph, March 27, 2012, "How heat helps in cancer treatment"
    http://blogs.telegraph.co.uk/news/judithpotts/100054974/how-heat-helps-in-cancer-treatment/
    체온 1도가 내 몸을 살린다. p34~37, 사이토 마사시 지음, 이진후 옮김, 나라원 발행.

13) 의사의 90%는 암을 오해하고 있다. p17~19, 오카모토 유타가 지음, 김정환 옮김, 싸이프레스 2011년 발행.
    The Body of Lies About Cancer Treatments in America,
    http://sirpabs.ilahas.com/cancer_facts.htm
    A Device to Kill Cancer, Lift Revenue

http://online.wsj.com/article/SB10001424052748703904804575631222900534954.html
Treatment of inoperable carcinoma of bronchus. Lancet. 1975 Dec, http://www.ncbi.nlm.nih.gov/pubmed/53654)

14) 항암제로 살해당하다(상식편). p89~91, 104~105.
의사의 90%는 암을 오해하고 있다. p84~85.
거짓말을 파는 스페셜리스트. p68.
Alternative Cancer Treatment/Cancer Cure/cancer Remedies
http://www.smashcancer.com/2010/08/13/cancer-survival-rates-truth-vs-fiction/

15) 건강 백세시대 내 몸 관리. p247.
Screening has little impact on breast cancer deaths: study.
http://www.reuters.com/article/2011/07/29/us-cancer-breast-screening-idUSTRE76R7XR20110

16) 위대한 자연요법. p92, 김융웅 지음, 토트 발행.

7장

1) 현대의학의 역사. p329.

2) 현대의학의 위기. p281~283.

3) 병원에서 죽는다는 것. p37~38, 131~138, 281, 야마자키 후미오 지음, 김대환 옮김, 상상미디어 2005년 발행.

4) 나는 현대의학을 믿지 않는다. p175.

5) 셀링 사이언스. p68~70, 170, 209~211, 도로시 넬킨 지음, 김명진 옮김, 궁리 2010년 발행.
의사들에게는 비밀이 있다. p43~44.

6) 현대의학의 위기. p203~205.
Heart transplantation
http://en.wikipedia.org/wiki/Heart_transplant
MBN뉴스, 2013년 12월 3일, "심장수술 생존율 부풀려… 논문조작 충격", 한국일보, 2010년 4월 1일, "'심장 카바 수술' 논란 논문 조작 공방으로 확산"

7) 닥터 골렘. p213~214, 헤리 콜린스 외 지음, 이정호 외 옮김, 사이언스북스 2009년 발행.
BBC News, 19 November 2007, "Heart transplants 'always risky'"
The OPALS Major Trauma Study: impact of advanced life-support on survival and morbidity
http://www.cmaj.ca/content/178/9/1141.full

8장

1) 과잉진단. p55~56, 진성북스 발행.

2) 우유의 역습. p221~236.
건강, 음식, 질병에 관한 오해와 진실. p243.
Diabetes and Children - Type 1 Buster Diet
http://ezinearticles.com/?Diabetes-and-Children---Type-1-Buster-Diet&id=5177499

3) 불량지식이 내 몸을 망친다. 35~36, 최낙언 지음, 지호 발행.

4) Doctor's Lies About Diabetes, http://diabetes-information-network.com/doctor-lies1.htm
http://forums.carm.org/vbb/showthread.php?19978-Seven-Deadly-Diabetes-Lies

5) 우리 몸은 석기시대. p144~145.
8 Health Plans, 2010년 7월호, "놀라운 섬유소, 비만과 당뇨를 막는다"
http://8healthplans.com/HealthMagazines/HMViewMonth.aspx?mID=102179

6) Seven Deadly Diabetes Lies
http://forums.carm.org/vbb/showthread.php?19978-Seven-Deadly-Diabetes-Lies

7) 건강, 음식, 질병에 관한 오해와 진실. p182~184.
당뇨병 식사요법의 역사. 윤미은.
newstart1.com/multibbs/mbbs_file_dwn.php?file_id=260
과잉진단, p53~54, 길버트 웰치 지음, 홍영준 옮김, 진성북스 발행.
Mail Online. Asparagus is latest weapon in the fight against diabetes as study reveals it controls blood sugar, November 21, 2012, http://www.dailymail.co.uk/health/article-2236322/Asparagus--trendy-vegetable-fights-diabetes.html

8) 건강 백세시대 내 몸 관리. p118~119.
For Safety, NHLBI Changes Intensive Blood Sugar Treatment Strategy in Clinical Trial of Diabetes and Cardiovascular Disease http://www.nih.gov/news/health/feb2008/nhlbi-06.htm)

9) 환자의 눈으로 쓴 약 이야기2. p35~36, 정종호 지음, 종문화사 2006년 발행.

10) 더러운 손의 의사들. p82~85.
부정한 동맹. p45~52, 셀던 크림스키 지음, 김동광 옮김, 궁리 2010년 발행.
약이 사람을 죽인다. p92~112.
REZULIN: Fast-Track Approval and a Slow Withdrawal.
http://www.whale.to/drugs/rezulin1.html
Diabetes Drug Rezulin Pulled Off the Market Medication has been linked to 63 deaths.
http://www.something4u.com/diabetes/effects.htm

11) 어모텔러티, p58~61, 캐서린 메이어 지음, 황덕창 옮김, 퍼플카우 발행.
헬스조선, 2008년 1월 9일, "와인, 당뇨병치료제로 부상" http://health.chosun.com/site/data/html_dir/2008/01/09/2008010900464.html)

12) 당신의 의사도 모르는 11가지 약의 비밀. p25.
연합뉴스, 2011년 5월 20일, 안수훈 특파원, "미 당뇨병약 아반디아 1월부터 판매금지"

13) 건강 백세시대 내 몸 관리. p117.
의사를 맹목적으로 믿지 말라!
http://blog.daum.net/mountain-_-/8112343
Anti-diabetic medication
http://en.wikipedia.org/wiki/Anti-diabetic_medication

14) Metformin
http://en.wikipedia.org/wiki/Metformin

15) 현대의학의 역사. p360.
하리하라의 몸 이야기. p156, 270~273, 이은희 지음, 해나무 2010년 발행.

16) 대한당뇨병학회, http://www.diabetes.or.kr/general/counsel/faq_list.php?gubun=6
Diabetes Monitor, July 07, 2002, "A big fat lie? The truth about eating healthy with diabetes"http://www.diabetesmonitor.com/diet-and-lifestyle/diet/healthy-eating-habits.htm

9장

1) 불량음식, p137, 마이클 E. 오크스 지음, 박은영 옮김, 열대림 발행, The Seattle Times, June 26, 2005, "New blood-pressure guidelines pay off — for drug companies" http://seattletimes.com/html/health/sick1.html. Cholesterol Guidelines A Gift For Merck, Pfizer https://groups.google.com/forum/#!topic/sci.med.nutrition/NXDiNUcWodE

2) 현대의학의 역사. p175~178.

3) 불량음식, p142~144, 마이클 E 오크스 지음, 박은영 옮김, 열대림 2008년 발행.

4) 한겨레21. 2007년 3월 27일, "아스파탐 게이트"
Aspartame - History of Fraud and Deception
http://www.mercola.com/article/aspartame/fraud.htm

5) Skinny Bitch, p17, 조지 프리드먼, 킴 바누인 지음, 밀리언하우스 2008년 발행.
음식혁명. p391. 존 로빈스 지음, 시공사 2011년 발행.
밥상의 유혹. p109, 이승남 지음, 경향미디어 2010년 3월 발행.

6) 100년 동안의 거짓말. p132, 랜덜 피츠제럴드 지음, 시공사 2007년 발행.
생존의 밥상. p63. 김수현 지음, 넥서스북스 2009년 발행.
화학의 변명1, p96~101, 존 엠슬리 지음, 허훈 옮김, 사이언스북스 2000년 발행.
Side Effects of Aspartame in Flavoured Water
http://www.ehow.com/about_5049844_side-effects-aspartame-flavoured-water.html
NCL Study Links Aspartame To Leukemia/Lymphoma
http://dorway.com/ncl-study-links-aspartame-to-leukemialymphoma/

7) 몬산토. p303, 마리 모니크 지음, 이선혜 옮김, 이레 2009년 발행.
100년 동안의 거짓말. p93, 132~133.
건강 백세시대 내 몸 관리. p69~73.

8) The New York Times, February 12, 2006, "The Lowdown on Sweet?"
http://www.nytimes.com/2006/02/12/business/yourmoney/12sweet.html?_r=1&pagewanted=all

9) 소금의 역습. p85.
인체 내 염분 함량 적을 경우 병에 대한 저항력 저하
http://cafe.naver.com/sokum62/560

10) 불량음식. p145~148.
Intersalt: an international study of electrolyte excretion and blood pressure.
http://www.ncbi.nlm.nih.gov/pmc/articles/PMC1834069/?tool=pmcentrez

11) 조선일보, 2011년 5월 일, 신범수 기자, "건강한 사람은 좀 짜게 먹어도 될까?"
죽은 의사는 거짓말을 하지 않는다. p94~96, 월렉 지음, 박우철 옮김, 꿈과 의지 2009년 발행.

12) Low salt diet does not reduce heart disease, study finds. by Mary West.
http://www.naturalnews.com/032394_low_salt_diet_blood_pressure.html
It's Time to End the War on Salt.
http://www.scientificamerican.com/article.cfm?id=its-time-to-end-the-war-on-salt

13) 국민일보 쿠키뉴스, 2011년 9월 22일, 박주호 기자, "국산 천일염으로 혈압 낮춘다?"

14) 헬스조선, 2011년 2월 18일, 김민정 기자, "소금, 너무 안 먹어도 병? 저나트륨혈증"
신장병. p17,41, 이태원 지음, 흥신문화사 2011년 발행.

Salt Deficiency: The Cause Of Many Serious Diseases
http://www.shirleys-wellness-cafe.com/salt.htm

15) 독성프리. p 33. 데브라 린 데드 지음, 제효영 옮김, WILLCOMPANY 발행

16) BMJ 2007; 334 doi: 10.1136/bmj.39147.604896.55 (Published 26 April 2007)
http://www.bmj.com/content/334/7599/885.full
미국 의학계가 감춘 진실. p20, 호트 지음, 김태수 옮김, 건강신문사 2009년 발행.

17) 현대의학의 역사. p182.

18) 의사들이 해주지 않는 이야기. p43.
What is normal blood pressure?
http://blog.naver.com/rich3582/150025909434

19) 시사코리아, 2012년 1월 2일, 고승주 기자, "내 나이에 이럴 때가 아닌데/때 아닌 불청객 '발기부전'"

20) 건강 백세 시대 내 몸 관리. p74.
몸을 살리는 의학, 몸을 죽이는 의학. p255.

21) 약을 끊어야 병이 낫는다. p87~88,190. 아보 도오루 지음, 저영렬 옮김, 부광 2009년 발행.

22) 의사들에게는 비밀이 있다. p279.

23) 약이 사람을 죽인다. p162~164.
연합뉴스, 1998년 6월 9일. "로슈사, 고혈압 치료제 포시코르 회수"

24) New York Times, November 28, 2008, "The Evidence Gap: THE MINIMAL IMPACT OF A BIG HYPERTENSION STUDY"

10장

1) 건강 백세시대 내 몸 관리. p51.
Health Risks of ObesityHealth Complications, Dangers For Mild and Severe Obese Patients
www.annecollins.com/obesitt/risks-of-obesity.htm

2) 강요된 비만. p38~39. 프란시스 들프슈 외 지음, 부희령 옮김, 거름 발행.

3) 거짓 나침반. p368~369. 셸던 램튼 외 지음, 정병선 옮김, 시울 2006년 발행.
Noble, H. B. "Hailed as a Surgeon General, Koop criticized on web ethics." New York Times,September 4, 1999.
Noble, H. B. "Koop Criticized for Role in Warning on Hospital Gloves." New York Times, October 29,1999.
환경호르몬의 반격. p182, D. 린드세이 벅슨 지음, 아롬미디어 2007년 발행.
더러운 손의 의사들. p91~92. 제롬 캐시러 지음, 최보문 옮김, 양문 2008년 발행.
100년 동안의 거짓말. p190~198.

4) 더러운 손의 의사들. p68~69.

5) 거짓말을 파는 스페셜리스트. p95.
Agreed Statistics: Measurement Method Comparison
http://journals.lww.com/anesthesiology/Fulltext/2012/01000/Agreed_Statistics__Measurement_Method_Comparison.29.aspx

6) 느린 것이 아름답다. p194, 칼 오너리 지음, 박웅희 옮김, 대산출판사 2005년 발행.
   마황, 에페드라, 몰몬티, 조인트파인
   http://bluefelix.blog.me/100138798602

7) 나는 고백한다. 현대의학을. p231,
   닥터. 디톡스. p29~30, 이영근 외 지음, 소금나무 2011년 발행.

8) 건강, 음식, 질병에 관한 오해와 진실. p121~127, 272,
   불량의학. p42~47,
   New York Times, by Gary Taubes, July 07, 2002, "What if It's All Been a Big Fat Lie?"

9) 음식혁명, p87,92,
   The New York Times, By Gary Taubes, July 07, 2002, "What if It's All Been a Big Fat Lie?"
   http://jan.ucc.nau.edu/exs150-p/150HONYtimes.pdf

10) 몸을 살리는 의학, 몸을 죽이는 의학. p113~114,
    닥터. 디톡스. p29~31,

11) 제약회사는 어떻게 거대한 공룡이 되었는가. p75,

12) 「비만 치료제, 이제는 말할 수 있다-3」 우리나라 비만 약물시장의 흐름을 살펴보면"
    http://blog.naver.com/pro_diet/80101078382
    Pen Phen Nation
    http://www.pbs.org/wgbh/pages/frontline/shows/prescription/hazard/fenphen.html
    동아일보, 007년 7월 25일, 하임숙 기자, "비만치료는 괴로워"
    이브의 몸. p382, 메리앤 리가토 지음, 임지원 옮김, 사이언스 북스 2004년 발행.

13) 슈퍼마켓이 우리를 죽인다. p264~280,
    Trimspa Side Effects
    http://www.livestrong.com/article/16532-trimspa-side-effects/
    The Cortisol-Weight Loss Controversy
    http://thyroid.about.com/od/loseweightsuccessfully/a/cortisol.htm

14) 독소, 죽음을 부르는 만찬. p141~142, 윌리엄 레이몽, 이희정 옮김, 랜덤하우스 2008년 발행.
    건강 백세 시대 내 몸 관리. p98,

15) 보건복지가족부, p19~20, 2009년 12월, "비만 바로 알자."

16) 서울경제신문, 2009년 3월 11일, 양철승 기자, "비만도 감기처럼 감염된다"

17) 독소, 죽음을 부르는 만찬. p127, 145,

18) 이브의 몸. p136~140,
    대한내분비학회; 제22권 제5호, 2007년, 김용운, "렙틴 저항성"

19) Skinny Bitch. p54~55,
    Low Carbohydrate Diet May Reverse Kidney Damage In Diabetes
    http://www.medicalnewstoday.com/releases/222845.php

20) 잡식동물의 딜레마, p34~35, 119~121, 153, 마이클 폴란 지음, 조윤정 옮김, 다른 세상 2008년 발행.
    Dangers of High Fructose Corn Syrup - HFCS
    http://www.knowthelies.com/?q=node/1409
    Cola: Sweet Lies, Bitter Truth
    http://ezinearticles.com/?Cola:-Sweet-Lies,-Bitter-Truth&id=6248566

11장

1) 콜레스테롤은 살인자가 아니다. p41~43, 우패 리본스코프 지음, 김지원 옮김, 애플북스 발행.

2) 콜레스테롤은 살인자가 아니다. p47~52, 62~76, 88~93.

3) 슈퍼마켓이 우리를 죽인다. p148.
   A Summary of Good Calories, Bad Calories by Gary Taubes
   http://gutsandblackstuff.com/2010/04/12/a-summary-of-good-calories-bad-calories-by-gary-taubes/

4) 의사들이 해주지 않는 이야기. p6, 135, 137.
   당신의 의사도 모르는 11가지 약의 비밀. p167, 170.
   현대의학의 역사. p399~412, 417, 421, 428~433, 제임스 르 파누 지음, 조윤정 옮김, 아침이슬 2005년 발행.
   New York Times, July 7, 2002, By GARY TAUBES, What if It's All Been a Big Fat Lie?
   http://jan.ucc.nau.edu/exs150-p/150HONYtimes.pdf
   Dispel the Myth: High Cholesterol is not to Blame for Heart Disease.
   http://www.naturalnews.com/025891_cholesterol_high_disease.html

5) 화학의 변명2. p23~24, 존 엠슬리 지음, 허훈 옮김, 사이언스북스 2000년 발행.

6) 월간 암, 2011년 8월 25일, "콜레스테롤 수치와 암 발생 위험"

7) 마이클 폴란의 행복한 밥상. p54~57, 다른 세상 2009년 발행.

8) Women with high cholesterol live longer, have fewer heart attacks and strokes.
   http://www.naturalnews.com/033975_high_cholesterol_heart_attacks.html

9) 한겨레21, 2003년 10월 2일, 김수병 기자, "자살충동 잠 재운다"

10) 질병판매학. p53~55, 레이 모히니언, 앨런 커셀스 지음, 알마 2006년 발행.

11) 의사들이 해주지 않는 이야기. p138~141.
    당신의 의사도 모르는 11가지 약의 비밀. p175.

12) 의사들이 해주지 않는 이야기. p146~148.

13) 건강 백세시대 내 몸 관리. p274.
    CLEAN. p64, 378, 알렉한드로 융거 지음, 쌤앤파커스 2010년 발행.
    의사들이 해주지 않는 이야기. p148.
    100년 동안의 거짓말. p299~300.

14) 위험한 의학, 현명한 치료. p46~47.
    의사들이 해주지 않는 이야기. p141.
    질병판매학. p32, 45, 47.
    당신의 의사도 모르는 11가지 약의 비밀. p126.
    연합뉴스, 2005년 3월 11일, "제약업계 돈받은 미 NIH 연구원들 아직..."

15) 밥상의 유혹. p222.
    당신의 의사도 모르는 11가지 약의 비밀. p24, 177.
    How many prescribed medications does the average U.S person take per day?
    http://www.chacha.com/question/how-many-prescribed-medications-does-the-average-u.s-person-take-per-day

12장

1) 건강, 음식, 질병에 관한 오해와 진실. p140~141.
   현대의학의 역사. p405~406.
   고통 받는 환자와 인간에게서 멀어진 의사를 위하여. p205~206, 에릭 J. 카셀 지음, 코기토 2002년 발행.

2) The Truth about Taking Aspirin for your Heart
   https://secure.eznettools.net/D305742/X367201/science/health-issues/aspirin-rebound.html

3) 내 몸 사용설명서. p37, 74, 317, 마이클 로이젠, 메멧 오즈 지음, 김영사 2007년 발행.
   Stroke prevention,
   http://www.healingdaily.com/conditions/stroke-prevention.htm

4) 닥터스 씽킹. p193.

5) What different modalities are available to provoke motility disorders and chest pain?
   http://www.hon.ch/OESO/books/Vol_4_Prim_Motility/Articles/ART366.HTML

6) 당신의 의사도 모르는 11가지 약의 비밀. p174~175, 177.
   제약회사는 어떻게 거대한 공룡이 되었는가. p411.
   거짓말을 파는 스페셜리스트. p57~58.

7) 의사들에게는 비밀이 있다. p266~270.

8) 더러운 손의 의사들. p195.
   KoreaDaily 뉴스, 2011년 7월 2일, "부당의료행위 혐의 문채현씨 부인"

9) CLEAN. p78, 81.

10) 환경호르몬의 반격. p139~142.
    환경의 역습. p208~230.
    의사들이 해주지 않는 이야기. p321~326, 331~332.
    슬로우 데스. p220, 릭 스미스, 브루스 루리에 지음, 동아일보사 2011년 발행.
    A Bill Has Been Passed To Ban Mercury Amalgam Fillings in California
    http://www.wicfs-me.org/mercury_ban.htm

11) 환경호르몬의 반격. p443.
    환경의 역습. p208~249.
    Will We Ever Know the Truth About Amalgam?
    http://dentistry.about.com/b/2010/01/06/will-we-ever-know-the-truth-about-amaglam.htm
    THE REAL SCIENTIFIC TRUTH OF AMALGAM.
    http://www.laleva.cc/choice/mercury_cronicdis.html

13장

1) 건강, 음식, 질병에 관한 오해와 진실. p221.

2) 건강, 음식, 질병에 관한 오해와 진실. p222~224.
   우유의 역습. p209.

3) 위대한 환자와 위험한 의사들. p207~217, 외르크 치틀라우 지음, 박규호 옮김, 뜨인돌 발행.

4) 우리집 주치의 자연의학. p207~208, 이경원 지음, 동아일보사 2010년.

5) 제약회사는 어떻게 거대한 공룡이 되었는가. p42, 89, 155~186, 391, 405.
청부과학. p233~238. 데이비드 마이클스 지음. 이마고 2009년 발행.
배드 사이언스. p.275~277.
Vioxx linked to thousands of deaths
http://www.msnbc.msn.com/id/6192603/ns/health-arthritis/t/report-vioxx-linked-thousands-deaths/#.TtroEbLhFRM

6) 연합뉴스 보도자료. 2011년 8월 31일, "타이레놀 말처럼 안전한가"
Side Effects of Tylenol - for the Consumer
http://www.drugs.com/sfx/tylenol-side-effects.html

7) 건강 백세시대 내 몸 관리. p162~163.
머니투데이, 2010년 2월 2일, "2800억 시장 글루코사민 관절염 효과 입증 안돼"
Glucosamine and Chondroitin for Arthritis: Benefit is Unlikely
http://www.quackwatch.com/01QuackeryRelatedTopics/DSH/glucosamine.html

8) 항암제로 살해당하다. p154~156, 172.
CLEAN. p104~106.
Amalgam / Mercury Dental Filling Toxicity.
http://www.holisticmed.com/dental/amalgam/
TOXIC TEETH?
http://www.arthritiscured.com/mercury.php

9) 당신의 의사도 모르는 11가지 약의 비밀. p125.
A Natural Treatment of Osteoarthritis
http://www.dynamicchiropractic.com/mpacms/dc/article.php?id=42537

10) A controlled trial of arthroscopic surgery for osteoarthritis of the knee.
http://www.ncbi.nlm.nih.gov/pubmed/12110735
Arthroscopic debridement for osteoarthritis of the knee
http://summaries.cochrane.org/CD005118/arthroscopic-debridement-for-osteoarthritis-of-the-knee

14장

1) "Drug firms 'inventing diseases'" BBC News, 11 April, 2006.
http://news.bbc.co.uk/2/hi/health/4898488.stm

2) 제약회사는 어떻게 거대한 공룡이 되었는가. p401.
위험한 의학, 현명한 치료. p89, 107.

3) 메디컬 트리뷴, 2011년 6월 23일, 김준호 기자, "한국인 20명 중 한 명은 우울증 경험"
한겨레21, 2003년 10월 2일, 김수병 기자, "자살 충동 잠재운다"

4) 의사들이 해주지 않는 이야기. p296.
제약회사는 어떻게 거대한 공룡이 되었는가. p197~202.

5) 동양자연의학연구소, "해울탕, 우울증의 고통을 없애준다" http://www.jayun.co.kr/

6) 메디컬투데이, 2011년 11월 16일, 이슬기 기자, "약 많이 먹는 남성 '발기부전' 온다."
Prozac Side Effects
http://www.prozac-sideeffects.org/

7) 우울증의 단가아민 가설, 고려대 의과대학 김용구 교수.

http://blog.naver.com/doohoon/130102526256

8) 제주일보, 2011년 5월 22일, 김문기 기자, "세로토닌-행복호르몬"
현대의학의 역사. p513~514.
CLEAN. p121.

9) 제약회사는 어떻게 거대한 공룡이 되었는가. p191, 193.
질병판매학. p118, 123.
Depression Resource Centre.
http://www.nevdgp.org.au/info/topics/depression_theory.htm

10) 제약회사는 어떻게 거대한 공룡이 되었는가. p23.
현대의학의 역사. p104, 513.

11) 거짓말을 파는 스페셜리스트. p81~82, 데이비드 프리드먼 지음, 안종희 옮김, 지식갤러리 발행.
Medisobizanews, 2011년 7월 18일, 강은희 기자, "GSK 항우울제 '팍실' 논문 저자 조작됐다."
JAMA Antidepressant Meta-analysis Reveals 22 Years of Deception, Thursday, 07 January 2010
http://www.ahrp.org/cms/index2.php?option=com_content&do_pdf=1&id=658

12) 제약회사는 어떻게 거대한 공룡이 되었는가. p118.
위험한 의학, 현명한 치료. p106.
주간동아, 2010년 4월 27일, 최영철 기자, "마약류 권하는 세상"
Are doctors missing depression medication side effects?
http://www.physorg.com/news190918875.html

13) Washington Post, May 7, 2002, "Against Depression, a Sugar Pill Is Hard to Beat"

14) 당신의 의사도 모르는 11가지 약의 비밀. p26, 202~206.
질병판매학. p119.
The Depressing News About Antidepressants
http://www.thedailybeast.com/newsweek/2010/01/28/the-depressing-news-about-antidepressants.html

15) TIME, April 30, 2001, by Frederic Golden, "St. John's What?"
100년 동안의 거짓말. p315.

16) 청부과학, p251~254.
New York Times, August 8, 2003, by Gardiner Harris, "Debate Resumes on the Safety of Depression's Wonder Drugs for Children"

17) 100년 동안의 거짓말. p299~300.

15장

1) 이브의 몸. p242.

2) 우유의 역습. p102.
질병판매학. p87.
환경호르몬의 반격. p285~287.

3) 슈퍼마켓이 우리를 죽인다. p190~191.
패스트푸드의 제국. p291, 에릭 슐로서 지음, 김은령 옮김, 에코리브르 2001년 8월 발행.
독소. p247~249. 윌리엄 레이몽 지음, 이희정 옮김, 랜덤하우스 2009년 발행.

4) 우유의 역습. p156~157, 180, 188~189.
몸을 살리는 의학, 몸을 죽이는 의학. p130.
우리집 주치의 자연과학. p186, 553~554.
Milk-the big, white lie!.
http://www.selfgrowth.com/articles/Milk-_The_Big_White_Lie.html

5) 우유의 역습. p109~113.

6) 건강, 음식, 질병에 관한 오해와 진실. p241~242.
음식혁명. p137~139.
Got Osteoporosis from Milk?
http://milk.elehost.com/html/osteoporosis.html

7) 슬로우 데스. p48.
대기오염, 그 죽음의 그림자. p261.
The New York Times, November 11, 2003, "In Baby Teeth, a Test of Fallout; A Long-Shot Searchfor Nuclear Peril in Molars and Cuspids"

8) 우리 집 주치의 자연과학. p553.
몸을 살리는 의학, 몸을 죽이는 의학. p240~243, 윤승일 지음, 북라인 2010년 발행.
PRNewswire, July 27, 2011, "Magnesium Deficiency Linked to Higher Risk of Osteoporosis, SaysDoctor"
http://www.nutritionalmagnesium.org

9) 우리 집 주치의 자연과학. p153.

10) 몸을 살리는 의학, 몸을 죽이는 의학. p187.
당신의 의사도 모르는 11가지 약의 비밀. p159.

11) 의사들이 해주지 않는 이야기. p59.
내 몸 사용설명서. p111~113.
Risk factors , low bone density
http://www.womentowomen.com/understandyourbody/riskfactors/lowbonedensity.aspx

12) 이브의 몸. p247, 249, 250.

13) 질병판매학. p77, 78.
의사들이 해주지 않는 이야기. p59.
당신의 의사도 모르는 11가지 약의 비밀. p149.

14) 질병판매학. p86.
당신의 의사도 모르는 11가지 약의 비밀. p152~154.
제약회사는 어떻게 거대한 공룡이 되었는가. p111.

16장

1) 더러운 손의 의사들. p179, 제롬 캐서러 지음, 최보문 옮김, 양문출판사 2008년 발행.

2) 환경호르몬의 반격. p99.
월간 암, 2007년 10월호, "최초의 합성 호르몬 DES"

3) Lancet, 19 April, 2007, "HRT increases incidence and deaths from ovarian cancer"
메디컬투데이, 2009년 9월 23일, 민승기 기자, "폐경 여성 '호르몬 대체 요법' 폐암 유발"

4) 환경호르몬의 반격. p249, 268, 276~285.
   Tamoxifen Side Effects
   http://www.drugs.com/sfx/tamoxifen-side-effects.html

5) 의사들이 해주지 않는 이야기. p232~235, 238, 248.
   당신의 의사도 모르는 11가지 약의 비밀. p142.
   몸을 죽이는 의학, 몸을 살리는 의학. p193. 194.
   나는 현대의학을 믿지 않는다. p61.
   Hormone Therapy and Breast Cancer: Is There a Connection?
   http://send2pressnewswire.com/2010/12/09/s2p3994_070010.php
   WARNING: ENDOMETRIAL CANCER, CARDIOVASCULAR DISORDERS, BREAST CANCER and PROBABLE DEMENTIA
   http://www.drugs.com/pro/premarin.html

6) 당신의 의사도 모르는 11가지 약의 비밀. p136~137.
   건강 백세 시대 내 몸 관리. p174~176.
   The Korea Herald, 2010년 11월 1일. "[Bobbie Mullins] Hormone replacement therapy"

7) 뉴시스, 2008년 4월 9일, 윤철규 기자. "와이어스 여성 호르몬 치료제 '프레마린' 유방질환 유발"
   Substantial increase in breast cancer risk from combination hormone replacement therapy
   http://www.eurekalert.org/pub_releases/2003-08/l-sii080603.php
   New findings further clarify breast cancer risk with hormone therapy
   http://www.physorg.com/news200665333.html

8) 질병판매학. p261~262.
   제약회사는 어떻게 거대한 공룡이 되었는가. p405.
   경향신문, 2010년 10월 1일, 강진구 기자, "'여성용 비아그라'는 제약회사의 상술?"

9) 내 몸 사용설명서. p318.

10) 닥터스 씽킹. p297.

11) 내추럴리 데인저러스. p117. 제임스 콜만 지음, 윤영삼 옮김, 다산초당 2008년 발행.
    환경호르몬의 반격. p449~450.
    DHEA side effects and DHEA benefits
    http://www.bodybuildingforyou.com/pro-hormones/DHEA-side-effects.htm